reinhardt

Marianne Gäng (Hrsg.)

# Reittherapie

2., überarbeitete und erweiterte Auflage

Mit einem Vorwort von Bernhard Ringbeck

*Beiträge von*

*Christina Bär, Claudia Baumann, Susanne Blume,
Georgina Brandenberger, Annette Breiter, Ruth Brühwiler Senn,
Gerd Dreisbach, Marianne Gäng, Rahel Gehrig, Annette Gomolla,
Gundula Hauser, Sabine Häuser, Christiane Herda, Tanja Meul,
Fritz Rüegsegger, Monika Schölch, Dorothee Schütte,
Martina Schur-Althaus, Beate Seide, Peter Spycher,
Barbara Vorsteher*

Zahlreiche Fotos

Ernst Reinhardt Verlag München Basel

Dipl.-Soz.-Päd. Marianne Gäng, Gründerin der Schweizer Gruppe Therapeutisches Reiten, CH-Rodersdorf

Bildnachweis:
Die Abbildungen wurden von den Autoren des jeweiligen Beitrags zur Verfügung gestellt. Titelfoto: Sabine Häuser



Bibliografische Information der Deutschen Bibliothek

Die Deutsche Bibliothek verzeichnet diese Publikation in der Deutschen Nationalbibliografie; detaillierte bibliografische Daten sind im Internet über <http:// dnb.ddb.de> abrufbar.

ISBN 978-3-497-02074-4



Satz: Fotosatz Reinhard Amann, Aichstetten
Druck und Bindung: Friedrich Pustet, Regensburg
Printed in Germany
Reihenkonzeption: Oliver Linke, Augsburg

Ernst Reinhardt Verlag, Kemnatenstr. 46, D-80639 München
Net: www.reinhardt-verlag.de Mail: info@reinhardt-verlag.de

# Inhalt

## Teil II: Praxisbeispiele

## Anhang

# Vorwort

Die steigende Zahl von Kindern mit Entwicklungsretardierungen und das immer breiter werdende Feld von Beeinträchtigungen unterschiedlicher Genese im Kindes-, Jugend- sowie Erwachsenenalter löst eine vermehrte Nachfrage nach pädagogischen und therapeutischen Angeboten aus. In einer Zeit der Technisierung, Computerisierung, Reizüberflutung, Vereinzelung und der Entfernung von Natur und allem Lebendigen entdeckt man immer stärker, welche Rollen, Aufgaben und Hilfestellungen Tiere in unserem Leben einnehmen können.

Die Fürsorge für ein Lebewesen mit dem Gefühl, gebraucht zu werden, die Lebensfreude und die nicht an Bedingungen geknüpfte Liebe des Tieres geben vielen Menschen den Mut wieder, ihr Leben aktiv und zuversichtlich in die Hand zu nehmen. Tiere tragen somit zum psychischen und physischen Wohlbefinden bei, sie erhalten die Gesundheit alter Menschen und führen bei Kindern nach einer jüngsten britischen Studie an der Universität Warwick zu einem stärkeren Immunsystem und zu selteneren Erkrankungen.

Bei diesem positiven Trend hat sich der Einsatz des Pferdes als Therapeutikum weltweit als eine Bereicherung erwiesen, und vielen Kindern, Jugendlichen und Erwachsenen mit unterschiedlichen Erkrankungen oder Behinderungen konnte in den drei Anwendungsfeldern des Therapeutischen Reitens (Hippotherapie, Heilpädagogisches Voltigieren und Reiten und Reiten als Sport für behinderte Menschen) geholfen werden.

Seit den 1990er-Jahren gewinnt die Arbeit mit dem Pferd in der Psychotherapie immer mehr an Gewicht, und im deutschsprachigen Raum (Österreich, Schweiz, Deutschland) wird dieser Ansatz intensiv diskutiert. Das vorliegende Buch ist Ausdruck dieser Zusammenarbeit. Alle Artikel wurden von Fachkräften aus unterschiedlichen Berufsfeldern geschrieben, die auf Erfahrungen aus der eigenen praktischen Arbeit mit dem Pferd zurückgreifen können. Daher bietet das Buch gerade der Praktikerin/dem Praktiker wesentliche Hilfestellungen und Anregungen.

Der für dieses Buch gewählte Titel „Reittherapie“ wird von der Schweizer Gruppe für Therapeutisches Reiten für ihr Ausbildungskonzept in der psychotherapeutischen Arbeit mit dem Pferd favorisiert. Inwieweit sich der Begriff auch international durchsetzen kann, werden weitere Diskussionen und Arbeitstreffen zeigen.

In einer Zeit der Ressourcenknappheit und der Einsparungen im Gesundheitswesen ist es erfreulich zu sehen, wie viele Menschen sich trotz großer finanzieller Engpässe für alternative Ansätze interessieren und engagieren. Das vorliegende Buch trägt diesem Optimismus Rechnung, und es macht Mut, weitere Chancen und Möglichkeiten mit Hilfe des Pferdes für die uns anvertrauten Menschen auszuloten und sinnvoll zu nutzen.

Bernhard Ringbeck

# Teil I:
# Ansätze und Aspekte

# Einleitung: Therapien mit dem Pferd – Therapeutisches Reiten

*Von Marianne Gäng*

Die Geschichte des Pferdes im Einsatz für Bewegungstherapie geht weit zurück. In ärztlichen Schriften aus dem 16. Jahrhundert stehen jedoch meist die gesund erhaltenden und gesundheitsfördernden Aspekte des Reitens im Vordergrund, weniger die therapeutischen Möglichkeiten. Nachdem im 19. Jahrhundert das Reiten als Therapieform weitgehend in Vergessenheit geraten war, wurde es in den 50er Jahren des 20. Jahrhunderts wieder entdeckt, zunächst als so genannte Hippotherapie (medizinisch ausgerichtet). Etwa Mitte der 60er Jahre entwickelte sich mit Bezug zur Pädagogik und Heilpädagogik in Deutschland das Heilpädagogische Voltigieren/Reiten, in der Schweiz das Heilpädagogische Reiten mit Schwerpunkt der Mensch-Tier-Beziehung. Seit Anfang der 70er Jahre wird das Heilpädagogische Voltigieren/Reiten auch in Österreich praktiziert.

Inzwischen gehören diese Formen der Therapie mit Pferden zum Angebot vieler Einrichtungen wie Kliniken, Sonderschulen, Reitställen oder Privathöfen.

Im Laufe meiner Ausbildungslehrgänge im Heilpädagogischen Reiten (HPR), wo die Auszubildenden anfänglich aus einem sehr breiten Spektrum von Grund- oder Erstberufen stammten, zeigte sich immer deutlicher die Schwierigkeit, die verschiedenartigen „Berufssprachen" auf ein zwar verständliches, für viele aber beschränkendes „Esperanto" einengen zu müssen. Daraus erwuchs die Einsicht, den unterschiedlichen Prägungen durch die eigentlichen Grundberufe wie auch den unterschiedlichen Bedürfnissen in der Ausübung von HPR Rechnung zu tragen, einerseits durch eine entsprechende Auswahl der Auszubildenden, andererseits durch deren Zuweisung zu unterschiedlichen Sparten (s. Tabelle 1).

Die Therapien mit dem Pferd werden von Fachleuten mit anerkanntem Abschluss in den entsprechenden Fachgebieten durchgeführt. Eine abgeschlossene Grundberufsausbildung prägt unseres Erachtens die persönliche Berufsidentität entscheidend, ist eine Art professioneller Boden und kommt immer wieder zum Tragen, besonders auch in weiterführenden (Zusatz-)Ausbildungen. Diesen wichtigen positiven Effekt möchten wir nutzbar machen.

So postulieren wir, dass z. B. ReitpädagogInnen sich auf pädagogischem/heilpädagogischem, ReittherapeutInnen sich aber auf therapeutischem/psychotherapeutischem Gebiet betätigen sollen. Im Rückschluss bedeutet das, dass in den (Zusatz-)Ausbildungen entsprechend differenzierte Inhalte und Methoden vermittelt und erlernt werden müssen. Unterschiede und Gemeinsamkeiten zwischen therapeutischer und (sonder-)pädagogischer Vorgehensweise sind in Tabelle 2 dargestellt.

## Die Reittherapie

Eingesetzt wird Reittherapie unterstützend bei bestimmten psychiatrischen und psychosomatischen Krankheiten, bei psychischen Sekundärproblemen (z. B. in Folge von körperlicher Erkrankung oder nach Unfällen) sowie in Übergangs- und Verlustsituationen. Im Mittelpunkt steht die Begegnung und die Auseinandersetzung zwischen Patient und Pferd, die Mensch-Tier-Beziehung.

Der Patient wird über das (passive) Sitzen auf dem Pferderücken und durch das Getragenwerden auf dem geführten Pferd psychisch und physisch beeindruckt und angesprochen. Auf dem Handpferd zu reiten oder sogar selbst die Zügel in die Hand zu nehmen, bildet einen weiteren Entwicklungsschritt. Sämtliche Aktivitäten rund um das Pferd im natürlichen Umfeld werden in die Behandlung einbezogen. Im Gegensatz zum pädagogischen findet dieses (psycho-)therapeutische Vorgehen in Einzelstunden statt. Die Mitbestimmung des Klienten unter Berücksichtigung von aktuellen Problemen, Tagesform und Ressourcen ist dabei erwünscht.

Je nach Ausgangsposition und Grunderkrankung werden einzelne Aspekte des Umgangs mit dem Pferd besonders betont und gezielt in einen therapeutischen Rahmen eingebettet. Das Pferd hilft dabei in jeder Situation, den Kontakt mit der Welt (wieder) aufzubauen. Die Betroffenen finden in einem zwanglosen Umfeld neue Möglichkeiten in der Bewältigung ihrer Handicaps und integrieren das Erlebte schrittweise in den Alltag.

**Tab. 1:** Unterschiede und Gemeinsamkeiten zwischen therapeutischer und (Sonder-)pädagogischer Vorgehensweise (erstellt von Beate Seide in Zusammenarbeit mit der Fachinstanz ReittherapeutInnen (SG-TR)

| | **Reittherapie** | **Heilpädagogisches Reiten und Voltigieren** |
|---|---|---|
| **Zielgruppe** | eher Erwachsene,<br>aber auch Kinder und Jugendliche | eher Kinder und Jugendliche,<br>aber auch Erwachsene |
| **Indikation** | körperliches/seelisches Trauma, Defizite, tiefgreifende Entwicklungsstörungen, akut oder chronisch, angeboren oder erworben, unabhängig von der altersgemäßen Entwicklung | Störungen der „normalen“ körperlichen, seelischen und sozialen Entwicklung und/oder des Verhaltens und Befindens unter Berücksichtigung der jeweiligen Behinderung |
| **Vorgehensweise** | • vorwiegend in Einzelstunden<br>• im „Dialog“ mit dem Klienten<br>• Ausnutzung vorhandener körperlicher/seelischer Selbstheilungsmöglichkeiten<br>• Berücksichtigung von Krankheitsstadien und seelischer Befindlichkeit<br>• altersunabhängig | • Einzelstunden und in der Gruppe<br>• ein Umfeld anbieten, in dem Kinder/Jugendliche leicht lernen oder auch umlernen können<br>• Ausnutzung der „normalen“ Entwicklungsschritte<br>• im entsprechenden Alter |
| **Dokumentation und Durchführung** | • Wünsche des Klienten/der Betreuer erkennen (was möchte er oder sie?)<br>• Bedürfnisse des Klienten (der Betreuer) erkennen (was braucht er oder sie?)<br>• Ist-Status des Klienten erkennen, ihn bzw. sie dort abholen (was kann er/sie erreichen?, Handicaps, Ressourcen, Umfeld …)<br>• Eigene Erwartungen an den Klienten und den Verlauf der Maßnahmen erkennen<br>→ Diese vier Punkte bündeln zu einem erreichbaren, für alle Beteiligten machbaren und erwünschten Ziel verschmelzen | |

Tab. 1: Fortsetzung

| | Reittherapie | Heilpädagogisches Reiten und Voltigieren |
|---|---|---|
| **Aus- und Vorbildung** | ein therapeutischer Beruf, der die selbstständige(!) Planung, Durchführung und Dokumentation einer Behandlung, Begleitung und/oder Bewältigung von körperlicher und/oder seelischer Erkrankung umfasst | ein pädagogischer Beruf, der die selbstständige Planung, Durchführung und Dokumentation von Förderung bei bestimmten Entwicklungsschritten, Behandlung von deren Störungen und dem Erlernen bestimmter Fertigkeiten umfasst |
| **Struktur der Einheit** | eher prozessorientiert, „geschehenlassen“, „weichere“ Struktur | Flexibilität in Bezug auf aktuelle Geschehnisse bis zu direktivem Vorgehen. Planung der einzelnen Aktivitäten |
| **Zielformulierung** | eher altersunabhängig am aktuellen Problem und dessen „normalem“ Heilungsverlauf orientiert | an den altersentsprechenden „normalen“ Entwicklungsschritten orientiert |
| **Grenzfälle aus Sicht von Behandler und/oder Klient → Hauptproblem herausarbeiten und an geeigneten Behandler verweisen!** | • Psychosomatische Erkrankung<br>• körperlich erkrankte Kinder und Jugendliche mit begleitender Störung der Entwicklung und des Soziallebens<br>• Gravierende Erkrankung mit gleichzeitiger und schwerwiegender Beeinträchtigung von Körper und Seele<br>• Suchterkrankungen<br>• „reiterliche“ Grenzfälle (Vorbereitung zum Reiten-Lernen); z. B.: körperliches/seelisches Handicap, Heranführen an „Beschütztes Reiten“ bei Personen ohne den Ehrgeiz, am sportlich orientierten „Reiten für Behinderte“ teilnehmen zu wollen oder zu können | |
| **Grenzen** | • Ausbildung des Therapeuten/Pädagogen<br>• Umfeld (Infrastruktur, Hilfsmittel, Hilfspersonen)<br>• Finanzierbarkeit der Maßnahmen<br>• Können und Wollen, eigene Ressourcen des Therapeuten/Pädagogen<br>• Können, Wollen und Ressourcen des Pferdes/der Pferde<br>• Motivation, Können, Wollen und Ressourcen des Klienten | |

## *Voraussetzungen und Werdegang für die Ausbildung zur Reittherapeutin/Reittherapeuten SG-TR*

**Berufliche Vorbildung** Verlangt wird ein staatlich anerkannter medizinischer, pflegerischer, therapeutischer oder psychologischer Berufsabschluss und mindestens ein Jahr Praxis als ÄrztIn, Krankenschwester DN II, exam. Krankenschwester, AltenpflegerIn, PsychiatriepflegerIn, Psychomotorik-, Physio-, ErgotherapeutIn, LogopädIn, PsychologIn.

### Bedingungen zur Aufnahme

- Es ist Voraussetzung, das Therapeutische Reiten im angestammten Berufsfeld durchführen zu können
- Das Einverständnis eines Klienten zur Durchführung der Reittherapie während der Ausbildung muss vorliegen
- Ein geeignetes Pferd, das für die Arbeit mit dem entspr. Klienten eingesetzt werden kann, muss zur Verfügung stehen

### Definition des Begriffs

- Unter dem Begriff „Therapeutisches Reiten“ TR werden psychologische, therapeutische und rehabilitative Einflussnahmen mit Hilfe des Pferdes bei Menschen mit Beeinträchtigungen verstanden.
- Individuelle Betreuung und Förderung in engem Bezug zum Pferd steht im Vordergrund.

### Inhalt der Ausbildung

- Vermitteln resp. Erwerben von Fach- und Handlungskompetenzen in der Anwendung des TR beim Klienten.

### Ziel der Ausbildung

- Die Gestaltung der Begegnung zwischen dem Klienten und dem Pferd in ganzheitlicher Betrachtung – das Pferd als Vermittler

Das Diplom berechtigt zur selbstständigen Durchführung des Therapeutischen Reitens im Rahmen der Grundausbildung in Kliniken, privaten Praxen und Reitställen.

**Ausbildungsverlauf** Die Ausbildung ist in einzelne Phasen aufgegliedert, deren Reihenfolge zwingend ist.

Die Ausbildung ist innerhalb von 2 Jahren zu absolvieren.

**Tab. 2:** Phasen der Ausbildung ReittherapeutIn SG-TR

| | | | |
|---|---|---|---|
| **Phase 1** | Reiterliche Qualifikation (RQ) | ** | TR |
| | | ** | HPR |
| **Phase 2** | Selbststudium | 25 h | TR |
| | | 40 ha | HPR |
| **Phase 3** | Praktikums-vereinbarung | 10 h | TR |
| | | 10 h | HPR |
| **Phase 4** | Einf. Kurs | 40 h | TR |
| | Lehrgang I | 40 h | HPR |
| **Phase 5** | Praxis-Ausbildung: Lehrgang 1 | 20 h | TR |
| | | 80 h * | |
| | | 140 h | HPR |
| **Phase 6** | Lehrgang II | 35 h | TR |
| | | 25 h | HPR |
| **Phase 7** | Diplom-Arbeit | 100 h | TR |
| | | 100 h | HPR |

* inkl. Lager-/Betriebshelfer-Woche
** Der Erwerb der RQ hat **vor** Ausbildungsbeginn zu erfolgen

**Pflichtlektüre**

Gäng, M. (Hrsg.) (2009): Reittherapie. 2. Aufl. Ernst Reinhardt, München/Basel

Gäng, M. (Hrsg.) (2004): Heilpädagogisches Reiten und Voltigieren. 5. Aufl. Ernst Reinhardt, München/Basel

**Reiterliche Vorbildung** Schriftlicher Nachweis über mehrjährige Erfahrung im Umgang mit Pferden und ihrer Pflege oder ein einmonatiges Pferdepflege-Praktikum

**Reiterlicher Werdegang** Der reiterliche Werdegang muss in folgender Reihenfolge und vor Beginn der Ausbildung absolviert werden:

1. Lehrgang: Die Ausbildung der Pferde als teil des ganzheitlichen Therapiesystems (2 1/2 Tage)
2. Longierlehrgang (2 1/2 Tage) oder kleines Longierabzeichen DLA IV
3. Anerkannte Reiterprüfung
4. Handpferdeprüfung (Bis spätestens vor Beginn des Lehrgangs II muss der Prüfungsnachweis über die *Handpferdeprüfung SG-TR* erbracht werden.)

**Anerkannte Reiterprüfungen**

**CH**
- SG-TR Reiterbrevet
- Reiterbrevet II IPV-CH
- Silbertest
- SWU Silber CH
- J+S Trainer Voltige

**D**
- Reitabzeichen IPZV Silber
- Jugendreiterleistungsabzeichen IPZV (bis 2010 gültig)
- Reitabzeichen IGV Bronze
- Reitabzeichen DRA III (Bronze)
- EWU Westernreitabzeichen Bronze
- Gelände- und Wanderrittführer VFD

**A**
- Islandpferdereitabzeichen
- Reiternadel (FENA)
- Western-ÖWRAB

**Pflichtlektüre**

Feldmann, W., Rostock, A. K. (2002): Islandpferdereitlehre. 13. Aufl. Eigenverlag Feldmann, Bad Honnef

Hoffmann, M. (2003): Handpferdereiten. Ausbildung – Möglichkeiten – Sicherheit. Müller Rüschlikon, Stuttgart

**Anmeldung zur Ausbildung** Die Anmeldung hat schriftlich zu erfolgen. Es sind beizulegen:

1. Motivation zur Ausbildung
2. Lebenslauf in Form eines Datenblattes
3. Kopie des Berufsdiploms
4. Bestätigung der bisherigen Tätigkeit
5. Schriftlicher Nachweis über mehrjährige Erfahrung im Umgang mit Pferden und ihrer Pflege oder ein Pferdepflege-Praktikum (Stufe 1)
6. Prüfungs- und Kursnachweise des reiterlichen Werdegangs 1.–3.

**Kontaktadresse**
Auskunftsstelle Ausbildung und Anmeldung
Marianne Gäng
Postfach 240
CH-4118 Rodersdorf
Fax ++41 61 731 32 07

Homepage www.sg-tr.ch

**Reiterliche Ausbildung**

Anmeldung: direkt bei den Anbietern

**Folgende Zusatz-Ausbildungen werden durch die SG-TR angeboten**

- Reitpädagogin/Reitpädagoge SG-TR
- Reittherapeutin/Reittherapeut SG-TR
- Voltigierpädagogin/Voltigierpädagoge SG-TR als Weiterbildung zum Diplom ReitpädagogIn SG-TR

## *Weitere Ausbildungen*

### Hippotherapie

Schweizer Gruppe Hippotherapie
www.hippotherapie-k.org

Deutsches Kuratorium für Therapeutisches Reiten
www.dkthr.de

Österreichisches Kuratorium für Therapeutisches Reiten
www.oktr.at

### Psychotherapeutisches Reiten

Münchner Schule für Psychotherapeutisches Reiten
www.psychotherapeutisches-reiten.de

Helpen met Paarden SHP-E (NL)
www.hippocampus-nl.com

# Haltung und Ausbildung von Therapiepferden

*Von Fritz Rüegsegger*

Die Stiftung Steinhölzli, Ausbildungsstätte und Haushaltungsschule, bietet Jugendlichen und jungen Erwachsenen, die nicht oder noch nicht in der Lage sind, eine Lehre in der freien Wirtschaft zu machen, die Möglichkeit, eine ihnen angemessene Ausbildung zu absolvieren. Die Ausbildungsmöglichkeiten für die meist weiblichen, lern- und geistig behinderten Jugendlichen reichen von Haushalt über Näherei, Handweberei, Bäckerei, Gärtnerei, Wäscherei bis zur Pferdepflege. Die Jugendlichen sollen in schulischer, beruflicher und sozialer Hinsicht so weit gefördert werden, dass sie anschließend in einem ihnen angepassten Rahmen möglichst selbstständig ihr Leben gestalten können.

Die Anlagen der Stiftung Steinhölzli, bestehend aus vier Gruppenwohnbauten, Theater, Beizli, Gärtnerei, Stall und Heimleiterhaus, liegen am Steinhölzliwald in der Nähe von Bern.

Die Ausbildung von Therapiepferden unterscheidet sich von der Ausbildung von Pferden für den Sport. Als Therapiepferde haben wir junge, feinfühlige Vollblutaraber-Stuten gewählt. Zu meinem Aufgabenbereich gehört es neben der Pferdepflege und dem Ausbilden junger Pferde, lernbehinderte Jugendliche der Stiftung Steinhölzli in Pferdepflege zu unterrichten sowie unseren Jugendlichen und auswärtigen Kindern und Erwachsenen ganzheitlichen Reitunterricht zu erteilen.

## Der Gruppenauslaufstall

Für die Pferde der Stiftung sollte eine mustergültige Anlage erstellt werden, die gleichzeitig auch Vorzeigefunktion ausübt. Da aus Platzgründen ein regelmäßiger Weidegang und ein tägliches Ausreiten nicht möglich sind, wurde eine Gruppenauslaufhaltung mit Liegebereich, gedecktem und ungedecktem Laufbereich sowie Fressständen gewählt. Die kleine Weidefläche kann je nach Witterungs- und Bodenverhältnissen für die Pferde genutzt werden.

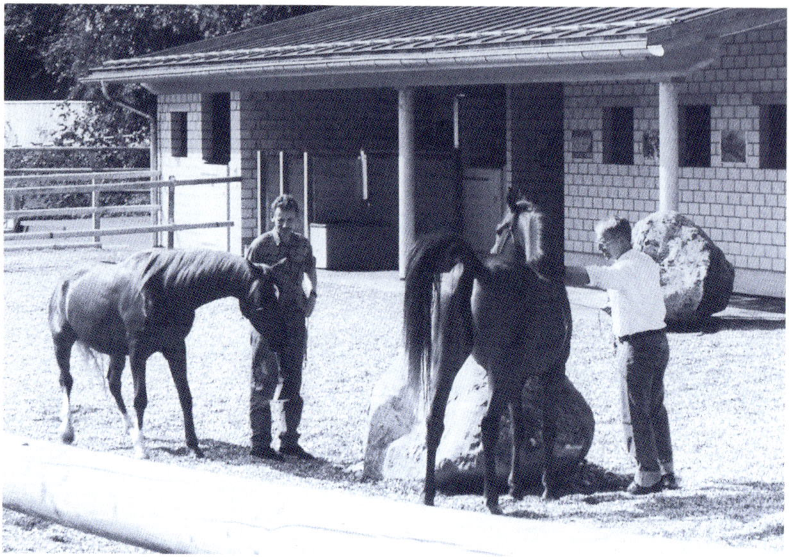

Bei der Gruppenauslaufhaltung werden mehrere Pferde gemeinsam gehalten. Diese Haltungsform erlaubt den Pferden Sicht- und Riechkontakt, und sie haben genügend Frischluft und Licht sowie Kontaktmöglichkeiten mit der Außenwelt. Es stehen ein gedeckter Unterstand und ein großer Laufplatz im Freien zur Verfügung. Diese Haltungsform kommt den natürlichen Bedingungen und Ansprüchen des Pferdes am nächsten. In diesem Stalltyp ist es den Pferden möglich, all ihre Bedürfnisse zu befriedigen, und so können Schäden am Organismus vermieden werden. Pferden ist das Zusammenleben mit Artgenossen angeboren, aus diesem Grund sind nur Tiere, die in einer Gruppe leben, im Hinblick auf Körper und Verhalten im Gleichgewicht.

Unser Stall verfügt über eine überdachte Liegefläche. Sie ist durch zwei Zugänge (Fluchtmöglichkeit für das rangniedrigere Tier) mit der Auslauffläche verbunden. Die Fütterung erfolgt außerhalb des Liegebereichs teilweise in Fressständen, wo die Pferde ihre Kraftfutterrationen erhalten. Das Raufutter wird an der Außenwand zum Liegebereich am Boden verabreicht. Die Raufutteraufnahme vom Boden aus ist nicht nur anatomisch richtig, sondern erlaubt es dem Pferd auch, die verwertbaren Bestandteile von den ungenießbaren (Staub, Erde und sonstige Verunreinigungen) zu trennen. Das Personal kann den

Bereich einfach sauber halten. Der Liegebereich wird eingestreut. Stroh als Einstreu bietet den Vorteil, dass Pferde sich über Stunden damit beschäftigen und sich dabei stets bewegen. Andererseits ist Stroh im frischen Zustand kaum saugfähig und ergibt sehr große Mistmengen. Heute finde ich die Einstreu mit entstaubten Sägespänen sowie Stroh zur freien Verfügung auf dem Raufutterplatz am vorteilhaftesten.

Der Auslauf dient nicht der schnellen Fortbewegung wie dem Galoppieren, sondern der gezielten Fortbewegung entsprechend der beim Grasen. Er ermöglicht es den Pferden ferner, klimatisch günstige Plätze aufzusuchen, Auseinandersetzungen auszutragen, zu spielen und weiteren sozialen Aktivitäten nachzugehen.

## Gewöhnung ans Gruppenleben

Jedes Pferd ist dazu befähigt, in einer Gruppe zu leben, muss jedoch erst wieder daran gewöhnt werden. Das Eingewöhnen verlangt hier mehr Kenntnisse über Pferde und Einfühlungsvermögen als bei der Haltung in Boxen. Jede Eingliederung eines neuen Pferdes in einen bestehenden Herdenverband führt zum Bruch bestehender Untergruppen und stört die etablierte Rangordnung.

Damit sich das neue Pferd in Ruhe an die neue Situation gewöhnen kann, wurde zusätzlich eine Einzelbox mit Einzelauslauf in die Stallanlage einbezogen. Es kann sich dort in Ruhe in Sicht- und Riechkontakt zu seinen Stallkollegen eingewöhnen. Mit der Zeit wird man es zuerst stundenweise, später längere Zeit mit der übrigen Gruppe zusammen bringen; nachts und bei Bedarf kann es jedoch immer wieder auf einfachste Art von den anderen Pferden getrennt werden. Auch bei Verletzungen oder spezieller Einzelfütterung erweist sich die Einzelbox als nützlich.

Die Anlage ist im weiteren so konzipiert, dass sich Kraftfutter, Raufutter und Tränke an verschiedenen Orten befinden, und kann somit auch als Bewegungsstall bezeichnet werden. Sie ist aber kein Ersatz für die regelmäßige Arbeit.

## *Vor- und Nachteile der Gruppenauslaufhaltung*

Die Gruppenauslaufhaltung ist nahezu ausschließlich vorteilhaft für die Pferde:

- Da sich die Tiere stets bewegen, ist ein längeres Aufwärmen der Muskulatur bei Arbeitsbeginn kein unbedingtes Muss.
- Pferde aus der Gruppenhaltung sind wesentlich ruhiger und ausgeglichener im Umgang mit Menschen.
- Pferde wälzen sich gerne und haben dazu in einer Gruppenauslaufhaltung ausreichend Gelegenheit. Durch entsprechende Präventivmaßnahmen bei der Konstruktion der Anlage wird verhindert, dass der Auslaufbereich zum Morast wird.

Obwohl die Nachteile der Gruppenauslaufhaltung geringfügig sind, sollte folgenden Risiken durch aufmerksame Pflege vorgebeugt werden:

- Pferde, die in der Gruppe gehalten werden, bekommen im Winter ein langes, dichtes Winterfell. Der Umgang und die Arbeit mit solchen Pferden erfordert im Winter besondere Sorgfalt, denn die Tiere schwitzen schnell und trocknen nur sehr langsam, zum Teil erst nach Stunden.
- Wird das Pferd im Sport eingesetzt, so ist ein teilweises Scheren, aber auch ein Zudecken unumgänglich. Dies bringt Mehrarbeit (stetes Wiederaufrichten der Decken) und Mehrkosten (Ersatz zerrissener Decken).
- Pferde, die in der Gruppenhaltung leben, scheiden als natürliche Schutzvorrichtung der Haut besonders viel Talg aus. Werden diese Pferde häufig geritten, was intensives Putzen mit sich bringt, und schwitzen sie dabei oft, so geht diese Schutzvorrichtung verloren. Solche Pferde sind weitaus anfälliger für Erkältungen, wenn sie bei Regenwetter draußen stehen und sehr nass werden.

Eine weitere Überlegung betrifft die Verletzungsgefahr bei der Gruppenhaltung: Unter den Pferden gibt es immer wieder kleinere Streitigkeiten. Bleibt die Gruppe längere Zeit in der gleichen Zusammensetzung bestehen, werden sie immer seltener. Verletzungen treten nur noch vereinzelt auf, sind aber wesentlich häufiger als bei reiner Boxenhaltung. Die Verletzungen sind für das Pferd jedoch in den allermeisten Fällen bedeutungslos.

## *Materialwahl für den Stallbau*

Pferdestallungen lassen sich aus den verschiedensten Materialien bauen. Wichtigstes Ziel ist eine optimale Zweckorientierung am Pferd und ein Vermeiden von Kondenswasser. Natürliche und atmungsfähige Materialien wie Holz, Backstein und Kalksandstein sollten bevorzugt werden.

Da die vorgestellte Stallanlage nicht luftdicht verschlossen werden kann, wird Kondenswasser nicht zum Problem. Eine Isolation der Stallanlage ist nicht notwendig. Ein großes Vordach schützt vor Hitze und direkter Sonneneinstrahlung. Die großzügige Raumhöhe und die stets offenen Fenster gewährleisten ein gesundes Stallklima. Der Boden im Stallbereich muss rutschfest und pflegeleicht sein. Diese Bedingungen erfüllt ein vollflächig aufgetragener Gummibelag. Die Pferde rutschen weder beim Aufstehen noch beim Spielen aus, wodurch sich die Unfallgefahr wesentlich vermindert. Auch gibt der Boden beim Laufen nach und schont Sehnen und Gelenke.

## *Unsere Pferde*

Drei unserer Pferde stammen aus einem Vollblutarabergestüt und zeichnen sich durch folgende rassetypischen Stärken aus:

- Charakter- und Nervenstärke, Menschenfreundlichkeit, Intelligenz, Leistungsbereitschaft
- Härte, Ausdauer, Genügsamkeit
- rasche Regenerationsfähigkeit, Trittsicherheit, Gesundheit
- bei Erkrankungen rasche Heilung, hohes Durchschnittsalter

Dank dieser Eigenschaften gilt der Vollblutaraber als unangefochtener Distanzspezialist, aber auch als ideales Familien- und Freizeitpferd.

Die Grenzen des Vollblutarabers hängen mit seiner Größe zusammen. Mit einem Stockmaß zwischen 146 und 156 cm ist er ein relativ kleines Pferd. Von den Reiter-Pferd-Proportionen her eignet er sich, trotz oft überragender Gänge, für die Dressur nur bedingt, als Therapiepferd seines Charakters und seiner geringen Größe wegen jedoch bestens.

Bafran Sharaia Bint Grit, eine charaktervolle, harmonische Fuchsstute, kam im Alter von fünf Jahren ins Steinhölzli und war leicht angeritten.

In unserer Pferdegruppe ist Sharaia die rangniedrigste Stute. Am besten entspannt sich Sharaia bei der Arbeit nach Tellington (Tellington-Touch), wobei sie die Behandlung sichtlich genießt. Sharaia ist ein sehr zuverlässiges Hippotherapiepferd.

Mit vier Jahren kam Bafran Lagrisha II direkt von der Weide zu uns. Sie liebt es, gestreichelt und gelobt zu werden und ist sehr intelligent und gehorsam. Man kann Lagrisha ohne Longe longieren, denn sie gehorcht aufs Wort, will dafür aber auch entsprechend gelobt und belohnt werden. Lagrisha geht sehr gut zweispännig am Wagen.

Im Herbst 1994 kam Bafran Shasha, eine ebenfalls noch rohe, 4-jährige braune Stute in die Gruppe. Shasha ist die ausgeglichenste der drei Stuten. Sie realisiert Neues in ihrer gewohnten Umgebung sofort, sei es ein neu gepflanzter Blumenstrauch oder ein Kehrichtsack an einem ungewohnten Ort. Zeigt man ihr ruhig das ungewohnte Objekt und lässt sie daran schnuppern, geht Shasha das nächste Mal ohne Zögern vorbei.

Seit ich Shasha zweispännig mit Sharaia fahre, ist sie selbstsicherer geworden. Die Gelassenheit von Sharaia, die sich auch im dichtesten Vorstadtverkehr nicht aus der Ruhe bringen lässt, hat sich auf Shasha übertragen. Die beiden gehen inzwischen so gut am Wagen, dass ich mit Erfolg an drei Fahrturnieren starten konnte.

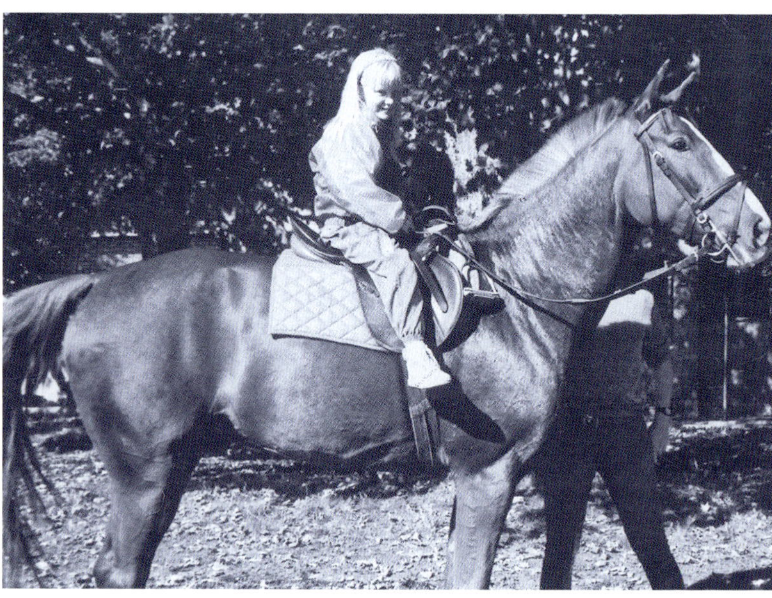

Bafran Sharaia Bint Grit, Bafran Lagrisha II und Bafran Shasha wuchsen unter für Bafran-Jungtiere üblichen Bedingungen in einer kleinen Herde in ganzjährig Tag und Nacht offenen Freilaufställen auf und erwarben ihre Trittsicherheit auf großen, coupierten Weiden auf ca. 700m ü.M. Der veranlagte gute Charakter wurde durch regelmäßigen, liebevollen Kontakt mit Menschen gefördert.

Andras ist der Vierte im Bunde, ein 13-jähriger ungarischer Fuchswallach, mit seinem Stockmaß von 171 cm ein Riese neben den drei Araberstuten. Er ist der ruhige Pol in der Gruppe und lässt sich nicht aus der Fassung bringen. Er wird auch von Lagrisha akzeptiert und nicht vom Futter weggedrängt. Andras kam erst später zur Gruppe und hat sich zuerst mit Sharaia, der Einzelgängerin, angefreundet. Als wir Andras als Familienpferd kauften, hatte er beim Ausreiten panische Angst vor Autos und Traktoren. Mit der Zeit wuchs seine Selbstsicherheit und er wurde das ideale Familienpferd. Im September 1995 zügelten wir Andras vom Bauernhof in die Stiftung Steinhölzli. Dank der artgerechten Haltung kann er jetzt auch als Therapiepferd eingesetzt werden.

## Die Ausbildung des Therapiepferdes

### *Ausbildungsziele*

- gegenseitiges Vertrauen zwischen Mensch und Pferd
- Körpertraining, Entwicklung einer starken, gut ausgebildeten Muskulatur, besonders des Rückens und der Nachhand
- Gehorsam und blindes Vertrauen in seinen Führer und Reiter auch in schwierigen Situationen
- Verwendbarkeit für Hippotherapie, therapeutisches Reiten und heilpädagogisches Reiten
- ausgleichender Einsatz als sicheres Reitpferd im Gelände und als Fahrpferd ein- und zweispännig

Die Pferde wurden nach der Arbeitsweise von Tellington-Jones und der klassischen Reitlehre ausgebildet. Bruns und Tellington-Jones beschreiben den Tellington-Touch in ihrem Buch folgendermaßen:

> „Aufgrund vieler Erfahrungen und jahrelanger gemeinsamer Bemühungen entstand etwas, das wir den ‚Tellington-Touch‘ nannten – eine Form der Berührung (engl. ‚touch‘ = Berührung) von Körper, Kopf und

Fell, die sich an den Lehren des Dr. Feldenkrais für Menschen orientiert; durch diese vielfachen und vielschichtigen Berührungen der Menschenhand am Pferdekörper entsteht eine Behandlung differenziertester Art, die mit der bekannten Haut- und Muskelmassage wenig gemein hat.

Das grundlegende Ziel des Tellington-Touches ist es, mit sanftesten Anwendungen, die keine nachteiligen Folgen haben können, Gehirnzellen zu aktivieren und damit neue Nervenimpulse auszulösen, um Gesundheit, Leistung und Selbstsicherheit des Pferdes – auch die des Menschen – zu verbessern und das Verständnis zwischen beiden zu erhöhen" (Bruns/Tellington-Jones 1985, 33).

Die Behandlung mit dem Tellington-Touch ist eine Methode zur Beeinflussung von Pferden, der die folgenden Gedankengänge zugrunde liegen:

Jede Reaktion, jede Bewegung ist Ergebnis einer Kette von Ursachen und Wirkungen. Ein Eindruck bewirkt zum Beispiel Erschrecken, d. h. das Gehirn befiehlt Flucht: Die Gliedmaßen bewegen sich, weil Knochen sie in Bewegung setzen; die Knochen bewegen sich, weil Muskeln sie bewegen; die Muskeln bewegen sich, weil das Gehirn es ihnen befiehlt. Die geschilderten Bewegungen der Hände auf dem Pferdekörper beeinflussen diesen Ablauf. Sie geben dem Gehirn neue, nicht-gewohnheitsmäßige Signale, die das Gehirn in nicht-gewohnheitsmäßige Nervenimpulse und damit in nicht-gewohnheitsmäßige Reaktionen umsetzt. Das hat im Einzelnen den Sinn:

- das Pferd zu lehren, seinen angeborenen Fluchtinstinkt zu überwinden und ihn durch Vertrauen zu ersetzen
- Verspannungen im Körper aufzufinden und zu lösen
- eine besondere, wortlose Kommunikation zwischen Pferd und Mensch herzustellen
- dem Pferd mehr Selbstsicherheit zu geben.

Ziele der Bodenarbeit sind:

- die Lernfähigkeit des Pferdes zu fördern und zu stärken
- Überreaktionen auf Stress zu verhindern (auch beim Sportpferd)
- die Schritte zu verlängern und Bewegung und Balance zu koordinieren (auch beim Schau- und Leistungspferd)
- das junge Pferd auf den Druck von Sattel, Geschirr und Reitergewicht vorzubereiten
- schließlich, was als vertrauensbildende Grundlage am Anfang stehen müsste, dem Pferd auch einmal etwas Gutes zu tun

Die Übungen werden so gestaffelt, dass die Pferde vom Einfachen zum Schwierigen übergehen, ohne sich zu widersetzen. Der Gehorsam wird verbessert, indem wir ihnen beibringen, neben uns herzugehen und auf das leiseste Zeichen sofort stehen zu bleiben. Sie werden an der kurzen Führleine longiert, um sie wendiger zu machen. Wir führen sie durch einen Irrgarten aus Stangen, um die Balance und die Fähigkeit zur Biegung zu verbessern. Unterschiedlich hoch und in verschiedenen Abständen hingelegte Stangen verhelfen ihnen zu kontrollierter Koordination der Gliedmaßen in der konstanten Biegung. Wir führen sie durch einen engen Korridor aus Ballen, Stangen oder Tonnen, damit sie lernen, sich auch in räumlich begrenzter Umgebung sicher zu bewegen.

Bei alledem benutzt das Pferd Teile seines Körpers, die ihm vorher nicht bewusst waren. Die im Folgenden beschriebenen Bewegungen und Übungen bewirken eine geradezu dramatische Veränderung in der Lernwilligkeit und Lernfähigkeit des Pferdes. Es wird eine Partnerschaft aufgebaut, bei der das Pferd allen Kommandos des Trainers willig und unverkrampft folgt. Für den Laien ist all dies nicht schwer erlernbar und bringt schnellen, spürbaren Erfolg. Die Abfolge der Übungen ist nicht starr festgelegt. Das Pferd soll lernen:

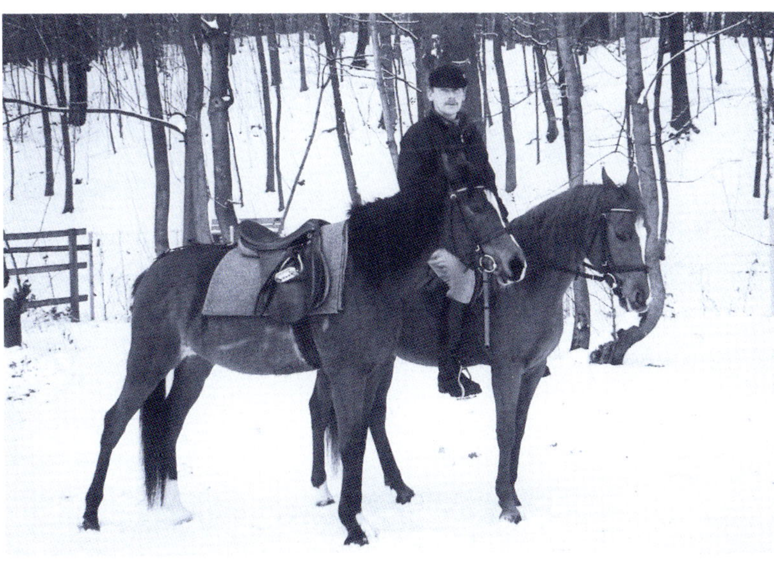

- angebunden ruhig dazustehen, allein oder neben anderen Pferden, nach denen es nicht schlagen darf
- ruhig dazustehen, wenn sein Körper gründlich untersucht, behandelt oder geputzt wird
- zu dulden, dass es von einer 120 cm langen Gerte abgetastet wird, und jede Angst davor zu verlieren
- in Schritt und Trab in gerader Linie mit einem Abstand von ein bis zwei Metern zum Trainer zu gehen, wobei die Gerte den Abstand kontrolliert, und jederzeit willig anzuhalten
- sich zwischen zwei Händen mit Gerte und Führkette arbeiten zu lassen und auf die Kommandos „Halt" und „Schritt" zu reagieren
- sich an der Führkette (kleiner Kreis) in Schritt und Trab longieren zu lassen
- bei der Arbeit im „Labyrinth" zusätzlich zu lernen, auf kleinste Bewegungen zu reagieren, auf Signale (Kommandos) zu warten und die Gerte zu akzeptieren
- rückwärts auf gerader Linie durch das „L" zu gehen, um das Gleichgewicht für die Arbeit unter dem Reiter und das Verladen in den Anhänger zu verbessern
- sich über Cavaletti oder am Boden ausgelegte oder gekreuzte Stangen führen zu lassen, bei unterschiedlichen Abständen, im Schritt und Trab, neben dem Trainer oder mit einem Abstand von ein bis zwei Metern zu ihm
- durch den „Stern" zu gehen
- sich durch den „Grill" zu arbeiten
- Übungen an und mit Fässern zu machen
- über Plastik zu treten oder unter Plastik durchzugehen
- vom Boden aus gefahren zu werden
- über „Wippe" und „Brücke" zu gehen
- durch Autoreifen zu treten
- alle Übungen auch ohne Halfter auszuführen
- alle Übungen von links und rechts auszuüben

Zu den generellen Wirkungen der Bodenübungen gehört eine Steigerung der Selbstsicherheit des Pferdes. Wenn mit dem Lernprozess weder Angst noch Überstrapazierung verbunden sind, geht das Lernen viel schneller vor sich, als wir es bislang für möglich hielten.

## Die Ausbildung vor dem Wagen

Nachdem durch die Doppellongenarbeit die Gewöhnung des Pferdes an das Geschirr und die Berührung an den Hinterbeinen erreicht wurde, erfolgt die Gewöhnung an das Ziehen. Um auch diese Arbeit ohne Gefährdung von Menschen und ohne Beunruhigung des Pferdes durchzuführen, ist es zweckmäßig, die Stränge in das Geschirr zu schnallen und sie durch ein oder mehrere starke Taue oder Stricke zu verlängern. Die Taue werden von zwei oder mehreren Helfern gehalten. Das Pferd soll die Helfer anfangs ziehen, ohne dass sie sich gegen den Zug stemmen. Zieht das Pferd diese leichte Last vorwärts, so kann die Zugleistung mit häufigen Pausen und viel Lob mit vorgehaltener Futterschwinge gesteigert werden, indem die Helfer sich gegen den Zug stemmen. Stemmen sich vier Helfer kräftig gegen den Zug des Pferdes, entspricht dies der Fortbewegung einer Last von etwa 40 bis 50 Zentnern. Das Vertrauen des Pferdes zu seiner Zugkraft darf niemals durch Überforderung gefährdet werden.

Hat der Ausbilder den Eindruck, dass das Pferd diese Arbeit willig annimmt, können die Zugübungen mit verlängerten Strängen an einem Schleppbalken fortgesetzt werden. Der am Balken befestigte Ortscheit sollte ausreichend breit sein, um auch die Stränge möglichst breit nach hinten zu führen. Empfehlenswert ist hier die Breite von ca. 1,50 m.

Diese ersten Übungen sollten immer in der Reithalle bzw. auf einem größeren, umzäunten Platz vorgenommen werden. Das Pferd soll an längere Zugstrecken auf gerader Linie gewöhnt werden. Die Arbeitsdauer kann auf ca. eine Stunde erweitert werden. Wenn das Pferd jede Empfindlichkeit gegen den Druck des Brustblattes (Kumt) und die Berührung der Stränge verloren hat, kann nach etwa einer Woche die weitere Ausbildung zum Ziehen im Gespann beginnen. Dafür muss ein stabil gebauter, sicher und leicht rollender Wagen zur Verfügung stehen. Der Sitz des Fahrers darf auf keinen Fall zu tief sein, da er den Fahrer sonst gefährden und ihm keine Übersicht gestatten würde.

Die Zugübungen finden auf weichem, aber nicht tiefem Boden neben einem sicher gehenden Pferd mit Vorbildfunktion statt.

## Die klassische Reitkunst

Kraft und Freiheit der Bewegung sind dem Pferd von Natur aus gegeben. Die Schule der Dressur ist ein langer Weg, den man geduldig gehen muss. Am Anfang steht das Training der Muskeln, denn um das

Gewicht des Menschen mit Leichtigkeit tragen zu können, muss das Pferd Muskeln umbilden und kräftigen. Die großen Muskeln der Hinterhand sollen die Last übernehmen, die Hinterbeine weiter unter den Leib treten, dicht heran an den Schwerpunkt. Dann kann sich die Vorderhand wieder frei erheben und weit ausgreifen, der Rücken kann sich aufwölben und eine federnde Brücke bilden, der Hals kann sich frei aus den Schultern erheben.

Wenn die Hinterhand zu tragen gelernt hat, ist dem Pferd die neue Last gleichsam wieder genommen, und es hat die Freiheit seiner Bewegung zurückgewonnen. Das Gleichgewicht ist wieder vorhanden, aus zwei Körpern ist einer geworden. Hand in Hand mit der Körperschulung geht die Übung des Gehorsams. Die reflexartige Reaktion auf die Hilfen des Reiters wird gefestigt. Verständnis für den Bewegungsdrang des Pferdes schafft das erste Vertrauen, Lob weckt den Eifer, und schließlich beginnt die Harmonie zu wachsen. Mensch und Pferd sind zusammengewachsen und für alle Aufgaben gerüstet.

## Literatur


Bruns, U., Tellington-Jones, L. (1985): Die Tellington-Methode: So erzieht man sein Pferd. Müller, Rüschlikon-Zürich

Burkhard, P. (1994): Gruppenauslaufstall der Stiftung Steinhölzli vom 4.11. und 11.11.1994. Tierwelt 44/45, 26–27

Deutsche Reiterliche Vereinigung e.V. (1997): Richtlinien für Reiten und Fahren. Bd V. FN-Verlag, Warendorf

Isenbart, H.-H., Bührer, E. M. (1969): Das Königreich des Pferdes. Bucher, Luzern/Frankfurt M.

Stucki, H. (1993): Jahresbericht der Stiftung Steinhölzli

# Treppe als Aufstiegshilfe in der Reittherapie

*Von Peter Spycher*

Pferde, die in der Therapie zum Einsatz kommen, leisten unschätzbare Dienste. Geduldig und unerschütterlich tragen sie ihre Klientel sicher über die Reitbahn und durch das Gelände. Großzügig gleichen sie einseitige Belastungen aus und passen sich dem unterschiedlichen Bewegungsverhalten ihrer Reiter geschickt an.

Als Therapeutin/Therapeut nutzen wir die Eigenschaften der Pferde in der Arbeit mit unseren Klienten. Es ist deshalb selbstverständlich, dass wir dem Pferd die bestmöglichen Bedingungen bieten. Dazu gehört auch, dass wir extreme einseitige Belastungen (v. a. des Rückens), wie sie beim Auf- und Absteigen entstehen können, vermeiden.

Unser Ziel ist, die senkrechte, symmetrische Belastung des Pferderückens auf möglichst sanfte Weise zu erreichen. Die Sicherheit ist dabei unser erstes Anliegen. Die Klientin/der Klient muss im Rahmen seiner Bewegungsmöglichkeiten gefahrlos vom festen Boden auf den beweglichen Rücken des Pferdes wechseln können. Dies können wir durch eine optimal gewählte Ausgangshöhe erreichen, welche von verschiedenen Faktoren abhängig ist. Die Beziehung der Faktoren zueinander ist in der Skizze auf Seite 34 dargestellt.

Bestimmende Größen sind:

- *Höhe der Kruppe* (a): Das Bein der Reiterin/des Reiters muss über diese Höhe geführt werden. Wird ein Sattel mit hohem Hinterzwiesel (z.B. beim Westernsattel) verwendet, muss die zusätzliche Höhe mitberücksichtigt werden
- *Beinlänge des Klienten* (b): Gemessen wird im so genannten Schritt, also vom Schambein bis zur Fußsohle
- *Abduktionsfähigkeit:* Dies ist die Fähigkeit des Patienten, sein Bein seitlich abzuspreizen. Eingeschränkte Abduktion kann zum Teil durch vermehrtes Vorbeugen des Oberkörpers oder durch starkes Beugen in der Hüfte ausgeglichen werden

Aus diesen drei Größen ergibt sich die optimale Höhe ab Boden (c) für den Punkt S, also die Schambeinkante. Diese Höhe variiert je nach Größe des Pferdes sowie Größe und Beweglichkeit der Klienten. Idealerweise hat also jede Klientin/jeder Klient seine eigene Aufstiegshöhe zu seinem Pferd. Dies ist unter glücklichen Bedingungen möglich, z.B. wenn genügend unterschiedlich hohe Mauern, Gesteinsbrocken, Bänke etc. zur Verfügung stehen. Voraussetzung ist allerdings, dass die Standflächen genügend groß und absolut stabil sind sowie dass die Klientin/der Klient über genügend Beweglichkeit und Gleichgewicht verfügt.

In den meisten Fällen lohnt sich aber die Beschaffung einer geeigneten Aufstiegstreppe. Da wir häufig mit unterschiedlich großen Klienten und zum Teil auch mit unterschiedlich großen Pferden arbeiten, wählen wir ein Mittelmaß, um die Höhe der Treppe zu bestimmen. Dabei ist zu beachten:

- Die am häufigsten benötigte Höhe wird für die oberste Treppenstufe verwendet
- Größere Höhenunterschiede können durch Aufsteigen von einer niederen Stufe oder durch Auflegen einer Erhöhung ausgeglichen werden
- In der Regel ist eine Differenz von ca. 10 cm zwischen dem Punkt S und der Kruppe vorteilhaft. Je stärker die Einschränkung der Beweglichkeit, desto größer wird die Differenz gewählt. Aber

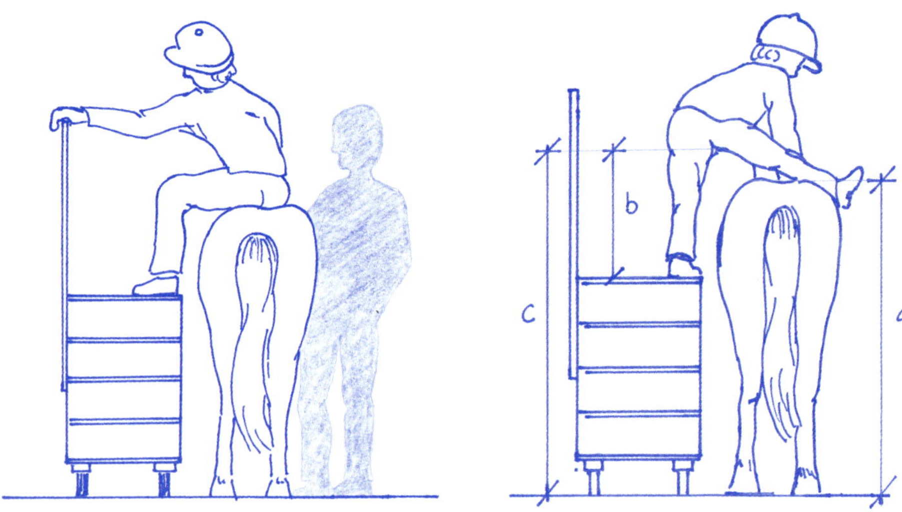

Achtung: Eine zu groß gewählte Differenz verhindert ein sanftes, kontrolliertes Aufsitzen

Beispiel: Wir arbeiten vorwiegend mit Kindern auf einem Isländerpferd mit Stockmaß 140 cm. Die Kinder haben durchschnittlich im Schritt eine Länge von 65 cm. Ein Jugendlicher hat eine Länge von durchschnittlich 90 cm. Dazu arbeiten wir manchmal mit Erwachsenen auf einem Großpferd mit Stockmaß 160. Wir rechnen also: Stockmaß 140 cm plus 10 cm Beinfreiheit = S-Punkt 150 cm, davon ziehen wir die Länge im Schritt, also 65 cm, ab und erhalten so eine Gesamthöhe von 85 cm. Der Jugendliche steigt dann von der nächst niedrigeren Stufe auf, der Erwachsene benutzt zum Aufsitzen auf das Großpferd die oberste Stufe oder beim Kleinpferd eine der niedrigeren Stufen.

Anmerkung: Wollen wir die Länge im Schritt nicht an den Klienten messen, können wir auch die Höhe des Steigbügels ab Boden messen. Ein korrekt eingestellter Steigbügel entspricht der Höhe der obersten Stufe bei uneingeschränkter Abduktionsfähigkeit.

## Treppenbau

Eine solche Treppe können wir mit etwas handwerklichem Geschick selber bauen. Wichtig ist dabei:

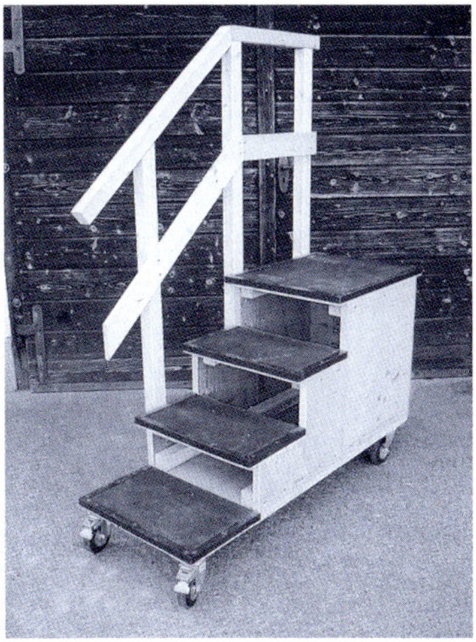

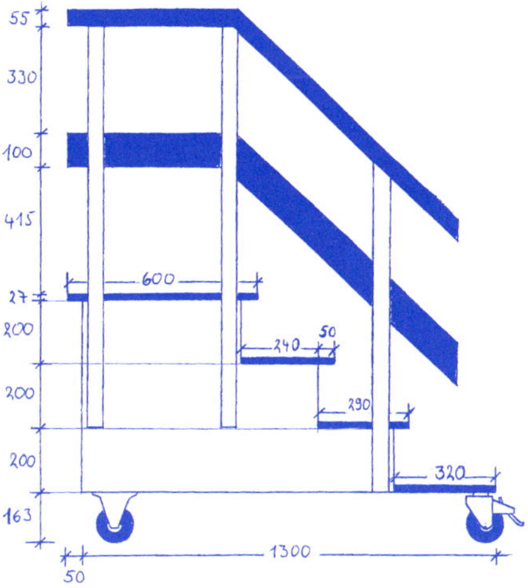

- Die Breite der Treppe sollte ca. 50 cm betragen. So ist die Standsicherheit gegeben und es ist trotzdem möglich, beim Absteigen nach dem Handlauf zu greifen.
- Die Stufentiefe sollte ca. 28–30 cm betragen.
- Die oberste Stufe sollte ca. 60 cm Länge haben, damit auch eine Hilfsperson noch Platz findet.
- Die Stufenhöhe ergibt sich aus der Gesamthöhe und sollte zwischen 16 und 20 cm liegen.
- Ein einseitig angebrachter Handlauf von ca. 90 cm Höhe gibt Sicherheit.
- Rollen erleichtern die Handhabung der doch ziemlich schweren Treppe. Unter dem höheren Ende sollten dabei zwei starre Bockrollen, am niederen Ende zwei Lenkrollen mit Feststellern montiert werden.
- Alle Tritte werden mit gleitsicheren Abdeckungen versehen. Die Kanten der Tritte können durch Winkelprofile geschützt werden.

Für unsere Arbeit mit zum Teil mehrfach behinderten Kindern auf einem Isländer mit Stockmaß 140 habe ich eine Treppe mit der Aufstiegshöhe 80 cm gemäß Skizze (siehe Seite 35) gebaut.

Für abweichende Höhen kann die Anfertigung auch einem Schreiner übergeben werden. Er wird die Treppe in einigen Arbeitsstunden bauen können.

## *Zur sicheren Benutzung der Treppe*

Die Treppe muss auf festem, ebenem Boden stehen. Die Feststeller an den Rollen müssen betätigt sein.

Das Pferd muss an die Treppe und die Aufstiegstechnik gewöhnt sein. Dies ist zuerst mit sicheren, wendigen Reitern auszuprobieren.

Für die Mehrzahl der Klienten ist es am einfachsten, sich beim Aufsteigen mit der treppennahen Hand an der Mähne über dem Widerrist festzuhalten und sich mit der anderen Hand etwas unterhalb des Widerrists oder allenfalls auf dem Voderzwiesel des Sattels abzustützen. Pferdeführer und Helfer stehen dann beim Pferd auf der gegenüberliegenden Seite der Treppe.

Hat ein Klient Schwierigkeiten, sich aus dieser Position hinzusetzen (Abduktionshemmung, Spastik, Gleichgewichtsunsicherheiten etc.), so ist auch ein Aufsteigen mit einer Hilfsperson möglich. Die Klientin/der Klient setzt sich dabei mit dem Rücken zum Pferd und führt an-

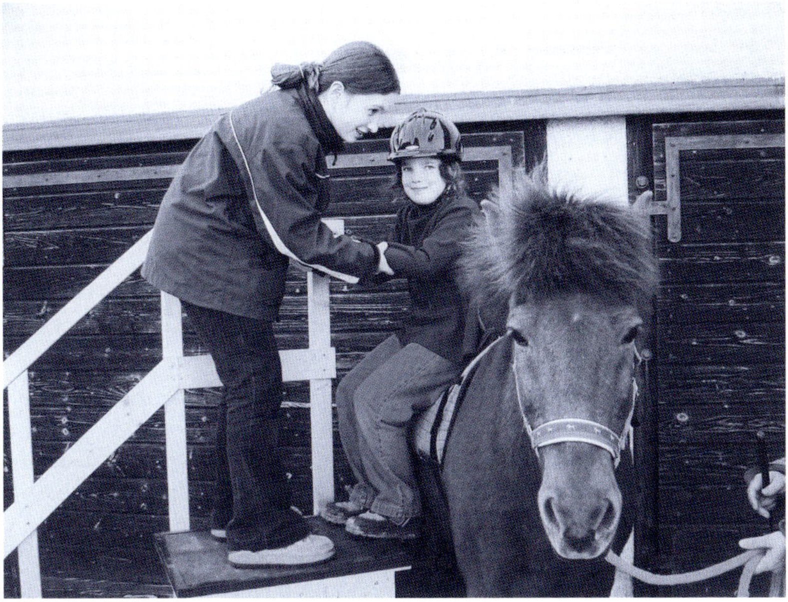

schließend das eine Bein über den Hals des Pferdes zur anderen Seite (siehe Foto).

Bei Klienten mit einem Körpergewicht von über 70 kg kann beim Absitzen das Halten am Handlauf zu einer Kippgefahr für die Treppe werden. Dem kann durch zusätzliche Gewichte nahe der Rollen auf der Handlaufseite oder durch eine Hilfsperson auf der obersten Treppenstufe entgegengewirkt werden.

In jedem Fall gilt: Jede Auf- und Abstiegstechnik muss zuerst selbst ausprobiert werden.

# Psychologische Grundlagen beim Therapeutischen Reiten

*Von Barbara Vorsteher*

Neben der Hippotherapie, dem Behindertenreiten und dem Heilpädagogischen Reiten und Voltigieren gibt es für mich als Psychotherapeutin die Psychotherapie am und auf dem Pferd (Scheidhacker 1998), die einen eigenständigen, wenn auch teilweise sich überschneidenden Bereich bei den Klienten abdeckt.

Die Kenntnisse von Psychotherapeuten sollten auch jedem Reittherapeuten bekannt sein und ihn in seiner Arbeit qualifizieren. Schließlich gilt es, professionell zu wirken – und das heißt, mit dem Wissen um die psychische Dimension einer Schädigung oder eines Defizits, den Klienten selber zu behandeln oder ihn unter Umständen weiter zu vermitteln.

Das Therapeutische Reiten findet stets in einem Beziehungsdreieck Klient – Pferd – Therapeut (Voßberg 1998) statt. Das bedeutet, dass sich die Aufmerksamkeit des Therapeuten, aber auch seine Kenntnisse und Erfahrungen gleichermaßen auf die teilnehmenden Parteien dieser Triade beziehen sollten, also auf das Pferd, auf den Klienten und auf sich selbst als professionellen Helfer.

Das Pferd – als erster Part der Triade –, sei es als Erziehungshelfer im heilpädagogischen Kontext oder als Co-Therapeut (Vorsteher 1999) im psychotherapeutischen Zusammenhang eingesetzt, braucht, um wirken zu können, den Menschen, der die Fähigkeiten und Grenzen des Pferdes kennt, es fördert und ihm Schutz und Sicherheit gibt.

Als zweiter Part in der Triade ist der Therapeut zu nennen. Er sollte gute Kenntnisse seiner eigenen Geschichte haben, um professionell arbeiten und wirken zu können. Aus diesem Grund darf er im Kontakt mit dem Klienten nicht seine Gefühle ungebremst (im Sinne falsch verstandener Authentizität) ausleben, weil er sich z. B. provoziert fühlt, Gefühle der Langeweile im Zusammensein mit dem Klienten entwickelt oder Probleme in seinem eigenen Lebensalltag hat. Er sollte mit seinen eigenen Verhaltensmustern vertraut sein und wissen, wenn er unreflektiert und spontan reagiert. Denn sonst kann der Prozess beim Klienten nicht mit der nötigen therapeutischen Sorgfalt und der damit verbundenen Distanz unterstützt werden.

Professionelles Arbeiten heißt daher, die unvorhersehbaren Aspekte einer Kommunikation – zumindest von Seiten des Therapeuten – so gering wie möglich zu halten, um die Prozesse im Klienten im Sinne einer guten Entwicklung wirken zu lassen.

Dritter Teil der Triade ist der Klient, hier das Kind. Der Therapeut sollte tiefgreifende Kenntnisse über die kindliche Entwicklung, Störungen in der Entwicklung und ihre Zusammenhänge besitzen. Zu diesem psychologischen Grundwissen gehören die Begriffe von Übertragung und Gegenübertragung, der Begriff des Widerstands und die Kenntnis einiger Abwehrmechanismen.

## Kindliche Entwicklung

Menschliches Verhalten erwächst u. a. aus dem Getragenwerden in der allerersten Zeit, dem Gesehenwerden durch die Eltern (Petzold 1995). Ihre Liebe und Zuwendung sind eine wichtige Voraussetzung für eine positive Entwicklung hin zu einer gesunden Identität (Petzold 1993; Vorsteher 1999).

Meggie ist das erstgeborene Kind und von ihren Eltern heiß ersehnt worden. Ihre Mutter fand ihr Baby auf den ersten Blick jedoch „ekelhaft“, was sie auch fortwährend sagte. Meggie hatte wenig Rückhalt in der Familie. Als sie mit elf Jahren ins Heim kam, hatte sie von sich selbst das Bild eines ekelhaften Kindes und sie versuchte, ihre Umwelt davon zu überzeugen, wie grässlich sie sei: Sie schaute grimmig durch ihre verzottelten schwarzen Haare, schimpfte viel und nörgelte, zeigte sich kratzbürstig, hinterlistig, misstrauisch und eigensinnig. Meggie war in ihrer Kindheit nicht gehalten worden, zumindest nicht so, wie sie es gebraucht hätte. Ihre Welt, anfangs repräsentiert durch ihre Mutter, zeigte sich anklagend und feindselig.

Die wenigen guten Erfahrungen mit dem größtenteils abwesenden Vater und der in Meggies sechstem Lebensjahr verstorbenen Großmutter konnten diese Flut von negativen Zuschreibungen nicht kompensieren, und Meggie entwickelte eine Haltung, die besagte: Alle sind mir feindlich gesinnt, also verzichte ich auf Freundlichkeit. Diese Haltung führte zu ihrem jetzigen Verhalten, welches unberechenbar war und durch das sie ihre Mitmenschen weit von sich hielt, obwohl sie sich tief in ihrem Inneren Nähe und uneingeschränktes Angenommensein, sprich Geborgenheit, wünschte.

Dem menschlichen Verhalten liegt ein tiefer, aber nicht immer leicht zu durchschauender Sinn zugrunde, den es im Kontakt zu erschließen gilt (Bettelheim 1988, Merten/Vorsteher 1990). Deshalb wird in der Psychotherapie mit Hilfe des Pferdes das jeweilige Verhalten als eine Leistung des Klienten begriffen und der ganze Mensch akzeptiert.

## Die Übertragung

### *Übertragung des Klienten*

Bestimmte Verhaltensweisen entstehen aus dem Bewältigungsversuch von Lebenssituationen. Hat sich eine bestimmte Verhaltensweise im Alltag eines Menschen bewährt, wird dieses Verhalten immer wieder angewendet, denn es hat ihm – subjektiv gesehen – Erfolg gebracht, im Sinne von Aufmerksamkeit, Beachtung und Zuwendung. Und jeder Mensch ist gerne erfolgreich (Flammer 1990). Auch negatives Verhalten wird so beibehalten, um die nötige Aufmerksamkeit zu bekommen. Wenn das Kind schon keine positive Beachtung bekommt, dann wenigstens negative. Warum sollte es sein Verhalten also ändern?

Das Beispiel von Meggie zeigt, dass sie sich mit ihrem schwierigen Verhalten die anderen Menschen gut „vom Leib halten" konnte. Denn wer so krätzig ist, mit dem geht niemand gerne um, wenn es nicht sein muss. Aus Meggies Sicht ist ihr Verhalten absolut logisch, zumal sie ja auf eine, von ihr als feindlich empfundene Welt reagiert. Heute jedoch ist es nicht mehr das adäquate Verhalten, sprich, sie wendet es heute an, obwohl die Welt ihr nicht grundsätzlich feindlich gesinnt ist. Meggie kann nicht die reale Situation – z. B. ein Mensch begegnet ihr mit einem freundlichen Gruß – sehen, sondern sie reagiert auf neutrale Situationen mit alten Verhaltensweisen im Sinne einer sog. Übertragungssituation: Sie überträgt die Gefühle, Personen und Situationen ihrer Kindheit auf den aktuellen Alltag und reagiert inadäquat und unverständlich.

„Übertragungen sind die Vergegenwärtigung ‚alter' Atmosphären und Szenen in einer Art und Weise, dass die Gegenwart verstellt wird und die Realitäten des anderen nicht gesehen werden können. Übertragungen verhindern Intersubjektivität" (Petzold 1993, 1128). Die Intensität der Übertragung ergibt sich aus den erlittenen und dann verdrängten Einwirkungen auf den jungen Menschen. Werden die Quellen der Schädigung durch wiederholtes Aufdecken, Bewusstwerden und Bearbeiten in der Therapie unschädlich gemacht – in der

Gestalttherapie wird hier vom Schließen von Gestalten gesprochen (Glanzer 1989) –, erlischt die Übertragung, und Intersubjektivität kann entstehen.

Übertragung findet in der Interaktion zwischen allen Menschen statt, ist also ein ganz normaler, weitgehend unbewusster Vorgang. Sie dient der Ökonomisierung, d. h. der Überprüfung und dem Sortieren von fremden Situationen und Personen vor dem Hintergrund der bisherigen Lebenserfahrungen. Übertragungen führen u. a. dazu, dass wir andere sympathisch oder unsympathisch finden. Wenn wir genauer hinsehen würden, könnten wir oft feststellen, dass unser Gegenüber beispielsweise die Gestik einer Tante oder die Mimik unseres Vaters zeigt – jeweils mit der Bedeutung, die die Mimik unseres Vaters oder die Gestik der Tante für uns besaß.

Wird die Übertragung jedoch übermächtig und ist sie zudem noch negativ getönt, dann verhindert sie – wie oben ausgeführt – das direkte und authentische Umgehen zweier Menschen miteinander. Das bedeutet auf Meggie angewandt, dass sie heute in ihren Interaktionen mit ihren Gegenübern nicht diese selbst sieht, sondern alte Bilder oder Szenen assoziiert und darauf unangemessen reagiert.

Bei der Übertragung handelt es sich also um ein Verhalten, das seinen Sinn in der Vergangenheit hatte. Das Verhalten diente dort der Bewältigung von einer zumeist feindseligen Atmosphäre und wurde dann stereotyp. Die Persönlichkeit des betroffenen Menschen ist heute nicht mehr so flexibel, dass in jetzigen Alltagssituationen, unabhängig von der Vergangenheit, die reale Situation wahrgenommen und darauf reagiert werden kann.

## *Übertragung des Therapeuten*

Jeder Mensch überträgt Szenen aus seiner Kindheit auf heutige Situationen – somit auch der Therapeut. Aufgrund der Aufarbeitung der eigenen Geschichte können Therapeuten ihre Übertragungen jedoch meistens rechtzeitig erkennen.

> Dies passierte einer Reittherapeutin, Hella, die ein Kind, Morten, mit Wahrnehmungsstörungen und Zwängen in Therapie genommen hatte, aber bei jeder Begegnung äußerst heftig auf ihn reagierte; z. B. wurde sie schnell ärgerlich und ungeduldig. Ihr fiel auf, wie distanzlos sie ihren Gefühlen ausgeliefert war. Diese Erkenntnis hatte Signalcharakter. In einer Supervision wurde ihr dann bewusst, dass sie so heftig reagierte, weil Morten sie an ihren Bruder und dessen Verhalten, dem sie als Kind aus-

geliefert gewesen war, erinnerte. Als dieser Zusammenhang für sie durchschaubar wurde, war es ihr möglich, wesentlich gelassener mit Morten umzugehen, und der Junge konnte seinen eigenen Prozess in der Therapie fortsetzen.

Eine Übertragung des Therapeuten stört den Prozess des Klienten und überfordert ihn. Gleichzeitig hat der Therapeut die therapeutische Ebene verlassen. Deshalb kann er nicht mehr im Sinne von „partiellem Engagement" und „distanter Involviertheit" (Petzold 1993) handeln und dem Klienten hilfreich sein.

Schwierig wird es in Therapiesituationen, wenn sich Therapeut und Klient in einer Übertragungssituation treffen, d. h. wenn der Therapeut die Übertragung des Klienten nicht wahrnimmt und entsprechend heftig im Sinne eigener Übertragungsprozesse aus seiner Kindheit auf das Verhalten oder die Äußerungen des Klienten reagiert.

## Die Gegenübertragung

Von der Übertragung des Therapeuten, im speziellen Fall verschränkt mit der Übertragung des Klienten, ist die Gegenübertragung abzugrenzen. Die Gegenübertragung des Therapeuten ist „eine bewußtseinsfähige Resonanz des Therapeuten" (Petzold 1993) auf das, was ihm vom Klienten verbal, gestisch, mimisch und atmosphärisch entgegengebracht wird. Das Wahrnehmen dieser Reaktionen im Therapeuten kann in der Folge die Art und Weise der Interventionen günstig beeinflussen, da es oft ein „delegiertes" Gefühl ist, welches der Klient nur indirekt ausdrücken kann.

Eines Tages stieß Meggie, versteckt neben dem Pferd stehend, wütend Sätze aus. Bei mir als Therapeutin schlich sich ein Gefühl von Ohnmacht und Leid ein. Behutsam brachte ich Meggie gegenüber dieses Gefühl zum Ausdruck und zu meinem Erstaunen traten ihr kurz Tränen in die Augen. Offensichtlich hatte ich ihre Gefühle hinter den Provokationen verstanden und für eine ganz kurze Zeit war ein direkter Kontakt möglich geworden.

In diesem Sinn sind Gegenübertragungen sinnvolle Gefühle, die den Prozess der Therapie nachhaltig beeinflussen können. Der Therapeut wird, wenn er nicht anderweitig gefühlsmäßig gebunden ist, zum Resonanzkörper.

In der Arbeit mit Meggie gab es auch meinerseits Gefühle, wie Wut, Zorn und Hilflosigkeit, die äußerst unangenehm waren. Diese Gefühle sind ebenso Meggies Gefühle, die sie unbewusst in ihrem Gegenüber weckt, damit dieser stellvertretend und vielleicht auch exemplarisch damit umgeht. Treten solche heftigen Gefühle in Bezug auf einen Klienten öfter auf, kann dies ein Indiz für einen Klienten mit sog. frühen Störungen (Rohde-Dachser 2000) sein.

Bei Meggie war es wichtig, diese Gefühle wahrzunehmen und damit konstruktiv umzugehen. Ihr gelang es kaum, ihre Gefühle von Hass und Zorn zu integrieren. Umso mehr brauchte sie hierbei die Hilfe von mir als Therapeutin sowie die Hilfe des pädagogischen Teams.

In jeder Interaktion zwischen Menschen finden – zumeist unbeachtet – Übertragungen und Gegenübertragungen statt.

Habe ich als Therapeut einen guten Kontakt zum Klienten und macht die Therapie Fortschritte, so kann ich diese Ebene vernachlässigen. Erscheint aber dem Therapeuten die Reaktion des Klienten auf einfache Aufforderungen, z. B. sich nach vorne auf das Pferd zu legen, unangemessen, dann sollte überlegt werden, ob es sich um eine negative Übertragung vom Klienten auf den Therapeuten oder auch auf das Pferd handeln könnte. Treten beim Therapeuten Gefühle von Langeweile, Erregung, Ohnmacht, Wut oder Traurigkeit auf, so gilt es, diese Gefühle wahrzunehmen und sie in den weiteren Prozess zu integrieren, indem sie bewusst gemacht werden, oder dem Klient noch einmal in seinem mimischen und gestischen Ausdruck verdeutlicht werden.

## Widerstand

Ein häufiges Phänomen in Therapien ist der Widerstand und damit verbunden die Abwehrmechanismen. Widerstand wird von Petzold definiert „als die Fähigkeit des Ich, sich gegen Einflüsse auf das Selbst und die Identität zur Wehr setzen zu können“ (1993, 1131). Widerstand wird hier in seiner positiven Funktion angesehen, als eine Kraft, die das seelische Gleichgewicht aufrechterhält. Im therapeutischen Prozess wird Widerstand jedoch oft als negativ und störend gesehen, z. B. wenn dadurch die Auseinandersetzung mit der Realität vermieden wird oder notwendige Veränderungen verhindert werden. Am Beispiel von Sascha lässt sich Widerstand in einer möglichen Ausprägung zeigen:

Sascha war sieben Jahre alt und lebte im Kinderheim. Beim Therapeutischen Reiten und im Alltag entwickelte er sich gut. Er fühlte sich wohl auf dem Pony, lag quer darüber und ließ sich schaukeln, oder er lag nach hinten gelegt und ließ die Sonne auf sein Gesicht scheinen. Er hatte mit dem Pony Spiele und kleine Spaziergänge in den Wald gemacht. Wir hatten auch Tempoveränderungen vorgenommen, vom Schritt zum Trab, vom Trab zum Galopp und wieder zurück. Doch nach den Sommerferien veränderte sich sein Verhalten, sowohl im Alltag als auch im Therapeutischen Reiten: Er hörte nicht mehr auf das, was ich sagte, oder er tat das Gegenteil. Er zeigte plötzlich sehr verlangsamte Bewegungen und entwickelte Stereotypien, die früher schon einmal da gewesen waren, sich jedoch im Laufe des Therapeutischen Reitens verflüchtigt hatten. Er verkniff den Mund und sah verdrießlich drein.

Ich überlegte, ob ich ihn zu sehr gefordert hatte. Ich beschloss, die nächsten Stunden auf ein reines Getragenwerden zurückzugehen. Sascha entspannte sich. Über weitere Wochen bot ich ihm versuchsweise zwar Anderes an, aber er wollte „nur" getragen werden. Im Austausch mit dem Team wurde sein Verhalten verständlich: Er erlebte zunehmende Verunsicherung vor allem durch seine Mutter, ständig wechselnde Aufenthaltssorte an den Heimfahrwochenenden und Aggressionsausbrüche des neuen Lebensgefährten der Mutter.

In dieser Situation war das, was er brauchte, einfaches Getragen- und Gesehenwerden. In dem Maße, wie ich ihm dies gab, konnte er zumindest etwas Ruhe finden.

Am Beispiel von Sascha lässt sich sehr gut zeigen, dass der Widerstand eine schützende Funktion haben kann. Der Widerstand sollte – natürlich unbewusst – das brüchige Selbst des Jungen zusammenhalten. Die vielen Ein- und Übergriffe, die Sascha verletzten (Vorsteher 1993, 1994), waren für ihn nicht mehr aushaltbar und drohten ihn zu zerreißen. Er begab sich in den Widerstand. Aber er blieb gewissermaßen in Kontakt mit sich selbst. Dies erkennend, konnte ich seine Grenzziehung im Therapeutischen Reiten erkennen und akzeptieren und einen neuen Kontakt an eben dieser Grenze aufbauen.

Im Umgang mit Widerstand ist hohe Sensibilität gefragt. Widerstand wird – im gestalttherapeutischen Vorgehen – nicht durchbrochen. Wenn wir ihn in seiner protektiven Wirkung verstehen, können wir mit ihm umgehen. Das bedeutet auch, die Ressourcen des Kindes zu stärken und zu beleben, das Kind in seinem Selbstwertgefühl zu bestätigen und ihm neue korrigierende Erfahrungen des Wertseins zu bieten.

## Die Abwehrmechanismen

Widerstand und Abwehrmechanismen werden oft als etwas Ähnliches beschrieben. Es lässt sich sagen, dass die Abwehrmechanismen die „Ausführungsorgane des Widerstandes“ sind (Petzold 1993; Vorsteher 1994). Der Widerstand stellt also den Versuch dar, das psychische Gleichgewicht zu behalten, und die Abwehrmechanismen machen dies durch ihre Verschiedenartigkeit möglich. Von Asper (2000) werden die Abwehrmechanismen auch als Erhaltungsmechanismen verstanden, ein Gedanke, der m.E. aufzeigt, welche Kräfte der Mensch im positiven Sinne aufwendet, um in dieser Welt zu bestehen.

Im Folgenden sollen einige Abwehrmechanismen beschrieben werden: Die Projektion, die Introjektion, die Regression und die Spaltung.

Bei der Projektion werden aktuelle innere Vorgänge nach außen verlagert, z.B. Gefühle, die unangenehm sind. Diese werden dann einer anderen Person zugeschrieben und unter Umständen dort bekämpft. Dadurch wird ein Konflikt im Inneren vermieden.

Z.B. schlägt der kleine Benni plötzlich auf das Pony ein und schimpft es mit den Worten: „Du darfst nicht so böse sein!“ aus. Tatsächlich hatte Benni selbst eine ziemliche Wut im Bauch, wie ich seinem finsteren Blick schon am Anfang des Therapeutischen Reitens entnehmen konnte. Als das Pony dann den Kopf schüttelte, deutete Benni dieses Kopfschütteln als Aggression – seine Aggression –, die er am Pony besser bekämpfen konnte.

Es ist nicht immer einfach, z.B. zwischen der Übertragung und der Projektion auf das Pony zu unterscheiden: Bei der Übertragung wird das Pony aggressiv erlebt (so, wie der Vater aggressiv erlebt wurde), während bei der Projektion z.B. das Kind äußert, dass das Pony aggressiv sei (aber eigentlich ist es selbst aggressiv). Hier braucht es eine gute und längere Beobachtung.

Regression im Sinne eines Abwehrmechanismus bedeutet, dass der Mensch sich von einer emotional höheren Entwicklungsstufe auf eine frühere Entwicklungsstufe zurückfallen lässt.

Das veranschaulicht das Beispiel von Timmi, der auf die Forderung, die Hausschuhe anzuziehen, schreiend zu Boden glitt, gegen die Wand trat und nicht mehr ansprechbar war. Timmi war zu diesem Zeitpunkt 12 Jahre alt, aber diese Aufgabe überforderte ihn und er begab sich „zum Schutz“ auf die emotionale Stufe eines etwa 2-jährigen Kindes.

Im Unterschied zum Abwehrmechanismus Regression gibt es Regression auch als eine bewusst veranlasste, aktive therapeutische Einflussnahme. Gesunde Regression findet immer dann statt, wenn sich z. B. das Kind auf dem Pferd wiegen lässt. Auch hier ist Regression ein momentanes Zurückgehen auf einen früheren Entwicklungszustand. Sie ist aber hier als Möglichkeit des „Nachnährens“ von früheren, nicht genügend berücksichtigten Grundbedürfnissen zu verstehen, oder sie dient der momentanen Entspannung. In diesen Fällen wird der Therapeut das Kind vor Beendigung des Reitens wieder in sein „Alltagsalter“ zurückbegleiten.

Die Introjektion stellt die Übernahme von außen kommender fremder Anschauungen und Motive dar, ohne deren wirkliche Integration in den Wertekanon des Menschen.

Eines Tages ertappte ich zwei Kinder, Ronny und Martin, die im Kinderheim mit Steinen auf die Pferde warfen. Ich erklärte ihnen, warum das nicht geht und verbot es ihnen. Sie erklärten, sie hätten verstanden. Als ich am nächsten Tag mit dem Auto auf den Parkplatz fuhr, hörte ich, wie Ronny zu Martin sagte: „Die Barbara kommt, also werfen wir keine Steine auf die Pferde“ (obwohl sie gerade dabei gewesen waren).

Beide hatten meine Person als Introjekt genommen, ohne wirklich verstanden zu haben, worum es mir ging. Das Schwierige an solchen Introjektionen ist, dass sie meist recht starr und rigide gehandhabt werden, da sie nicht wirklich in die Wertorientierung integriert sind.

Die genannten Abwehrmechanismen benutzen jene Menschen, die schon eine relativ sichere Identität entwickelt haben, um mit schwierigen Situationen fertig zu werden. In gewisser Weise sind diese Abwehrmechanismen Möglichkeiten jenes Menschen, der in seinem Ich relativ stabil entwickelt ist, um in einem Teilbereich seiner Persönlichkeit die unangenehmen Forderungen der Realität zu umgehen.

Es gibt jedoch viele Menschen, die, bevor sich das Ich entwickeln konnte, Abwehrstrategien für Situationen, die sie überforderten, einsetzen mussten. Zu diesen Abwehrstrategien gehört z. B. die Spaltung, die wir bei Menschen wie Meggie finden.

Die Spaltung führt dazu, dass Menschen gegensätzliche Gefühle und Impulse intrapsychisch abspalten und diese nur getrennt wahrnehmen können, z. B. nur Hass oder nur Freude. Im interpersonellen Kontakt wird das Gegenüber entweder idealisiert oder entwertet (Scheidhacker 1998). Es wird nicht gesehen, dass z. B. der Therapeut hilfreich sein kann, aber momentan etwas gesagt hat, was einem nicht passt. Menschen, die diese frühe Schädigung aufweisen, erleben schon bei kleinsten Frustrationen ein Umschlagen ihrer Gefühlswelt.

Einige Wochen lang konnte ich einmal kein Therapeutisches Reiten machen, da ich einen mittelschweren Reitunfall hatte. Die gute Stimmung zwischen Meggie und mir, die vor dem Unfall aufgrund einer Idealisierung meiner Person vorhanden gewesen war – zu dieser Zeit waren die anderen Erwachsenen des Teams die „Bösen" –, war schlagartig beendet. Meggie fühlte sich von mir persönlich gekränkt und lehnte mich in der Folge einige Wochen lang massiv ab.

## Abschließende Gedanken

Übertragung, Gegenübertragung, Widerstand und Abwehrmechanismen sind Erklärungskonzepte für das Verhalten des Menschen. Dieses Verhalten ist in unterschiedlichen Ausprägungen bei jedem vorhanden. Da es ein Ziel von Therapie ist, den Menschen in seiner Identitätsentwicklung zu unterstützen, z. B. indem dem Menschen Hilfe in der Bewältigung eines Defizits oder kompensatorische Möglichkeiten angeboten werden, begibt sich der Therapeut in einen intersubjektiven Dialog. Neben allen theoretischen Erwägungen ist die Achtung und der Respekt für den Menschen, der die heilende Begegnung am Pferd für seine Entwicklung braucht, Grundlage der Therapie. Therapeutisches Reiten ist eine gute Möglichkeit, Beziehungen zu leben, Intersubjektivität zu erproben und Wertschätzung zu erfahren. Die Kenntnis von psychologischem Grundwissen hilft, den therapeutischen Prozess als professionelles Geschehen zu initiieren und durchzuführen. Sich als Therapeut dabei die Unterstützung eines Supervisors zu holen ist dann kein Eingeständnis von Unfähigkeit, sondern ein Zeichen für verantwortungsvolles Handeln.

## Literatur


Asper, K. (2000): Verlassenheit und Selbstentfremdung. Neue Zugänge zum therapeutischen Verständnis. dtv, München

Bettelheim, B. (1988): Der Weg aus dem Labyrinth. Ullstein, Stuttgart

Flammer, A. (1990): Erfahrung der eigenen Wirksamkeit. Einführung in die Psychologie der Kontrollmeinung. Hans Huber, Göttingen

Gäng, M. (Hrsg.) (2004): Heilpädagogisches Reiten und Voltigieren. 5. Aufl. Ernst Reinhardt, München/Basel

Glanzer, O. (1989): Haus und Lebensgemeinschaft als Gruppentherapie mit frühgestörten verwahrlosten Jugendlichen. In: Das Selbst-Verständnis in Gestalt- Theorie und Gestalt-Praxis, Dokumentation Münchener Gestalttage. GFE-Verlag, Eurasburg

Kaune, W. (1995): Das Heilpädagogische Voltigieren und Reiten mit geistig behinderten Menschen. FN-Verlag, Warendorf

Merten, R., Vorsteher, B. (1990): Inselhauspädagogik als Identitätserziehung. GFE-Verlag, Eurasburg

Petzold, H. (1993): Integrative Therapie II, Band 1–3, Junfermann, Paderborn

– (Hrsg.) (1995): Die Kraft liebevoller Blicke. Junfermann, Paderborn

Rohde-Dachser, Ch. (2000): Das Borderline-Syndrom. Hans Huber, Göttingen

Scheidhacker, M. (1998): Ich träumte von einem weisen Schimmel, der mir den Weg zeigte. BKH Haar

Vorsteher, B. (1993): „… und an der Grenze entsteht Kontakt". In: Gestalttherapie und Gestaltpädagogik heute. GFE-Verlag, Hohengehren

– (1994): Kinder im Widerstand. In: Gestalttherapie und Gestaltpädagogik heute. GFE-Verlag, Hohengehren

– (1999): Therapeutisches Reiten und seine Bedeutung für die Identitätsentwicklung von Heimkindern aus der Sicht der Integrativen Therapie. Graduierungsarbeit an der Europäischen Akademie für Psychosoziale Gesundheit, Düsseldorf/Hückeswagen

Voßberg, J. (2004): Anbahnung und Gestaltung positiver Beziehungen mit Kleinpferden. In: Gäng, M. (Hrsg.): Heilpädagogisches Reiten und Voltigieren. 5. Aufl. Ernst Reinhardt, München/Basel

# Systemische Ansätze in der Reittherapie

*Von Gundula Hauser*

Seit vielen Jahren ist mir das Pferd in meinem breiten und vielfältigen Tätigkeitsbereich ein unentbehrlicher Helfer geworden.

Zunächst begann meine Arbeit in der Hippotherapie, zur damaligen Zeit wurde sehr streng auf die Beeinflussung der Pferdbewegung im Hinblick auf die Motorik Wert gelegt. Auch noch heute liegt in der Hippotherapie darauf der Schwerpunkt, aber mittlerweile hat auch dort die ganzheitliche Sichtweise des Menschen verstärkt Eingang gefunden. Der Blick bezieht auch die momentane psychische Befindlichkeit des Patienten mit in den Behandlungsplan ein.

Nach einigen Jahren wechselte ich in das Feld Heilpädagogisches Voltigieren/Reiten und auch hier war anfangs die Förderung durch gezielte Voltigierübungen vorrangig. Nach und nach lernte ich durch das „Vergrößerungsglas Pferd" die Menschen mit ihren oft versteckten Gefühlsregungen besser wahrzunehmen. Das Pferd ging einfach nicht schwungvoll, wenn ein Kind Kummer hatte, denn Kinder mit besonderen Bedürfnissen drücken ihren momentanen Seelenzustand ja besonders klar in Mimik, Gestik, Körperhaltung und -bewegung aus.

Vor einigen Jahren machte ich zusätzlich die Ausbildung als Lebens- und Sozialberaterin und setzte viele Techniken der systemischen Beratung auf dem Pferd um. Dabei ist es mir wichtig geworden, das Pferd noch mehr in seinem feinen Gespür agieren zu lassen, mich soweit wie möglich zurückzunehmen, d. h. mich einerseits „leer zu machen", andererseits neugierig auf alles zu sein, was das Pferd mir über den Klienten zeigt.

## Aufgaben der systemischen Beratung

Auf die Frage, wo systemische Beratung eingereiht werden soll, halte ich mich gern an die Aussagen von Schlippe und Schweitzer, die „... zwischen systemischer Therapie und systemischer Beratung keine grundsätzlichen theoretischen oder methodischen Unterschiede mehr sehen. Unterschiede ergeben sich eher aus den Handlungsfeldern" (1997, 15). Darüber hinaus ist mir wichtig, dass es die „... systemische Therapie als solche nicht gibt. Vielmehr ist darunter ein breiter Oberbegriff zu verstehen, der so etwas ist wie eine Klammer um eine Vielzahl von Modellen, die durchaus auch in sich sehr heterogen sein können" (S. 23).

Meine Arbeit ist besonders von der erlebnisorientierten Familientherapie, wie sie Satir (1990), Bandler und Grinder (1981) vertreten und von der lösungsorientierten Kurzzeittherapie, wie bei de Shazer (1998), Furman und Ahola (1995), geprägt. Unzählige Einflüsse kommen auch aus den Aus- und Fortbildungen, die ich in den vielen Jahren gemacht und vor allem selbst erlebt habe. Vorrangig war für mich dabei immer die ganzheitliche Sichtweise des Menschen in seiner Umgebung.

Die Idee der Kurzzeittherapie ist es, direkt Lösungen anzubieten, nicht im Problem verhaften zu bleiben – und was ist hilfreicher, als die Lösungsmodelle, die mit Unterstützung des Pferdes sofort spürbar werden? Ressourcen sind vorhanden und auch sie werden in einem „losgelassenen Zustand", wie man ihn mit Hilfe des Pferdes erreichen kann, leichter aufgespürt.

## Im Galopp in die verlorene Zukunft

> *„Die Zukunft wird meist als mit der Vergangenheit verknüpft betrachtet; Menschen mit einer schwierigen Vergangenheit neigen deshalb dazu, auch ihre Zukunft in einem düsteren Licht zu sehen. Umgekehrt verschlimmert ein negatives Zukunftsbild aktuelle Probleme, indem es einen Schatten der Hoffnungslosigkeit über Vergangenheit und Gegenwart gleichermaßen wirft."*
>
> (Furman/Ahola 1995, 117).

Um in die Zukunft gehen zu können, ist mir das Pferd eine große Stütze geworden. Ein Pferd geht naturgemäß vorwärts (das Rückwärtstreten eines Pferdes ist eine Gehorsamkeitsübung, ein Druckmittel des Menschen). Je artgerechter und freier ein Pferd aufgewachsen ist und gehalten wird, desto schwungvoller und energiegeladener ist die natürliche Vorwärtsbewegung, zunächst ohne Beeinflussung durch den Reiter. Gut gezogene Pferde sind dem Menschen zugewandt, tragen ihn bereitwillig, begleiten und spiegeln ihn. Pferde, die selbst „gebrochen“ wurden, dadurch nur unter Druck arbeiten, zum Teil unwillig oder davonstürmend, sind für die Arbeit mit Klienten nicht geeignet. Pferde sprechen Menschen als Symbol für Freiheit, Kraft und Energie an.

**Selbst-Gewahrsein durch Getragenwerden:** In der therapeutischen Arbeit mit dem Pferd ist das wichtigste Element, dass sich der Klient auf den Bewegungsfluss des Pferdes einlässt und dadurch mit dem Pferd in einen guten Kontakt kommt. Als Unterstützung dafür wende ich Techniken an, die den Klienten in einen leichten Trancezustand versetzen. Der Bewegungsrhythmus des Pferdes unterstützt mich dabei. Um auf dem Pferd die „Losgelassenheit“ durch den leichten Trancezustand zu erreichen, biete ich dem Klienten Bilder an. Zum Beispiel ist ein schwerer Kornsack, wie er früher Eseln aufgebürdet wurde, ein Bild, das viele Klienten anspricht. Den Kornsack in die richtige Position zu bringen und zu spüren, ob auch nur einige Körner noch verrutschen müssen, damit er gut aufliegt, bringt das Wahrnehmen in die Beckenregion. Von dort aus bitte ich die Klienten einen Springbrunnen langsam auftanzen zu lassen, der stufenweise immer höher wird (von Wirbel zu Wirbel), bis ganz oben ein Ball darauf tanzen darf. Dieser Ball wird vom Wasserstrahl getragen, er bewegt sich anmutig leicht in die verschiedensten Richtungen, ist aber immer ausbalanciert.

Nie erteile ich Haltungskorrekturen oder funktionelle Anleitungen (wie „Schultern zurück“ o. Ä.), der Klient soll und darf sich spielerisch in seinen Körper einfühlen und ihn wahrnehmen. Wenn die Klienten sich auf den Bewegungsdialog eingelassen haben, sich wohl und sicher auf dem Pferd fühlen, verwende ich noch Übungen für eine ideale Muskelspannung.

Ich frage den Klienten, ob er seine Hände schon von den Griffen lösen kann und leite ihn an, eine Hand auf den Unterbauch und den Zeige- und Mittelfinger der anderen Hand auf das Kinn zu legen. Von der unteren Hand soll ein Strahl nach oben geschickt werden, dem auch Farbe und Beschaffenheitsqualität beigefügt werden kann.

Immer wieder bin ich berührt, wie schnell Menschen mit oft sehr großen Problemen durch diese Techniken im Getragenwerden vom Pferd zu sich kommen und sich im Hier und Jetzt spüren können.

*Fallbeispiel 1*

Nora, eine junge Frau, hat vor drei Jahren das Abitur bestanden. Seither wohnt sie in einer Wohnung, die ihre Mutter für sie gekauft hat. Sie kann sich nicht entscheiden, was sie beruflich machen möchte. Gelegentlich jobbt sie in verschiedenen Bereichen, die ihr ein wenig Geld bringen. Sie hat sich an zwei Fakultäten eingeschrieben, aber weder Vorlesungen besucht noch sonstige Aktivitäten in diese Richtung gesetzt. Sie lebt mit einer „no-future-Einstellung" in den Tag hinein.

Die Mutter, die sich kurz nach Noras Abitur scheiden lassen hat, ist zornig und verzweifelt und drängt Nora sich zu entscheiden und etwas „Vernünftiges" zu tun. Die Mutter bittet mich um Hilfe. Unter der Bedingung, dass Nora selbst eine Beratung vereinbart, sage ich der Mutter zu.

Nach einigen Tagen meldet sich die junge Frau und ist damit einverstanden, sich mit dem Pferd auf die „Suche nach der Zukunft" zu begeben. Zunächst arbeite ich mit ihr am Selbst-Gewahrsein, wie oben beschrieben. Dazu bitte ich sie auch immer wieder ihre aufsteigenden Gefühle wahrzunehmen und sich zu fragen, was ihr Körper sagt und möchte. Sie soll und darf sich wünschen, in welchen Körperbereichen wir verstärkt Wahrnehmungsübungen machen. Die sensible junge Frau genießt offensichtlich diese Einheiten. Anfangs gebe ich noch dem Pferd das Tempo vor. Wenn sich dann die Klienten auf dem Pferd sicherer fühlen, überlasse ich immer mehr dem Pferd, wie schnell und in welcher Gangart es gehen wird. Aus vielen Erfahrungen bin ich mir sicher, dass die Pferde, die ich in dieser Arbeit einsetze, so aufmerksam bei der Arbeit sind, dass sie sich auf minimalste Bewegungsimpulse einstellen und richtig reagieren.

In der dritten Einheit arbeite ich mit Nora daran, über die Körperübungen ihr allgemeines Lebensgefühl positiv zu stärken. Sie hat gerade ihre Aufmerksamkeit auf den aufsteigenden Strahl gewandt, als ich ihr anbiete, in der Vorstellung Farbkugeln zu bilden. Da bleibt das Pferd, eine sensible Quaterhorse-Stute, stehen. Ich frage Nora, ob die Stute „richtig" reagiert hat. Ruhig stehen wir eine Weile, dann blickt Nora mit einem tiefen Lächeln auf und sagt: „Ich bin bei mir angekommen". Wir lassen die Einheit ausklingen.

In der nächsten Einheit frage ich, ob es die richtige Zeit für sie sei, in die Zukunft zu schauen. Nora bejaht und ich bitte sie, sich die schönste Zeit oder den schönsten Urlaub vorzustellen. Nora sitzt auf dem stehenden Pferd, das in der Mitte der Breitwand der Reithalle positioniert ist. Ich begleite sie, sich diese Zeit, diesen Urlaub vorzustellen. Wie es

„dort“ aussieht, welche Geräusche an diesem Ort sind, wie es dort riecht, welche Empfindungen sie auf ihrer Haut hat und in welcher Position (Ruhe, Bewegung) sie sich befindet. Als das „Alle-Sinne-Bild“ fertig ist, bitte ich Nora, es auf die gegenüberliegende Breitseitenwand der Reithalle zu malen. Dabei sage ich: „Wenn du wirklich dorthin willst, dann achte was das Pferd macht, du musst es nur wirklich wollen.“ Aus eigener Erfahrung und aus der Literatur ist mir bekannt, dass „… der Wille vornehmlich sein Zentrum in den Gliedern und im unteren Menschen (Becken/Bauchbereich und Stoffwechselgeschehen) hat“ (Wecker 2001, 2, 7). Ich darf das Pferd nur nicht irritieren oder beeinflussen. In diesem Wissen vertraue ich dem Pferd, und es geht prompt los. Schwungvoll, klar und geradeaus bleibt es kurz vor der gegenüberliegenden Wand stehen, so als ob es zum Ausdruck bringen will: „angekommen“. Nora lacht und ich frage sie, ob sie sich auf diese Weise ihre verschiedenen Berufsideen anschauen möchte. Als Nora bejaht, bitte ich sie, sich die zukünftige Ausbildung/Arbeit vorzustellen und sie dann auf die gegenüberliegende Wand zu „projizieren“. Das Pferd geht nicht! Nach kurzer Zeit macht die Stute einen kleinen zögerlichen Schritt und bleibt wieder stehen. Ich bitte Nora, aus dem spürbar zu weit gesteckten Ziel zu fokussieren, was der nächst mögliche, erreichbare Schritt sein könnte und bitte sie, es sich vorzustellen. Das Pferd setzt sich in Bewegung, geht langsam und weicht etwas nach links ab. Wir arbeiten noch eine weitere Einheit an den Zukunftsbildern. Nora lässt es zu, dass sie gedanklich ihre Mutter mit auf das Pferd nimmt. In diesem Fall eilt das Pferd los, wird langsamer und biegt nach der Mitte nach links ab. Nora erklärt: „Meine Mutter hatte die Zügel in der Hand, ich wollte das nicht!“

Es kristallisiert sich heraus, dass die Berufsvorstellung Pädagogin und die Einschreibung an der Pädagogischen Akademie die klarste und zielstrebigste Gangart beim Pferd hervorbringt.

Zum Schluss probieren wir noch auf dem Zirkel, wie klar und stark der Berufswunsch schon ist. Nora erzählt im Schritt von ihrer Zuneigung zu Kindern. Ich werfe ein, dass in diesem Beruf auch die Möglichkeit besteht, die jetzt von ihr gemachten Erfahrungen auf dem Pferd (nach allen Ausbildungen) weiterzugeben. Nora lacht und strahlt: „Ja, das ist es, was ich will!“ und das Pferd reagiert mit einer Runde Galopp.

## Fallbeispiel 2

Ich lernte Inga, eine hübsche zarte Frau von etwa 60 Jahren, während eines Seminars kennen. Sie hat vor knapp zwei Jahren, nach der Trennung von ihrem Mann, auf tragische Weise ihre Tochter verloren. Vor einiger Zeit wurde bei ihr Krebs diagnostiziert.

Inga fragte mich, ob sie einmal kommen könnte, und wir vereinbarten die Bedingungen. Im Stall wählt Inga eine zarte Islandstute für die Zusammenarbeit aus. Inga ist, außer als Kind auf Jahrmärkten, noch nicht geritten. So verwenden wir genügend Zeit darauf, dass sich Inga angenehm und sicher auf dem Pferd fühlt. Es sind glücklicherweise viele warme Frühlingstage, an denen Ingas Einheiten stattfinden und ich nütze auch diese natürliche Quelle, um sie in die Wahrnehmungsbereiche einfließen zu lassen. Die Sonne im Rücken ist dabei hilfreich, sobald wir aber bei unseren Runden in die andere Richtung kommen, geht das Pferd verhalten oder bleibt stehen. Ich merke jedoch, dass es für Inga sehr wichtig ist, der Sonne entgegenzugehen, sie von vorne zu spüren und lenke die Aufmerksamkeit öfters auf diese energetisch wichtige Ressource.

Anfang Mai frage ich bei der „Ankomm-Runde", bei der wir oft über Diverses plaudern, ob sie Urlaubspläne habe. Da bleibt das Pferd stehen und es ist klar, dass Inga sich weigert, an die Zukunft zu denken. Ich hole mir die Erlaubnis von ihr, in diese Richtung arbeiten zu dürfen, und wir stecken eine Zeiteinheit ab.

Zunächst sind es nur einige Tage und das Pferd geht mühsam, schleppend. Ich bespreche mit Inga, welche Kraft Pferde doch haben, sie können Lasten tragen, Pflüge ziehen, usw. und fordere sie auf, den Schritt des Pferdes, besonders den Schub der Hinterbeine, der sie nach vorne trägt, bewusst wahrzunehmen sowie die Kraft, die in diesem Schritt stecken kann, wenn das Pferd frei gehen darf, zu erspüren. Ich bitte sie, bei jedem Schritt in Gedanken mit der Beckenschaufel einen Strich in den Boden zu zeichnen und diesen Strich mal stärker, mal schwächer zu variieren. Lange lasse ich Inga und das Pferd miteinander diesen Bewegungsdialog führen. Für mich scheint es wie die Suche nach der verloren geglaubten Zukunft.

Nach einiger Zeit werfe ich ein, dass das Pferd auch flotter gehen kann, z.B. im Trab und ich bekomme die Antwort: „Ja, das wäre schön", ich: „Verwandle das ‚wäre' in ein ‚ist' und sprich es aus". Mit einem tiefen Atemzug Ingas, der mit den Worten: „Das ist schön" herausgestoßen wird, trabt die Stute an.

Nora ist im letzten Jahr ihrer Ausbildung. Ingas Werte haben sich gebessert. Natürlich frage ich mich immer wieder, wie groß unser Anteil ist (die Arbeit des Pferdes und meine Interventionen), und wie die Lebensgeschichte des Klienten sonst weiter gelaufen wäre. In einem Punkt bin ich mir ganz sicher: Durch das Getragenwerden und das In-sich-hinein-Spüren kommen die Klienten zu einem verstärkten Selbst-Gewahrsein. Diese Kraft kann eine Wandlung, vom zur Zeit vielleicht düsteren Leben, herbeiführen.

## Literatur


Bandler, R., Grinder, J. (1981): Neue Wege der Kurzzeit-Therapie. Neurolinguistische Programme. Junfermann, Paderborn

Furman, B., Ahola, T. (1995): Die Zukunft ist ein Land, das niemandem gehört. Klett-Cotta, Stuttgart

Satir, V. (1990): Kommunikation, Selbstwert, Kongruenz. Konzepte und Perspektiven familientherapeutischer Praxis. Junfermann, Paderborn

Schlippe v., A., Schweitzer, J. (1997): Lehrbuch der systemischen Therapie und Beratung. Vandenhoeck & Ruprecht, Göttingen

Shazer de, S. (1998): Worte waren ursprünglich Zauber. Lösungsorientierte Therapie in Theorie und Praxis. modernes leben, Dortmund

Wecker, W. (2001): Das Zusammenspiel von Körper, Seele und Geist beim Reiten – Erkennen, Erfühlen und Verändern. In: Mitteilungen, Österreichisches Kuratorium für Therapeutisches Reiten 2001/2

# Personzentrierter Ansatz und körperorientierte Interventionen in der Reittherapie

*Von Ruth Brühwiler Senn*

## Der personzentrierte Ansatz

Der person- oder klientenzentrierte Ansatz wurde durch den amerikanischen Psychologen Carl Rogers (1902–1987) begründet und ist der humanistischen Denkrichtung zuzuordnen. Rogers fand heraus, dass nicht die therapeutische Technik, sondern in erster Linie die Beziehung zwischen Klient und Therapeut eine zentrale Rolle spielt im Hinblick auf einen erfolgreichen Therapieverlauf. Er maß der Ich-Du-Beziehung einen großen Stellenwert zu und war bereit, sich und sein Erleben (Empfindungen, Emotionen etc.) in das therapeutische Setting mit einzubeziehen und sich somit dem Klienten mit seiner eigenen Person zur Verfügung zu stellen (person to person).

Die person- oder klientenzentrierte Therapie nach Rogers ist nicht problemlösungsorientiert. Sie stellt das aktuelle Erleben im Hier und Jetzt und das persönliche Wachstum des Einzelnen ins Zentrum der therapeutischen Arbeit (nicht-direktive Beratung). Innerhalb eines schützenden, sicheren und Geborgenheit vermittelnden Rahmens soll für den Klienten ein Klima geschaffen werden, in dem ihm eigene Entdeckungen und Erfahrungen und damit verbunden Entwicklungsschritte ermöglicht werden können. Rogers vertraute darauf, dass „jedes Individuum in sich selbst ausgedehnte Ressourcen dafür vorfindet, sich selbst zu verstehen und seine Lebens- und Verhaltensweise konstruktiv zu ändern (aktualisierende Tendenz)“ (Rogers/Schmid 1991). Als fördernd hierfür wurden die drei Grundvariablen Empathie, Akzeptanz sowie Kongruenz erachtet. Der person- oder klientenzentrierte Ansatz kommt in den vielfältigsten Bereichen, z. B. Psychologie, Pädagogik, Beratung sowie psychosozialen Berufsfeldern und Seelsorge, zur Anwendung.

## Körperarbeit

In der therapeutischen Praxis kombiniert man mehr und mehr rein verbale Methoden mit neuen Ansätzen, die sich am Erleben und am Körper orientieren. Diese veränderte Sichtweise basiert auf der Erkenntnis, dass „das Wesen des Menschen, sein innerstes Selbst, im Körper verankert ist und dass psychologische Probleme nur mit begrenztem Erfolg angegangen werden können, wenn der Körper nicht mit einbezogen wird" (Rosenberg 1996). Im „Pschyrembel" (2007) wird „Körpertherapie" als „Sammelbezeichnung für verschiedene alternative Heilverfahren, deren gemeinsames Merkmal es ist, durch intensive Beschäftigung mit körperlichen Funktionen (Körperhaltung, Atmung, Bewegung etc.) Selbstheilungstendenzen des Körpers zu fördern und so Gesundungsprozesse zu stützen," bezeichnet.

Im Zusammenhang mit dem Pferd ist unter „Körperarbeit" in der Regel die Arbeit am Pferdekörper gemeint (berühren, bewegen, massieren). KlientInnen, die sich in dieser Form mit dem Pferd beschäftigen, können so nicht nur die Bedürfnisse des Tieres besser kennen lernen, sondern erhalten gleichzeitig auch Zugang zu ihrem eigenen körperlichen und emotionalen Erleben.

„Körperarbeit" aus meiner Sicht bezieht sich aber auch und vor allem auf eine indirekte (über den Kontakt und die Beziehung zum Pferd verstandene) Form der Beschäftigung mit dem eigenen Körper, welche durch verbale körperbezogene Interventionen seitens des Reittherapeuten noch gefördert und vertieft werden kann.

## Personbezogenes, körper- und prozessorientiertes Reiten (PkR)®

Die nachstehenden Ausführungen stellen den Versuch einer möglichen Integration der personzentrierten Haltung sowie der Körperarbeit in den Bereich Reittherapie dar. Basierend auf meiner Ausbildung in klientenzentrierter Körperarbeit und Gesprächsführung am Institut GFK bzw. der dort vermittelten Modellbildungen sowie Elementen aus meiner reittherapeutischen Weiterbildung ist eine eigene Arbeitsmethode entstanden, das „Personbezogene, körper- und prozessorientierte Reiten PkR®".

## Das Dreiersetting in der Reittherapie – Beziehungsfeld und Interaktion

Rogers war der Meinung, dass nicht nur die rein verbale Ebene, sondern auch erlebte Empfindungen und körperliches Fühlen wesentliche Elemente des „Miteinander-in-Kontakt-Seins“ darstellen. Diese Sichtweise lässt sich auch auf das Dreiersetting KlientIn – Pferd – ReittherapeutIn übertragen.

Sobald zwei Individuen, z.B. Klient und Pferd, in irgendeiner Form miteinander in Kontakt treten, entsteht ein „Beziehungsfeld“, das neben der Sprach- und Handlungsebene auch Wahrnehmung, emotionales sowie körperliches Erleben und Fühlen mit einbezieht.

Die Rolle des Reittherapeuten sehe ich vor allem in Form eines Beobachters und Prozessbegleiters: Er ist dafür zuständig, dass die Voraussetzungen dafür gegeben sind, damit Bedingungen hergestellt werden können, die es dem Klienten erlauben, sich innerhalb eines geschützten, sicheren Rahmens vertrauensvoll seinem inneren Erleben zuzuwenden. Ziel hierbei ist, dass der Klient für sich selbst Lösungen finden kann, die ihm einen Entfaltungsschritt ermöglichen.

In seiner Funktion als Co-Therapeut vermag sich das Pferd aufgrund seiner Eigenheiten und Reaktionsweisen voll und ganz in die Beziehung zu dem Klienten einzugeben. Es ist für den Klienten somit unmittelbar präsent und zugänglich und lässt ein jeweilig augenblickliches Erleben in der Beziehung zu, indem in der Interaktion mit dem Pferd eigene Gefühle und Bedürfnisse bewusster wahrgenommen werden können.

Unbewusst stellt das Pferd dem Klienten so die von Rogers umschriebene Grundhaltung mit den drei Variablen Empathie, Akzeptanz und Kongruenz durch seine Verhaltensweise zur Verfügung: Empathie fließt in die Beziehung zwischen Mensch und Pferd mit ein und findet wechselseitig statt: Beim Pferd, indem es sein Gegenüber instinktiv sofort erfasst und beim Klienten, indem er das Verhalten des Pferdes zu verstehen versucht, akzeptiert und ihm gegenüber dementsprechend handelt. Akzeptanz: Das Pferd wertet den Menschen nicht, reagiert auf ihn direkt und akzeptiert ihn in der Regel so, wie er gerade ist. Es ist dem Menschen gegenüber von Grund auf positiv eingestellt und bietet ihm durch sein neugieriges, offenes Wesen auch Lernerfahrungen auf der Beziehungsebene. Diese unverfälschte und klare Haltung des Pferdes führt dazu, dass auch der Mensch eigene Anteile in die Beziehung einbringen und diese als „zur eigenen Person gehörig“ (ich darf so sein, wie ich bin …) akzeptieren kann. Pferde zeigen aber auch eine stark kongruente Haltung dem Klienten gegenüber, indem sie deren inneres Erleben widerspiegeln, Gefühle und Emotionen mit ihrem feinfühligen Wesen problemlos zu erfassen vermögen und darauf entsprechend reagieren.

## Die Grundvariablen von Rogers: eine Betrachtung aus körperorientierter Sicht

Der Körper bildet nicht nur die Grundlage unserer Existenz, sondern vermag uns auch wichtige Informationen über unsere momentane Befindlichkeit sowie strukturgebundene Verhaltensweisen zu vermitteln. Die Art, wie wir mit unserem Körper in Kontakt sind, bestimmt unser Fühlen und Erleben: Die natürliche Balance zwischen körpereigenen Gegensätzen (Spannung/Entspannung, Ruhe/Aktivität, Lust/Unlust etc.) bestimmt unseren Lebensrhythmus und macht einen großen Teil unseres Lebensgefühls aus. Wenn wir „eingefleischte Körperstrukturen“ (gewohnte Haltungen, Atemmuster und Bewegungen) ändern und neue Varianten ausprobieren, schaffen wir damit auch die Basis für ganzheitliche Neukonfigurationen. Solche im Hier und Jetzt gemachten Erfahrungen können oft modellhaft auf Alltagsthemen übertragen werden und lassen so auch eine Veränderung der gewohnten Sichtweise und Lebenshaltung zu.

Personzentrierte Körperarbeit aus meiner Sicht basiert auf einer klientenzentrierten Grundhaltung und lässt körperliches Erleben in die Interaktion des Dreiersettings KlientIn – Pferd – ReittherapeutIn miteinfließen. Durch Körper- und Wahrnehmungsübungen auf dem geführten oder longierten Pferd können erlebte körperliche Erfahrungen nicht nur thematisiert, sondern auch durch eigene oder gemeinsam formulierte Übungen vertieft werden. Der so erlebte Zugang zum eigenen Körper ermöglicht dem Klienten, die eigene „Körpersprache“, „eingefleischte Körpermuster“ und evtl. damit verbundene Verhaltensweisen besser zu verstehen. Die Klienten werden auf ihrer Suche nicht direktiv unterstützt, sondern erhalten einen größtmöglichen Freiraum, indem im Rahmen einer empathischen, wertschätzenden und akzeptierenden Grundhaltung Bedingungen geschaffen werden, die ihnen ein weitgehend selbstständiges Explorieren und Verstehen von Zusammenhängen mit ihren aktuellen Lebensumständen ermöglichen. In Bezug auf die Arbeit mit Mensch und Pferd können wir die vorrangig in Bezug auf die Interaktion Klient/Pferd definierten Grundvariablen auch unter dem Aspekt der körperlichen Sichtweise betrachten:

## Empathie

Ähnlich, wie wir versuchen, uns in der personzentrierten Gesprächstherapie in den inneren Bezugsrahmen des Klienten einzufühlen, können wir dies auch auf körperliche Art und Weise tun: Somit kann sich einfühlendes Verstehen nicht nur auf die Gedanken und Gefühle unseres Klienten beziehen, sondern auch auf dessen Körperlichkeit. Wenn wir also über Empathie in der Körperarbeit reden, heißt dies, dass wir versuchen, uns in typische Körperhaltungen, spezielle Atemmuster, deutlich sichtbare oder durch das Pferd angezeigte Verspannungsfelder des Gegenübers einzufühlen: Wie konstruiert sich diese Person ihre körperliche Wirklichkeit, wie tritt sie mit dieser Haltung dem Pferd oder ihren Mitmenschen gegenüber auf, was signalisiert sie ihnen gegenüber? Auch die Eindrücke und Gedanken des Reittherapeuten sind wichtig: Wie kommt dies bei mir an? Vermag ich mich in diese mir vielleicht fremde Welt einzufühlen? Wie erlebe ich/erlebt mein Klient diese Welt (nachfragen!).

Das Pferd reagiert auf Haltungsveränderungen in der Regel unmittelbar und direkt, indem es stets bestrebt ist, für sich die optimale Balance des Reitergewichts zu finden. Es stellt sich dem Klienten somit als Resonanzfeld zur Verfügung und zeigt kraftlose oder blockierte Körperstellen durch sein Verhalten und die eigene Körperhaltung umgehend an. Gemeinsam mit dem Pferd wird so körperliches Erleben und ein experimenteller Zugang zum eigenen Körper möglich.

## Akzeptanz

In der körperorientierten Arbeit ist es von größter Wichtigkeit, auf Anweisungen im Hinblick auf richtiges Sitzen, richtiges Atmen oder eine korrekte Körperhaltung – wie dies im klassischen Reitunterricht die Regel ist – zu verzichten! Die Betrachtung des Gegenübers muss in jedem Fall wertungsfrei erfolgen, es gibt kein richtig oder falsch: Nur der Klient selbst weiß, was für ihn im Moment stimmig ist und was nicht. Es ist anzunehmen, dass z. B. eine flache Atmung im Hinblick auf die aktuelle körperliche Selbstorganisation des Klienten in jedem Fall Sinn macht. Es geht also nicht darum, sogleich eine Veränderung anzustreben, sondern eine Stelle, die schwierig erscheint, erst einmal wertzuschätzen, sie „willkommen zu heißen“ und somit als gegeben zu akzeptieren. Nicht unsere Vorstellung vom „richtigen Atmen“ spielt hier also eine Rolle, sondern es geht allein darum, dem Klienten behilflich zu sein, eigene (neue) Atemmuster für sich auszuprobieren, um so allenfalls neue Erfahrungswerte sammeln zu können. Ob der Klient diese dann für sich übernehmen oder bei der gewohnten Variante bleiben möchte, liegt in seinem eigenen Ermessen.

Das Pferd bemerkt Unregelmäßigkeiten in der Atmung des Reiters sofort: Kurzes, heftiges Atmen vermittelt ein Gefühl von Gefahr, es sieht überall „Gespenster", während ein ruhiger, tiefer Atemfluss dem Pferd Sicherheit signalisiert und auf es beruhigend wirkt. Auch hier geht es also darum, den anderen in seinen Reaktionsweisen zu akzeptieren, dennoch aber gemeinsam etwas zu finden, das ein entspanntes Miteinander möglich macht (z. B. das Pferd und sich selbst „ruhig atmen").

### Kongruenz

Auch hier vermag sich der Reittherapeut – ebenso wie das Pferd – als konkretes Gegenüber „körperlich" in die Beziehung miteinzugeben: Indem ich meine eigene körperliche Reaktion und die des Pferdes wahrnehme bzw. meine Eindrücke und Gefühle dem Klienten gegenüber verbalisieren kann, dürfte sich der Klient in seiner Art akzeptiert und ernst genommen fühlen. Wenn ich versuche, darüber zu sprechen, wie es mir im Kontakt mit ihm körperlich gerade geht (ihm gegenüber z. B. verbalisiere, dass ich seinen verkrampft und verspannt anmutenden Sitz auf dem Pferd auch als körperliche Resonanz bei mir herstellen und damit wahrnehmen kann), stelle ich mich ihm als echter, seine Haltung körperlich spiegelnder Partner zur Verfügung. Ich ermögliche ihm so, mein Erleben im Rahmen seiner eigenen Wahrnehmung zu prüfen.

Auch das Pferd reagiert auf einen verspannten Reiter in der Regel sehr kongruent, indem es diesen Zustand umgehend anzeigt, z. B. unruhig wird, nicht mehr taktklar läuft etc. Das Pferd spiegelt somit dem Klienten gegenüber auch körperliche Muster direkt. In der Beziehungsarbeit können dann beide noch einen Schritt weitergehen und gemeinsam nach Zwischenräumen suchen, die für beide eine akzeptable Variante darstellen. Ist eine solche gemeinsame Möglichkeit gefunden worden, reagiert das Pferd umgehend, wird wieder ruhiger und gibt dem Reiter das Gefühl, mit ihm nach wie vor als verlässlicher Partner und ohne wertendes Moment in Kontakt zu sein.

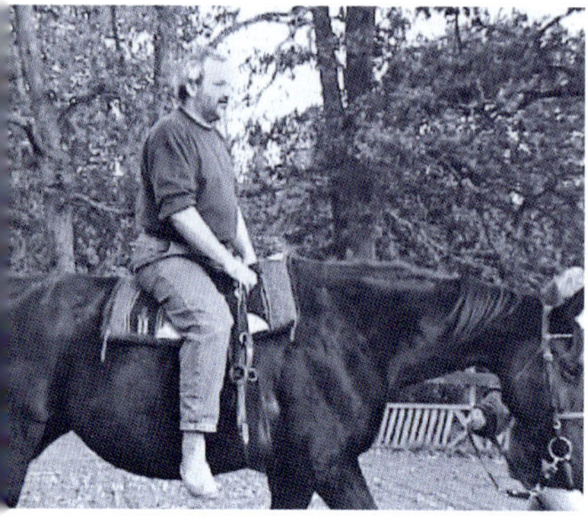

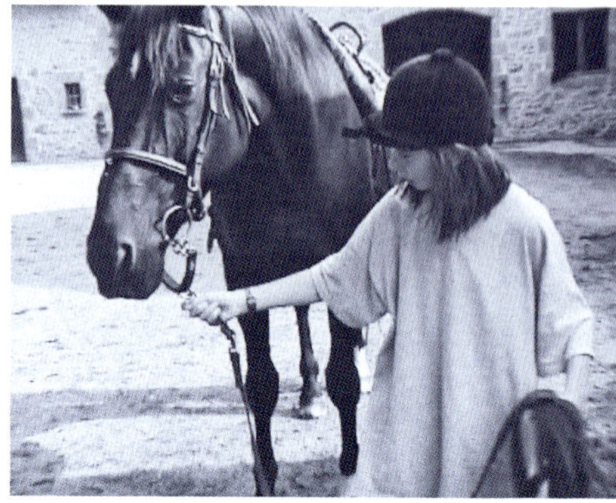

## Personbezogenes, körper- und prozessorientiertes Reiten® in der Praxis

### *Die Anmeldung*

Wenn uns ein Klient/eine Klientin überwiesen wird, geschieht dies meistens über eine telefonische oder schriftliche Anmeldung, bei der erste Informationen ausgetauscht werden: Wir bekommen Kenntnis über den Grund der Überweisung, die Problemstellung und die beteiligten Personen bzw. das gewünschte Setting. In der Regel liegt der inhaltliche Schwerpunkt auf den festgestellten Schwierigkeiten, Verhaltensauffälligkeiten oder Störungen. Wenn wir im Rahmen einer wachstumsorientierten Therapie mit Klienten arbeiten wollen, ist es wichtig, in den vorhandenen Informationen auch nach Qualitäten, Stärken, positiven Verhaltensweisen bzw. Dingen, die den Klienten auszeichnen, nachzuforschen (Sichern von vorhandenen Ressourcen).

### *Erstkontakt und gemeinsame Evaluation*

In der Reittherapie ist es wichtig, dass Klienten ein gewisses Maß an Motivation und Interesse am Pferd mitbringen. Die Schnupperstunde soll dazu beitragen, dass sich der Klient mit der Situation vor Ort vertraut machen und die Therapeutin sowie die Pferde näher kennen lernen kann. Hier bietet sich auch für die Therapeutin eine erste Gelegenheit, etwas über den neuen Klienten und dessen inneren Bezugsrahmen zu erfahren: Was erzählen die Eltern/die Begleitperson über den Klien-

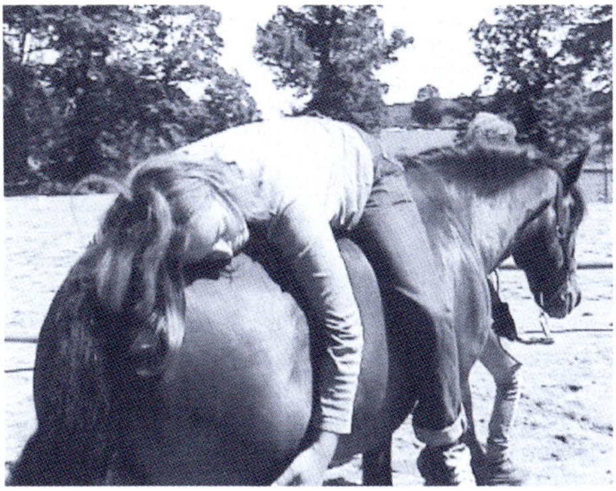
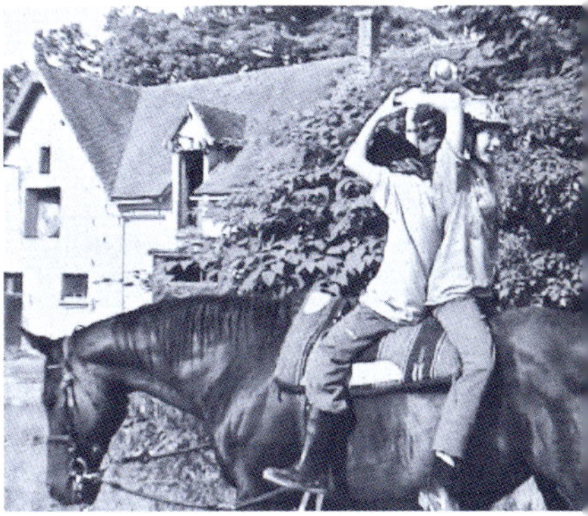

ten? Tauchen in den Schilderungen Stärken, Schwächen, Besonderheiten auf? Wie äußert sich der Klient von sich aus zu bestimmten Themen, welchen Stellenwert haben diese Aussagen gegenüber den Eltern/der Begleitperson? Wie verhält sich der Klient mir/der Begleitperson oder dem Pferd gegenüber? Was fällt mir aus körperlicher Sicht auf: Haltung, Sprechweise, Verhalten, Emotionen etc.? Welchen Gesamteindruck habe ich von all dem? Was passiert bei mir? Bin ich interessiert und motiviert, mit diesem Klienten zu arbeiten? Können und wollen wir es miteinander versuchen? Evtl. kann bereits im Erstgespräch ein erstes Sammeln von dem, was da ist, stattfinden: Was möchte der Klient gerne tun, gibt es Wünsche, Vorstellungen, vorhandene Bedürfnisse, Ängste/Bedenken in irgendeiner Form?

## Der weitere Stundenverlauf

Wenn wir mit Klienten arbeiten, ist es in der Regel üblich, zu Beginn der Stunde zu schauen, was im Moment gerade aktuell ist: Stimmungen, Gefühle, körperliche Empfindungen etc. Klient und Therapeut können so versuchen, gemeinsam herauszufinden, ob etwas im Vordergrund steht, das der Klient ansehen möchte und das Raum zur Entfaltung braucht. Dem Klienten sollte man in jedem Fall Wahlfreiheit lassen! Im personzentrierten Ansatz gilt es, seitens des Therapeuten auf Deutungen und entsprechende direktive Interventionen zu verzichten und den Klienten lediglich auf seiner Suche/Selbstexploration unterstützend zu begleiten! Wichtig ist auch, dass während der Stunde ein ständiges Hin und Her zwischen Wahrnehmen/Spüren der Resonanz bei sich sowie in Bezug auf Klient und Pferd stattfinden kann. Nur so können wir uns dem Klienten mit unserer ganzen Person – ähnlich wie dies unser Co-Therapeut, das Pferd, tut – hilfreich zur Verfügung stellen!

**Verbale körperbezogene Interventionen in der Stunde.** Körperarbeit kann in jede Phase des Kontaktes mit dem Pferd mit eingeflochten werden, sei es im Rahmen der Beziehungsarbeit (nonverbale Kommunikation unter Anwendung der Körpersprache, z. B. auf der Weide, bei Führübungen oder mit dem freien Pferd im Round-Pen) oder dann, wenn Berührungen im Vordergrund stehen (direkte Auseinandersetzung mit dem eigenen Körper über taktiles Erleben, z. B. bei der Pflege des Pferdes oder beim Reiten durch die vermittelten Bewegungsabläufe oder das Erfahren der Wärme des Pferdekörpers).

**Wahrnehmungsübungen auf dem Pferd.** Eine vertiefte Arbeit mit körperorientierten Interventionen ist z. B. dann angezeigt, wenn der Klient bereits mit einem konkreten körperlichen Thema in die Reitstunde kommt oder im Verlauf der Stunde bei Körper- und Wahrnehmungsübungen vermehrt körperliche Äußerungen in den Vordergrund treten. Hier könnte es hilfreich sein, mit Focusing zu arbeiten. Focusing ist eine von Gendlin, einem Schüler und Kollegen von Rogers, entwickelte Methode, um die innere Wahrnehmung zu vertiefen. Entsprechende Fragestellungen des Reittherapeuten können diesen Vorgang unterstützen: Wie geht es dir jetzt gerade? Ist etwas gerade deutlich spürbar (z. B. Verspannung, körperliches Unwohlsein, Schmerzen, Unsicherheit, Angst, Zufriedenheit, Freude etc.)? Wo genau an/in deinem Körper spürst du das? Kannst du es näher beschreiben? Gibt es etwas, das zu gefundenen Empfindungen, Gefühlen passt (z. B. ein Wort, ein Satz oder ein Bild)? Möchtest du bei diesem Gefundenen bleiben, oder braucht es Veränderung, Bewegung, Töne? Wie fühlt es sich jetzt an?

**Atemarbeit.** Es gibt keine „richtige oder falsche Atmung“, sondern eine ganze Anzahl von verschiedenen Atemmöglichkeiten, welche sogar je nach Tagesform und aktuellem Bedürfnis bei der gleichen Person variieren können. Atmen kann auch körperliche und psychische Zustände auslösen: Langeweile, Ärger über eine Übung, Lust, sich zu bewegen, weinen etc. Ein möglicher Einstieg in die Atemarbeit könnte sein: Gibt es einen eigenen Atemrhythmus? Spürst du denjenigen des Pferdes? Gibt es hier ein Miteinander? Was verändert sich dann bei dir/beim Pferd (Rhythmus des Pferdes übernehmen, das Pferd langsamer/schneller atmen = Atem übernehmen)? Kannst du die Atmung des Pferdes/deinen Atem mit der Hand erspüren? Was verändert sich, wenn du schnell/langsam/heftig atmest bei dir/beim Pferd?

**Entspannungsübungen.** Fragen im Zusammenhang mit Entspannungsübungen sollten dem Klienten möglichst viel Raum für experimentelles Erleben lassen: Gibt es eine Position (sitzen, liegen), in der du dich besonders wohl/entspannt fühlst? Ist es dir möglich, dich einfach vom Pferd tragen zu lassen/loszulassen? Wenn nein, was könnte dabei hilfreich sein/was bräuchte es dazu?

**Arbeit mit energetischen Phänomenen.** Wenn wir mit energetischen Phänomenen (Spannung, Blockierung, Pulsation, Strömung, Ladung) arbeiten, setzt dies beim Klienten bereits ein gewisses Maß an Körpererfahrung und etwas Vertrauen in die eigenen Körperreaktionen voraus. Dies wird auch in der Art der Fragestellung deutlich: Wo in deinem Körper ist etwas Kraftvolles? Wo fühlt es sich eher müde, kraftlos an? Gibt es etwas, was diese Empfindungen verändert? Welche Körperbereiche lassen sich leicht bewegen, wo stockt etwas? Gibt es Stellen, die sich besonders lebendig/starr anfühlen? Gibt es ungewohntes Erleben (z. B. wenn das Bein zittert)?

### Abschluss der Stunde

Am Ende der Stunde reflektieren Klient und Therapeut: War etwas besonders wichtig, schön, interessant, neu, schwierig? Hier ist es wichtig, Nachfragen ohne eigene Interpretationen zu stellen, damit der Klient möglichst viel eigenes mit seinen eigenen Worten verbalisieren kann! Gefundenes „sichern“, indem der Klient für sich einen Satz, ein Wort, Bild etc. (je nach bevorzugter Modalität) formuliert, das sein Erleben und seine speziellen Empfindungen repräsentiert (evtl. in der nächsten Stunde – falls dies der Klient von sich aus wünscht – wieder aufnehmen!).

Fragen betreffend Klientel, Entwicklungsmöglichkeiten und Setting werden gerne durch die Autorin beantwortet.

## Literatur


Gäng, M. (2004): Heilpädagogisches Reiten und Voltigieren. 5. Aufl. Ernst Reinhardt, München/Basel

– (2003): Ausbildung und Praxisfelder im Heilpädagogischen Reiten und Voltigieren. 3. Aufl. Ernst Reinhardt, München/Basel

Gendlin, E. T. (1981): Focusing. Technik der Selbsthilfe bei der Lösung persönlicher Probleme. 7. Aufl. Otto-Müller, Salzburg

Kriz, J. (1994): Grundkonzepte der Psychotherapie. 4. Aufl. Psychologie Verlags Union, Weinheim

Kurtz, R., Prestera, H. (2001): Botschaften des Körpers. 9. Aufl. Kösel, München

Lowen, A. (1992): Körperausdruck und Persönlichkeit. Grundlagen der Bioenergetik. Goldmann, München

Pschyrembel (2007): Klinisches Wörterbuch. 261. Aufl. Walter de Gruyter, Berlin/New York

Rogers, C. R. (1994): Entwicklung der Persönlichkeit. 10. Aufl. Klett-Cotta, Stuttgart

–, Schmid P. F. (1991): Person-zentriert. Matthias-Grünewald, Mainz

Rosenberg, J. L. (1996): Körper, Selbst & Seele. Junferman, Paderborn

Weiser-Cornell, A. (1997): Focusing – Der Stimme des Körpers folgen. Rowohlt, Reinbek

# Therapeutisches Reiten in der Psychiatrie

*Von Annette Breiter*

Das Alexianer-Krankenhaus in Münster ist eine Fachklinik für Psychiatrie und Neurologie. Sie blickt auf eine mehr als 100-jährige Tradition zurück, in der die Betreuung und Versorgung von geistig behinderten und psychisch kranken Männern durch die Alexianer-Brüdergemeinschaft lange Zeit im Vordergrund stand.

In den letzten Jahren entwickelte sich diese Institution zu einer modernen Einrichtung mit umfangreichen therapeutischen, medizinischen und psychosozialen Angeboten für Frauen und Männer. Sie verfügt über eine Kapazität von insgesamt 500 Betten, die sich auf den Akut-, Geronto- und Rehabilitationsbereich verteilen, sowie auf einen großen Langzeitwohnbereich mit Außenwohngruppen.

1989 begann ich meine Tätigkeit als Reittherapeutin in dieser Klinik. Seit 1998 arbeite ich als Supervisorin DGSv und Organisationsberaterin in freier Praxis; der Reittherapie und dem Pferdesport bin ich allerdings immer noch verbunden. Angefangen hatte alles mit einer Anzeige in den „Westfälischen Nachrichten": „Pädagogin mit reittherapeutischer Zusatzausbildung gesucht ..."

Lange Jahre gehörten die Begriffe „Reittherapie" und „ReittherapeutIn" nicht zum alltäglichen Sprachgebrauch in den Bereichen des Therapeutischen Reitens. Sie galten als umstritten und fachlich nicht korrekt. Dennoch verwendete ich diese Begriffe, da sich schon unsere damalige Arbeit mit psychisch kranken Erwachsenen vom klassischen Heilpädagogischen Reiten unterscheidet und nicht als pädagogische Maßnahme betrachtet werden soll.

„Reittherapie" und „Reittherapeutin" gehörten zum alltäglichen Sprachgebrauch unserer Mitarbeiter und Patienten. Ebenso wie die Musik-, die Kunst- oder die Sporttherapie war auch die „Reittherapie" fester Bestandteil der therapeutischen Angebote in der Klinik. Die „Reittherapeuten" werden als Therapeuten anerkannt und geschätzt. Meine Kollegin und ich hatten dort in dem Begriff „Reittherapeutin" unsere berufliche Identität gefunden. Unser Tun und Handeln orientierte sich an therapeutischen Konzepten und Zielen und war integraler Bestandteil eines therapeutischen Behandlungskonzeptes für unsere Patienten.

Der folgende Bericht über die Reittherapie im Alexianer-Krankenhaus enstand in den Jahren meiner fast neunjährigen Tätigkeit in dieser Klinik.

## Die Entwicklung der Reittherapie im Alexianer-Krankenhaus

1986 wurde „Pascale“ (westfälisch gezogene Fuchsstute von Picasso) von einer reitsportbegeisterten Mitarbeiterin der Klinik gekauft. An zwei Nachmittagen in der Woche machten einige Bewohner des Langzeitbereiches erste zaghafte Bekanntschaft mit dem Pferd. (Heute ist Pascale 21 Jahre alt und unser professionellstes Therapiepferd – aber dazu später mehr.) In den Wintermonaten standen Pascale und die später hinzugekommenen Pferde (bis zur Fertigstellung des Reittherapiezentrums) in einem fünf Kilometer entfernten Reitverein. Die Patienten und Bewohner der Klinik, die an der RT teilnahmen, mussten daher täglich mit einem Kleinbus zur Reithalle gefahren werden. Die Sommermonate verbrachten die Pferde in einem Stall auf dem Klinikgelände. Die Arbeit auf dem nicht überdachten Außenreitplatz fand bei jedem Wetter statt; 36 °C im Schatten und herbstliche Regenschauer gehörten mit zum Therapieprogramm.

Die RT, zunächst ein von vielen Mitarbeitern kritisch oder gar misstrauisch beobachteter Bereich, gewann nach und nach an Respekt und Beachtung: Patienten, die vom Reiten auf die Station zurückkamen, erschienen gelöst und heiter. Zurückgezogene Menschen erzählten von „ihrem“ Pferd und den Fortschritten die sie machten. Eine deutliche Steigerung des Selbstbewusstseins wurde verzeichnet oder ein emotionales „Auftauen“ registriert.

Ärztliche Kollegen und Psychologen baten uns um Hilfestellung bei unklaren diagnostischen Beurteilungen z. B. mit den Fragen: „Wie hat sich das Pferd bei Herrn X verhalten?“ oder „Bestätigt das Pferd durch sein Verhalten unsere Vermutungen?“ Das Pferd wurde mehr und mehr zum „Mitarbeiter“. Heute ist das Verständnis von unseren Pferden keinesfalls mehr das eines „Mediums“ oder gar „Arbeitsmittels“. Unsere Pferde werden als unersetzliche Partner in der Therapie verstanden, denn sie leisten mit ihren unterschiedlichen Charakteren wertvolle Hilfestellung im Umgang mit den Patienten.

Diese Entwicklung war letztendlich ausschlaggebend für die Entscheidung der Geschäftsleitung, den Bau eines Reittherapiezentrums zu verwirklichen. So verfügen wir heute über:

- eine 20 x 40 m große Reithalle mit hydraulischer Aufstiegsrampe
- einen speziellen, für unsere Zwecke geeigneten Hallenboden
- 6 Außenboxen mit direkt anschließendem Paddock sowie genügend Weideflächen für eine artgerechte Haltung
- einen Seminarraum
- behindertengerechte sanitäre Anlagen

## *Die Therapiepferde*

Unsere vierbeinigen Kollegen:

1. Pascale, 21-jährige Westfalenstute (Stockmaß: 1,62 m),
2. Granny, 14-jährige Hannoveranerstute (1,64),
3. Sally, 7-jährige Stute aus Mecklenburg (1,64),
4. Janosch, 4-jähriger Wallach aus Polen (1,59),
5. Rocky, 22-jähriger irischer Hunter (1,64),
6. Lucky Boy, 13-jähriger Hannoveranerwallach (1,67).

Dass ich an dieser Stelle über die Therapiepferde schreibe, hat einen besonderen Grund: In den vergangenen Jahren ist es mir in zunehmendem Maße bewusst geworden, dass das Thema „Die Pferde im Therapeutischen Reiten" im selben Ausmaß, wie es für mich an Wichtigkeit gewann, in Veröffentlichungen (Aufsätzen, Büchern etc.) immer seltener zu finden war. Es wurde über die unterschiedlichsten therapeutischen Ansätze berichtet, der Sitz des Reiters diskutiert und es wurden Überlegungen zur Ausbildung von „Reitpädagogen" angestellt. Aber wo waren die Pferde? Tauchten sie vereinzelt in der Literatur auf, so wurde „Das Therapiepferd" beschrieben, sein Exterieur und Interieur und die für das Pferd erdachte Ausbildung. Ich frage mich, gibt es tatsächlich das Therapiepferd?

Für uns sind die Therapiepferde Dreh- und Angelpunkt unserer Arbeit, unsere „Partner". Sie bringen sich in hohem Maße, jedes Einzelne mit seiner unverwechselbaren Persönlichkeit, durch aktive Mitarbeit in das Therapiegeschehen ein. Sie haben die Fähigkeit, ihre Wahrnehmung auf den Patienten zu richten und eine individuelle Interaktion mit ihm aufzunehmen.

Das heißt, dass sie in der Lage sind, situationsgebunden adäquat und somit therapeutisch nutzbar, auf das Verhalten der Patienten zu reagieren. Voraussetzung dafür ist, neben einem hohen Maß an Zuverlässigkeit und Gehorsam, eine ungebrochene Persönlichkeit. Ein ausschließlich geduldiges und braves Pferd erfüllt diese Anforderungen nicht.

Die Tatsache, dass wir bevorzugt Stuten, die bereits ein Fohlen hatten, zu Therapiezwecken einsetzen, ist kein Zufall. Unsere Erfahrung lehrte und bestätigte uns immer wieder, dass diese Pferde ein höheres Maß an Aufmerksamkeit und aktiver Mitarbeit in das Therapiegeschehen einbringen. Dies beinhaltet u. a. die Fähigkeit der Pferde, das Verhalten und Befinden der Patienten zu registrieren und entsprechend zu reagieren. So nimmt z. B. das Pferd bei einem sehr unsicheren Patienten das Tempo zurück und geht vorsichtiger. Gerät der Reiter stark aus dem Gleichgewicht, hält das Pferd selbständig an.

Beispiel: Ein akut psychotischer Patient, der kaum in der Lage ist, seine Körperkoordination zu steuern, benötigt ein ausgeglichenes, ruhiges Pferd, das auch einmal eine heftige Bewegung oder einen ständig klammernden Schenkel verzeiht und („Mutter")-Stute genug ist, auf ihn aufzupassen. In diesem Fall ist die geduldige Granny das geeignete Pferd.

Ein anderer Patient, der ausprobieren möchte, was passiert, wenn er das Pferd (vom Therapeuten unbemerkt) ärgert, sollte ein Pferd reiten, das in der Lage ist, sich adäquat zur Wehr zu setzen. Das heißt, es darf ihm unmissverständlich klar machen (auch durch Zur-Seite-Springen oder plötzliches Stehenbleiben), dass es nicht gewillt ist, dieses „Spielchen" mitzumachen. Pascale, als selbstbewusstes und durchsetzungsfähiges Pferd, würde hier zum Einsatz kommen.

Damit die Pferde diesen hohen Anforderungen entsprechen können, ist neben der artgerechten Haltung eine gründliche Ausbildung erforderlich. Nach der reiterlichen Grundausbildung lernen die Pferde, gehorsam auf stimmliche Kommandos und symbolische Gesten (Peitschen- bzw. Körperhaltung) zu reagieren.

Während der Ausbildung und im späteren Einsatz wird großer Wert auf die Motivation der Pferde zur aktiven Mitarbeit gelegt. Dies kann durch ein abwechslungsreiches Programm erreicht werden. Über- und Unterforderung sowie Langeweile werden nach Möglichkeit vermieden.

Nach Beendigung der eigentlichen Ausbildung erhalten die Pferde ein ständiges, individuell ausgerichtetes Ausgleichstraining, das die physischen und psychischen Belastungen gleichermaßen kompensieren kann.

Unsere Pferde sind sehr hohen physischen und psychischen Belastungen ausgesetzt. Zwar sind die physischen Anforderungen nicht mit denen von Sport- und Turnierpferden zu vergleichen, an diese Stelle treten jedoch andere Belastungen, z.B. im Bereich der Tragfähigkeit (durch passiv reitende, stark übergewichtige Patienten). Das Pferd muss selbst sehr gut ausbalanciert sein und einen gefestigten Takt im Bewegungsmaß besitzen, um unkoordinierte und nicht im Gleichgewicht befindliche Patienten tragen zu können, ohne körperlichen Schaden zu nehmen.

Durch regelmäßiges gymnastisches Training in Form von Cavaletti- und Bodenrickarbeit, Gymnastikspringen, Longieren mit Chambon und Reiten (auch im Gelände), werden die physischen Fähigkeiten der Pferde erhalten und verbessert.

Um die einseitige Belastung durch die Arbeit in der Therapie zu kompensieren, wird besonderer Wert auf die Entspannung bzw. Kräftigung der Rückenmuskulatur gelegt. Körperbezogene Arbeit und Massagen, in Anlehnung an die „Tellingten-Jones-Methode“, wirken dabei unterstützend.

Die Erhaltung der psychischen Gesundheit und Belastbarkeit fordert ein hohes Maß an individueller Berücksichtigung der Persönlichkeit des Pferdes. Die erwarteten Fähigkeiten, wie aktive Mitarbeit in der Therapie, können nur bei entsprechender Motivation des Pferdes sowie seinem regen Interesse an der Umwelt bereitgestellt werden. Spielerische Formen der Freiheitsdressur bieten hier ausgezeichnete Möglichkeiten. Des Weiteren sind wir bemüht, „therapiemüden“ Pferden die Möglichkeit zu geben, auch einmal für einige Wochen auf der Weide „nur Pferd“ sein zu dürfen.

Unseren pädagogischen und therapeutischen Ansprüchen und Zielen können wir nur gerecht werden, wenn wir das Pferd dabei als das sehen, was es ist: Ein kreatürliches, sensibles Lebewesen, das durch sein arttypisches Verhalten eine ungeahnte Menge an Möglichkeiten für die therapeutische Arbeit mit psychisch kranken Menschen bietet.

Wir müssen diese Möglichkeiten erkennen und nutzbar machen. Der tägliche Umgang mit den Pferden, unsere Bereitschaft, die Pferde als Partner und nicht nur als Hilfsmittel zu sehen, und unser Bestreben dies auch den Patienten zu vermitteln, ist unumgänglich und die Voraussetzung dafür, in der von mir geschilderten Art arbeiten zu können.

## Das Klientel in der Reittherapie

Das Klientel setzt sich zusammen aus den Patienten des Akut- und Rehabilitationsbereiches (psychisch kranke Frauen und Männer) sowie den geistig behinderten und chronisch psychisch kranken Bewohnern (ausschließlich Männer) des Langzeitbereiches. Des Weiteren werden auch externe Erwachsenen- und Kindergruppen (ebenfalls psychisch Kranke und geistig Behinderte sowie Körperbehinderte) aus dem Raum Münster in unserem Zentrum betreut.

Ich werde im weiteren Verlauf dieses Berichtes ausschließlich auf die therapeutische Arbeit mit psychisch kranken Menschen eingehen, die den größten Teil unserer Zeit in Anspruch nimmt. An dieser Stelle ausführlich auf alle Krankheitsbilder und deren Erscheinungsformen einzugehen, würde sicherlich den Rahmen sprengen. Die häufigsten Erkrankungen, mit denen wir in unserer Arbeit konfrontiert werden, seien hier nur kurz genannt: Psychosen (verschiedene Formen), Neurosen, manisch-depressive Erkrankungen, Depressionen, Hirnorganische Defekte und Borderline-Syndrom.

Wir haben es also mit folgenden Erscheinungsformen zu tun: Persönlichkeitsstörungen, Wahrnehmungsstörungen (z.B. paranoide Wahnideen, Halluzinationen), Depersonalisationserlebnisse, Kontrollverlust, Zwänge, Ängste, Suizidversuche, emotionale und sexuelle Störungen, Antriebsstörungen, psychosomatische Beschwerden.

Die Teilnahme an der RT erfolgt entweder nach Verordnung durch den behandelnden Arzt oder Psychologen, durch Vorschlag der Reittherapeutinnen oder durch gemeinsame Überlegungen im Team (Pflegepersonal, Therapeuten, Psychologen und Ärzte), das wöchentlich den Verlauf der Therapie bespricht. Gelegentlich kommt es auch auf Wunsch der Patienten zur Teilnahme. In den Stationsbesprechungen entscheidet o.g. Personenkreis über mögliche Therapieziele und Behandlungsdauer.

Zur Indikation ist zu sagen, dass wir unabhängig vom Krankheitsbild (nach Rücksprache mit dem verantwortlichen Oberarzt) nur die Patienten mit zum Reiten nehmen, bei denen keine Eigen- oder Fremdgefährdung vorliegt. Kontraindikationen sind: unzureichend eingestellte Epilepsie, starke Skoliose, Pferdehaarallergie, in Ausnahmefällen unkontrollierbare, akut psychotische Krankheitsbilder.

Ein erster Termin zum „Kennenlernen“ wird mit dem Patienten vereinbart. Wichtig dabei ist, auf mögliche Ängste und Befürchtungen des Kranken Rücksicht zu nehmen. Es ist schon häufig vorgekommen, dass sich ein Patient erst nach mehreren Wochen entscheiden kann, auf den Pferderücken zu steigen. Ist es dann soweit, bedeutet dies für ihn eine enorme Steigerung seines Selbstvertrauens – und wir freuen uns mit ihm.

In seltenen Fällen hat ein Patient auch schon mal eine wirklich unüberwindliche Angst. Es ist wichtig, diese Angst zu akzeptieren, und ihm das Gefühl zu geben, dass er auch das Recht hat, sich gegen die Teilnahme an der RT zu entscheiden.

Es kann auch vorkommen, dass sich im Laufe der ersten Therapiestunden herausstellt, dass das Reiten für diesen Patienten vielleicht nicht die richtige Therapieform ist, sondern dass sich dieser Mensch in der Kunst- oder Musiktherapie eventuell wohler fühlt.

## Was ist „Therapeutisches Reiten in der Psychiatrie"?

Die RT in der Psychiatrie kann als eine ganzheitliche therapeutische Maßnahme verstanden werden, da alle Bereiche der menschlichen Wahrnehmung und des menschlichen Empfindens angesprochen werden.

Die einzelnen Therapiestunden sind im Aufbau und Ablauf oftmals nicht detailliert planbar. In der Praxis verlaufen sie ebenso unterschiedlich wie sich die verschiedenen Krankheitsbilder, Persönlichkeitsstrukturen und nicht zuletzt die jeweiligen Tagesformen der Patienten zeigen. Auch die Verfassung der Pferde und die Stimmung des Therapeuten spielen eine wichtige Rolle.

In der RT stößt der Therapeut immer wieder an Grenzen, die durch die Erkrankung des Patienten gezogen werden. Bestimmte Krankheitsbilder bieten in ihrer Vielschichtigkeit an Ausdrucksformen immer wieder neue Überraschungen. So kommt es vor, dass ein wahnhaftes Erleben des Patienten bestimmte, zuvor erreichte Erfolge (z. B. der Patient hatte zum ersten Mal „die Zügel in die Hand genommen") zunichte macht. Plötzlich weigert er sich, aktiv zu werden, fühlt sich durch das Pferd fremdbestimmt und will wieder geführt werden. Solche Situationen verlangen eine flexible Umstellung des geplanten Stundenverlaufs und ein nicht unerhebliches Maß an Frustrationstoleranz.

Trotz intensiver Therapieversuche und medikamentöser Behandlung ist der Patient häufig in seiner Krankheit gefangen und kaum fähig, Kontakt mit seiner Umwelt aufzunehmen. Scheinbar mit einem anderen Kommunikationssystem ausgestattet, das jede Interaktion (vor allem auf verbaler Basis) erschwert, kommt es zu Missverständnissen und anderen Kommunikationsstörungen. Sie lösen Unsicherheit, Ängste oder

Aggressionen beim Patienten aus, die seine Beziehungen zur Umwelt stark belasten oder sogar unmöglich machen.

Vor dem Hintergrund dieser Störungen ermöglicht das Pferd dem Patienten eine andere, eine neue Form der Kommunikation. Hilfreich ist dabei die klare und unverschlüsselte Kommunikationsstruktur zwischen Pferd und Mensch. Ursache und Wirkung stehen dabei in einem unmittelbaren und eindeutigen kausalen Zusammenhang, sind leicht erkennbar und akzeptabel. Die Reaktionen des Pferdes auf inadäquates Verhalten erfolgen sofort (Patient schreit – Pferd springt zur Seite) und nicht als sanktionierende Maßnahme mit langfristigen Folgen.

Wir bemühen uns, aus den Variablen Therapeut – Pferd – Patient eine möglichst optimale Konstellation zu bilden (gegebenenfalls entscheiden wir uns auch für einen Therapeutenwechsel). Der Therapeut fungiert als Bindeglied zur Realität und als Mittler zwischen Pferd und Patient. Ohne wertenden Kommentar weist er auf Reaktionen des Pferdes hin und ermöglicht damit dem Patienten eine eigene Reflexion und Interpretation der Vorgänge.

Sind Therapeut und Pferd ein eingespieltes Team, so erkennt der Therapeut am Verhalten des Pferdes das momentane Befinden des Patienten (z. B. Angst, Verkrampfung, Entspannung) auch ohne sichtbare Ausdrucksformen (wie unruhiger Sitz, klammernde Beine). Das Pferd „spiegelt“ den Patienten, d. h. es zeigt in seinem Verhalten das Befinden des Reiters.

Ein innerlich stark angespannter oder unruhig ängstlicher Mensch wird z. B. niemals ein gelöstes, entspanntes Pferd unter sich haben. Der innere Zustand des Patienten, im Umgang mit ihm oft nicht erkennbar, wird so deutlich.

Das Pferd hilft dem Patienten, sein eigenes Gleichgewicht zu finden. Ein „verrückter“ Mensch, jemand der „außer sich“ ist, wird Schwierigkeiten haben, sein Gleichgewicht, seine Mitte zu finden. Das Pferd mit seinem dreidimensionalen Bewegungsablauf hilft ihm, seine Wirbelsäule aufzurichten und in Balance auf dem Pferderücken zu sitzen. Wahrnehmungen wie „ich bin“, „ich will“ und „ich kann“ stellen sich durch den ständig vorhandenen Realitätsbezug beim Reiten ein.

Ein Pferd verlangt vom Reiter adäquate Reaktionen. Es ist während des Reitens auf eindeutige Signale vom Reiter angewiesen, z. B. werden neurotische „Spiele“ des Reiters vom Pferd nicht verstanden. Ein solcher Patient lernt sehr schnell, eindeutig zu reagieren, denn er ist bestrebt, sich mit dem Pferd zu verständigen – schon um nicht herunterzufallen.

Ein antriebsarmer, depressiver Mensch wird Schwierigkeiten haben, das Pferd selbständig zu bestimmten Reaktionen zu veranlassen (Anhalten, Richtungsänderung etc.). Der Anreiz, ein anderes, untergeordnetes Lebewesen zu beherrschen, ist groß (es könnte ebenso gut ein anderer Auslöser sein). Somit ist der Patient bereit, vermehrte Energien aufzubringen, damit ihm dies gelingt. Hat er Erfolg, so steigt sein Selbstwertgefühl, und er wird leichter in der Lage sein, sein Verhalten auch auf andere Situationen zu übertragen.

Beim Patienten oftmals vorhandene irrationale und wahnhafte Ängste werden durch Konfrontation mit realen, gesunden Ängsten abgebaut. Auch Wahnvorstellungen werden durch die relativ natürliche und reizarme Umgebung in der RT eher reduziert und durch reale Empfindungen ersetzt. Ich vermute, dass die Ursache für dieses Phänomen in der Tatsache begründet ist, dass die RT-Umgebung dem Patienten erlaubt, in der realen Welt zu verbleiben und nicht in sein Wahnsystem flüchten zu müssen.

Das Therapiepferd mit seinem freundlich zugewandten Wesen ermöglicht dem emotional gestörten Menschen eine angstfreie, gefühlsbetonte Kontaktaufnahme. Es bewertet den Patienten nicht, interessiert sich nicht für sein äußeres Erscheinungsbild und straft niemanden mit Liebesentzug. Ein gestörtes Gefühlsleben im zwischenmenschlichen Kontakt kann über die emotionale Nähe zum Pferd wiederhergestellt werden.

Zusammenfassend möchte ich festhalten, dass die therapeutische Arbeit mit dem Pferd unendlich viele Ansätze für den emotionalen, motorischen, sozialen und kognitiven Bereich bietet. Dabei ist es wichtig, die Möglichkeiten, die das Pferd bietet, auch zu nutzen, d. h. das kreatürliche Wesen agieren und reagieren zu lassen und sich als Therapeut, vor allem verbal, zurückzuhalten. Eine allgemein gültige Methode des Therapeutischen Reitens in der Psychiatrie gibt es nicht. Sie ist abhängig von vielen einzelnen Faktoren wie z.B. von der Persönlichkeit, dem Krankheitsbild und dem Alter des Patienten, vom Wesen des Pferdes, vom Ort usw. Nicht zuletzt ist die Art der Durchführung abhängig vom Therapeuten, seinem Wesen, seiner Erfahrung, seinem Umgang mit dem Pferd und seiner Einstellung zum Patienten.

## Beispiel Herr B.: Indikation und Zielsetzung der Reittherapie

Es ist erforderlich, individuell für jeden neuen Patienten Überlegungen zur Indikation und zum Verlauf der Therapiestunden anzustellen. Diese Arbeit ist oft recht mühsam und langwierig. Handelt es sich wie im folgenden Beispiel um einen Patienten, der bereits seit vielen Jahren in unserer Einrichtung lebt, so muss zunächst eine umfangreiche Akte gelesen werden. Anschließend finden Gespräche mit dem behandelnden Arzt oder Psychologen statt, und Kollegen, die vielleicht schon lange mit diesem Patienten arbeiten, werden befragt. Das folgende Beispiel eines jüngeren, chronisch psychisch kranken Langzeitpatienten steht exemplarisch für viele andere.

Herr B., 33 Jahre alt, ist Bewohner einer geschlossenen Langzeitstation und seit etwa 10 Jahren im Alexianer-Krankenhaus, zwischenzeitlich erfolgte einige Male eine Zwangsunterbringung per Krankengesetz für psychisch Kranke. Seine Diagnose lautet: chronische Schizophrenie (Hebephrenie) mit schweren Persönlichkeitsstörungen und paranoiden, halluzinatorischen Wahninhalten.

Anamnese: Hauptschule bis zum 8. Schuljahr, begonnene Lehre nicht abgeschlossen, vermutlich Drogenkonsum seit dem 16. Lebensjahr. Nach Angaben der Eltern sind seit dem 18. Lebensjahr allgemeine Rückzugstendenzen beobachtet worden. Herr B. sprach nicht mehr zu anderen Personen, verweigerte Arbeit und Körperpflege und hörte Stimmen, mit denen er sich unterhielt.

Seit etwa 8 Jahren lebt Herr B. auf einer geschlossenen Langzeitstation im Altbau der Klinik. Er gilt dort als Einzelgänger, ist unruhig und aggressiv. In den ersten Jahren dort zeigte er häufig Tendenzen, aus der Einrichtung fortzulaufen. Heute ist sein Zustand gekennzeichnet durch eine ausgeprägte Minussymptomatik. Er führt Gespräche mit seinen Stimmen und kauert häufig in Hockstellung stundenlang unbeweglich an der Wand. Von einigen Mitarbeitern wird Herr B. als „chronisch-akut“ bezeichnet.

Er fällt durch eine verwaschene Sprache auf, ist motorisch stark eingebunden und leidet unter den so genannten unerwünschten Wirkungen (Nebenwirkungen) der Psychopharmaka, wie z. B. starkem Speichelfluss. Eine schwere organische Erkrankung sowie eine 1989 durchgeführte größere Operation hatte zur Folge, dass sich Herr B. zunächst psychisch stabiler zeigte, in der Folgezeit allerdings unter starken Ängsten litt (auf schwere organische Erkrankungen reagieren psychisch Kranke oftmals mit einer Stabilisierung ihrer psychischen Situation). Er suchte vermehrt Nähe und Körperkontakt.

Im Sommer 1986 wurde erstmals versucht, Herrn B. in die Reittherapie zu integrieren. Dies erwies sich als äußerst schwierig, da er häufig versuchte fortzulaufen und seine Sicherheit nicht gewährleistet werden konnte. Seit Winter 1987 nimmt Herr B. weitestgehend regelmäßig an der Reittherapie teil. Im Sommer 1989 entschloss ich mich dann, ihn in einer einzeltherapeutischen Maßnahme zu betreuen, da er zu diesem Zeitpunkt, durch die damals herrschende Unruhe in seiner Gruppe (insgesamt 4 psychisch-kranke Langzeitpatienten), stark überfordert war.

### *Überlegungen zur Indikation*

Bei Herrn B. liegt eine massive Identitätsstörung vor (Ich-Störung und Ich-Schwäche im Hinblick auf eine sichere Realitätswahrnehmung). Es besteht keine klare Trennung zwischen Wahn und Wirklichkeit. Auffallend ist seine Unfähigkeit, realistische Assoziationen zu vollziehen. Seine Äußerungen sind größtenteils nicht nachvollziehbar.

### *Zielsetzung der RT*

Seine Schizophrenie (mittlerweile ein Residualzustand) kann ihm durch die RT sicherlich nicht genommen werden. Faktisch bestehen kaum Möglichkeiten der Einflussnahme auf sein chronisch fixiertes Wahnsystem. Es stellt sich die Frage: Wodurch könnte er den Anforderungen des Alltags besser gewachsen sein? Ich habe mich auf folgende drei Punkte konzentriert:

(a) Stärkung des „ICH“,
(b) Herstellung eines Realitätsbezuges und
(c) Förderung seiner gesunden Anteile.

**(a) Stärkung des „ICH“** Durch unterschiedliche Wahrnehmungsübungen (das Pferd erfühlen, riechen, sehen) lernt der Patient, sich in seiner eigenen Persönlichkeit besser wahrzunehmen und abzugrenzen. Natürliche Sinnesreize in einer einfach strukturierten Umgebung (ohne Reizüberflutung, wie z. B. auf der Station) helfen ihm dabei.

Auf dem Pferderücken fällt es ihm leichter, seinen eigenen Körper wahrzunehmen. Es kommt zur Verbesserung der Körperhaltung, der Selbstkontrolle und des Körperschemas. Das eigene Gleichgewicht, die eigene Mitte auf dem Pferd zu finden, bedeutet für den Patienten, nicht „außer sich zu sein“, nicht „verrückt“ zu sein, und gibt ihm die Möglichkeit, ein Stückchen näher an die Realität zu rücken.

Es kommt zum Aufbau von Selbstbewusstsein durch Bewegungserfahrungen, in Verbindung mit unmittelbarem Realitätsbezug – („ICH“ lenke das Pferd; „ICH“ treibe es voran, halte es an; „ICH“ setze mich durch).

### Übungen auf dem Pferd

- Anhalten vor dem Spiegel zur Selbstkontrolle („das bin Ich“)
- Entscheidungen treffen („Ich möchte noch eine Runde reiten“)
- das Pferd anhalten und weiterreiten, dabei das eigene Gleichgewicht halten
- das Pferd mit geschlossenen Augen erfühlen

**(b) Realitätsbezug herstellen** Die naturnahe Umgebung und die natürlichen Sinnesreize sowie die Ruhe im Stall bewirken, dass sich der Patient angstfrei der Situation öffnet. Der Kontakt zu dem kreatürlichen Wesen Pferd hat zur Folge, dass ein Realitätsbezug beinah zwangsläufig hergestellt wird: Der Patient muss sein ICH, das Jetzt und Hier wahrnehmen, um mit dem Pferd umgehen zu können bzw. um nicht herunterzufallen. Das Erkennen von Zusammenhängen wird erleichtert, da Ursache und Wirkung immer in einem kausalen Zusammenhang stehen und daher leicht verständlich und akzeptabel sind. Der Kontakt zum Pferd stellt keine komplizierte zwischenmenschliche Beziehung und keine für ihn unverständliche Kommunikationsstruktur dar. Der Therapeut fungiert als Bindeglied zur Realität.

**(c) Förderung der gesunden Anteile** Der Patient kann seine Grenzen erkennen und akzeptieren. Dabei soll und kann ihm sein Wahn nicht mit Gewalt genommen werden. Er wird als ein Teil von ihm akzeptiert; nur so wird eine Vertrauensbasis geschaffen.

Seine Aufmerksamkeit soll geweckt werden. Ich versuche, ihn durch Blickkontakt und Ansprache im Hier und Jetzt zu halten. Das gesunde Erleben verdrängt die psychotischen Anteile, schafft Ersatz für seinen Wahn und lenkt nicht nur ab. Gesunde (wichtige), reale Angst verdrängt oder ersetzt irreale, wahnhafte Ängste.

## Beispiel Frau A.: eine Therapiestunde

Es ist 9:20 Uhr am Montagmorgen. Ich stehe im Stationszimmer einer Abteilung des Akut-Bereiches und warte darauf, dass meine Patienten aus der Beschäftigungstherapie zurückkehren. Die noch verbleibende Zeit nutze ich, um mich bei den anwesenden Mitarbeitern des Pflegepersonals zu erkundigen, ob es am Wochenende besondere Vorkommnisse gegeben hat. Die Station ist eine bewachte, das heißt geschlossene Station, deren Patienten in der Regel nur in Begleitung Ausgang haben. Daher ist es wichtig für mich, genau über den einzelnen Patienten Bescheid zu wissen, ob z.B. momentan eine Eigengefährdung vorliegt.

Frau A. (43 J.) hat ein schlechtes Wochenende gehabt. Sie hatte Besuch von einer Freundin, einer lebenslustigen und aktiven Frau – genau das Gegenteil von Frau A., die bereits zum zweiten Mal Patientin dieser Station ist. Ihre Einweisungsdiagnose lautet: chronische Schizophrenie mit paranoiden Wahninhalten. Seit ihrer Einweisung vor drei Wochen ist Frau A. stark depressiv.

Frau A. ist nicht zum Frühstück erschienen. Ein Pfleger findet sie weinend in ihrem Zimmer. Das Leben habe keinen Sinn mehr, der Besuch ihrer Freundin habe ihr dies einmal mehr deutlich gemacht, so lebenslustig wie sie (die Freundin), könne sie niemals sein. Sie selber fühle nichts, sie habe eine völlige Leere im Kopf, ihr Körper sei wie der eines Fremden – irgendwie nicht zu ihr gehörend. Die betreuende Schwester hält Frau A. für akut suizidgefährdet und wir überlegen gemeinsam, ob es ratsam ist, Frau A. mit zum Reiten zu nehmen.

In einem persönlichen Gespräch mit ihr äußere ich meine Sorgen um sie. Ich sage ihr, dass ich Angst habe, die Verantwortung zu tragen, wenn sie mit zum Stall geht und sich womöglich in einem unbeobachteten Moment von dort entfernt. Sie versteht meine Befürchtungen und verspricht, bei mir zu bleiben. In einem Telefonat mit dem behandelnden Arzt hole ich mir die Bestätigung, Frau A. mitnehmen zu dürfen. Herr G. und Herr S., zwei weitere Patienten, die eigentlich mit Frau A. gemeinsam zum Reiten gehen, werde ich zu einem späteren Zeitpunkt abholen, da ich mich entschlossen habe, mit der Patientin alleine zu arbeiten.

Auf dem Weg zum Stall geht Frau A. mit gesenktem Kopf schweigend neben mir her. Ich frage sie, welches Pferd sie heute reiten möchte und bekomme keine Antwort.

Ich hole Pascale aus ihrer Box. Sie ist unsere sensibelste Stute und mit mittlerweile 7-jähriger „Therapieerfahrung“ genau das richtige

Pferd für Frau A. Außerdem sind Pascale und ich ein eingespieltes „Team" – sie ist sozusagen *mein* Lieblingspferd.

Die Stute wird angebunden, und ich beginne sie zu putzen. Zögernd nimmt Frau A. einen Striegel aus der Putzkiste und stellt sich damit vor Pascales Kopf. Leise spricht sie zum Pferd, das bereitwillig den Kopf senkt. Mit langsamen, vorsichtigen Bewegungen bürstet sie über den Nasenrücken des Pferdes. Ich kann nicht verstehen, was sie dem Pferd erzählt.

Nachdem das Pferd mit einem dünnen Lammfell-Pad, Therapiegurt (ebenfalls mit Lammfell überzogen), Trense, Dreieckszügeln als Ausbinder (damit die Vorwärts-abwärts-Streckung erleichtert wird und das Pferd besser sitzen lässt) und Gamaschen ausgerüstet ist, gehen wir gemeinsam zum Reitplatz.

Während des Ablongierens (Frau A. ist heute die erste Reiterin), sitzt die Patientin auf einer Bank. Ich bemerke, wie sie scheinbar beiläufig immer wieder aus den Augenwinkeln zu Pascale herübersieht. Als ein männlicher Patient neben ihr auf der Bank Platz nimmt, steht sie wortlos auf und stellt sich einige Meter entfernt an den Zaun.

Als ich Pascale an die Rampe führe und Frau A. bitte aufzusitzen, löst sie sich nur zögernd vom Zaun und kommt sehr langsam zu uns herüber. Mit leiser Stimme sagt sie mir, dass sie sich von dem Mann auf der Bank beobachtet fühle und deshalb nicht reiten wolle.

Ich versuche, mit ihr eine mögliche Lösung für dieses Problem zu besprechen, und wir einigen uns darauf, ausschließlich auf der hinteren Hälfte des Platzes zu reiten, d. h. so weit wie möglich von dem ungebetenen Zuschauer entfernt. (Ich habe diesen Mann nicht gebeten, seinen Platz auf der Bank zu verlassen, da Frau A. diese Bitte selber nicht aussprechen mochte, und ich so eine Möglichkeit sehe, die Patientin innerhalb eines geschützten Rahmens mit ihren Ängsten zu konfrontieren.) Der Reitplatz befindet sich auf einem öffentlich zugänglichen Areal des Klinikgeländes und es lässt sich kaum vermeiden, ab und zu auch von anderen Zuschauern (aus einiger Entfernung, da der Platz umzäunt ist) beobachtet zu werden.

Frau A. sitzt mit versteinerter Miene zusammengekauert auf dem Pferd. Ihre Knie sind angezogen, die Schenkel fest an das Pferd gedrückt. Pascale zeigt ihr Unbehagen durch einen sichtbar angespannten Rücken und entsprechend kurze Schritte. Sie trägt den Kopf recht hoch (die Dreieckszügel erlauben ihr dies) und zeigt ihre zum Reiter gerichtete Aufmerksamkeit, durch die nach hinten gestellten Ohren.

Nach einigen geführten Runden im Schritt halte ich (nach Ankündigung) das Pferd an und frage die Patientin, ob ihr am Verhalten des

Pferdes etwas auffalle. Sie verneint meine Frage und ich führe Pascale wieder an.

Nach wenigen Schritten bittet mich Frau A., das Pferd anzuhalten. Es sei sehr unangenehm auf dem Pferderücken zu sitzen, und sie habe das Gefühl, Pascale möge sie nicht leiden. Ich frage sie, ob sie dieses Gefühl auch in den vorhergehenden Therapiestunden erlebt habe, was sie verneint.

Wir vereinbaren, noch eine weitere Runde Schritt zu gehen, und Frau A. versucht noch einmal sich auf das Pferd zu konzentrieren. Ihr fällt plötzlich auf, dass Pascale den Kopf sehr hoch trägt, und dass sich ihre Ohren unruhig vor- und zurückdrehen.

Ich frage sie, ob ich für einen Moment meine rechte Hand an ihr linkes Fußgelenk legen darf während wir weitergehen (ich berühre niemals einen Patienten, ohne vorher um Einverständnis gebeten zu haben).

Das Gelenk fühlt sich unter meiner Hand zunächst starr und unbeweglich an. Es ist, wie das gesamte Bein, fest an den Pferdeleib gepresst. Nach einiger Zeit spüre ich eine zunehmende Beweglichkeit des Fußes und der Unterschenkel löst sich ein wenig vom Pferd. Allein die leichte Berührung meiner Hand bewirkte, dass Frau A. ihre Aufmerksamkeit nach und nach auf diesen Bereich ihres Beines richten konnte (mein Tun habe ich dabei nicht kommentiert).

Die Patientin versucht mir zu erklären, dass sie das Gefühl habe, ihr rechtes Bein sei schwerer als ihr linkes. Ich wechsele die Seite und führe Pascale nun von rechts, während ich dieses Mal das rechte Fußgelenk der Reiterin leicht umfasse.

Nach einer weiteren Runde fängt die Stute an zu kauen und senkt den Kopf merklich tiefer. Nun ist es nicht mehr schwer für Frau A., die jetzt weitaus bequemer auf dem Pferd sitzt, den Zusammenhang zwischen ihrer Anspannung, die sich durch das Klammern ihrer Beine ausdrückt und dem verspannten Gehen der Stute zu erkennen und zu akzeptieren. Sie klopft das Pferd und sagt leise: „Du hast es heute nicht leicht mit mir!“

Der ungebetene Zuschauer auf der Bank sitzt immer noch dort und schaut interessiert herüber. Ich frage Frau A., ob sie damit einverstanden ist, dass wir nun auch auf der vorderen Hälfte des Platzes arbeiten – dort wo der Zuschauer sitzt.

Nach kurzem Zögern nickt sie, schaut aber immer wieder misstrauisch zur Bank hinüber.

Ich löse den Kehlriemen der Trense, um den der bislang nicht benutzte Zügel geschlungen ist und reiche der Reiterin wortlos das

Zügelende. Zuvor habe ich zur Schonung des Pferdemauls die Zügel von den Trensenringen in speziell am Reithalfter angebrachte Ringe eingeschnallt. So vermeide ich, dass die noch ungeübte Reiterin dem Pferd unfreiwillig im Maul reißt.

Sie sieht mich erstaunt an und sagt leicht empört, dass sie das noch niemals gemacht habe, und umfasst dabei betont fest die Griffe des Gurtes. Ich lege die Zügel auf den Pferdehals, und wir gehen weiter. Nach kurzer Zeit fragt Frau A., ob ich ihr „das mit den Zügeln“ einmal zeigen könne.

Ich erkläre ihr die Haltung der Zügel, und wir gehen weiter (die Longe, mit der ich das Pferd führe, ist noch immer an der Trense befestigt). Wir üben, das Pferd zum Halten durchzuparieren und durch leichten Schenkeldruck wieder anzureiten. Auf dem Gesicht der Patientin zeigt sich ein leichtes Lächeln.

Den Mann auf der Bank – er sitzt immer noch dort – scheint sie nicht mehr wahrzunehmen, obwohl wir bereits mehrmals, mit nur wenigen Metern Abstand, an ihm vorbei geritten sind.

Die 20-minütige Reitzeit ist um, und ich führe Pascale an die Rampe. Lachend steigt Frau A. vom Pferd und sagt: „Ich wusste gar nicht, dass ich so mutig bin!“

Während wir gemeinsam das Pferd zurück in den Stall bringen, ist Frau A. ungewöhnlich gesprächig.

Es mag im ersten Augenblick so aussehen, als wenn in dieser Therapiestunde nicht viel geschehen sei. Aber dieser Eindruck täuscht. Schauen wir uns einmal an, was für sie Wichtiges geschehen ist:

Am Morgen äußerte Frau A., dass sie nichts fühlen könne, ihr Körper sei wie der eines Fremden, und sie ist zu antriebslos, um zum Frühstück zu erscheinen. Für die Patientin ist bereits der Weg zum Stall eine enorme Anstrengung. Die Pferde bzw. das Reiten sind für sie aber offensichtlich ein sehr großer Anreiz, diese Mühe auf sich zu nehmen.

Sie hat heute eine Menge positiver Erfahrungen gemacht. – Erinnern wir uns: Sie wird beim Putzen des Pferdes aus eigenem Antrieb heraus aktiv und nimmt Kontakt mit Pascale auf, indem sie mit ihr spricht und ihren Kopf bürstet. Ihre Angst vor dem männlichen Beobachter überwindet sie durch die Fixierung auf ein für sie offensichtlich wichtigeres Erlebnis – sie hat heute erstmals selber „die Zügel in die Hand genommen“. (Eine negativ besetzte Situation kann durch eine neue, positive Erfahrung ersetzt werden. Beim nächsten Mal wird sie vielleicht schon weniger Ängste haben, wenn sie sich durch einen Fremden beobachtet fühlt.)

Frau A. ist in der Lage gewesen, nicht nur ihre körperlichen Verspannungen zu lösen, sondern sie war auch in der Lage, das Pferd zu spüren und die o.g. Zusammenhänge zwischen Reiter und Pferd zu erkennen.

Nach dem Reiten ist es an diesem Tag erstmals möglich, gemeinsam mit der Patientin, in Ansätzen die Therapiestunde zu reflektieren. Sie ist deutlich realitätsbezogener und weniger antriebsarm. Zurück auf der Station, erzählt sie überschwänglich von ihren Erfolgen.

Nicht jede Therapiestunde verläuft so erfolgreich. Es gibt immer wieder Rückschritte, Misserfolge und nicht geplante Zwischenfälle. Viele Therapiestunden verlaufen leise und unspektakulär. Aber es sind gerade die leisen Töne, auf die wir hören sollten, und es sind die wenig auffallenden Ereignisse, die sich bei näherer Betrachtung als überaus wichtig erweisen. Wir brauchen Geduld für unsere Arbeit und ein großes Maß an Frustrationstoleranz. Wir sollten versuchen, auch kleine Erfolge zu beachten, und wir sollten uns freuen, wenn ein Patient nach Wochen das erste Mal lächelt.

## Literatur

Bateson, G. (1992): Schizophrenie und Familie. 4. Aufl. Suhrkamp, Frankfurt/ M.

Dörner, K., Plog, U. (1987): Irren ist menschlich oder Lehrbuch der Psychiatrie, Psychotherapie. 4. Aufl. Psychiatrie Verlag, Bonn

Gäng, M. (Hrsg.) (1994): Heilpädagogisches Reiten und Voltigieren. 3. Aufl. Ernst Reinhardt, München/Basel

Rogers, C. R. (1992): Therapeut und Klient. Fischer, Frankfurt/M.

Schulz von Thun, F. (1992/93): Miteinander Reden (Bd. 1 und 2). Rowohlt, Reinbek

Tölle, R. (1988): Psychiatrie. 8. Aufl. Springer, Berlin/Heidelberg/New York

# Therapeutisches Reiten in der Jugendpsychiatrie

*Von Georgina Brandenberger*

## Jugendpsychiatrie und Therapeutisches Reiten – Möglichkeiten und Grenzen

Beispiele zum Einsatz des Therapeutischen Reitens (TR) in der Psychiatrie werden in der Literatur mehrfach beschrieben. Es existiert keine allgemein gültige „Methode“ für das TR und sie wäre auch nicht erwünscht, da die Arbeit mit jedem Klienten etwas Neues ist. Mit den Begriffen „körperorientierte“ oder „psychosomatische“ therapeutische Maßnahme ist die Reittherapie nicht umfassend beschrieben. Sie ist eine ganzheitliche Therapie, mit der alle Bereiche der menschlichen Wahrnehmung und des menschlichen Empfindens angesprochen werden. Therapeutisches Reiten ist eine lustvolle Therapie, bei der tief gehende emotionale Vorgänge in Gang gesetzt werden können.

Findet das TR zudem im Freien statt, ist es ein Naturerlebnis. Das Pferd ist ein sensibles Lebewesen, das durch sein arttypisches Verhalten wertvolle Möglichkeiten für die Arbeit mit psychisch kranken Menschen bietet, wenn man es als Naturwesen agieren und reagieren lässt. Dazu gehört, dass sich der Therapeut, v. a. verbal, oft zurückhalten muss.

### *Die Rolle des Pferdes*

Warum machen wir nicht einfach Psychotherapie? Warum die Arbeit mit dem Pferd? Kann ein Mensch zu einem Pferd überhaupt eine Beziehung eingehen, und was unterscheidet diese von einer zwischenmenschlichen? Der isländische Pferdefachmann Arnarson schreibt in dem Buch „Hestamenn“: „In der Seele des Pferdes findest du Saiten, die lange in dir nachklingen.“

Ich erlebe täglich, wie spontan und vorurteilslos auch psychisch stark auffällige Kinder auf Tiere zugehen. Sie haben eine natürliche

Zuneigung zu ihnen, suchen den Kontakt, wollen sie streicheln und von ihnen beachtet und geliebt werden.

Die Kommunikation von Kleinkindern und Tieren bewegt sich aufgrund noch fehlender verbaler Mittel auf einem rein körpersprachlichen und beziehungsdefinierten Niveau. Die menschliche Kommunikation beinhaltet sowohl die Sprache im engeren Sinn, d. h. die verbal-inhaltliche Ebene, als auch die Körpersprache. Die Körpersprache umfasst Körperhaltung, -bewegung, Mimik, Blickverhalten, Berührung sowie Gerüche als Ausdrucksmöglichkeiten und nimmt auf den Umgang miteinander Einfluss. Tiere kommunizieren hauptsächlich mittels Körpersprache. Die verbale Sprache beruht auf der Verwendung von Symbolen, d. h. inneren Vorstellungen, die nicht mehr an ein unmittelbares Erlebnis gebunden sind. Die gesprochene Sprache entwickelt sich aus dem früheren Beziehungsverhalten und spiegelt die geistige Entwicklung wider. Drücken die beiden Ebenen der Kommunikation nicht dasselbe aus, entstehen sog. Doppelbindungssituationen, die krank machend wirken können. Wird ausschließlich auf der körpersprachlichen Ebene kommuniziert, wie das auch zwischen Tier und Mensch der Fall ist, sind paradoxe Inhalte von vornherein ausgeschlossen. Auf diese Weise werden Voraussetzungen geschaffen, in denen Beziehungsfähigkeit ohne Angst angebahnt werden kann. Das artgerecht aufgewachsene und gehaltene, „psychisch" gesunde und gut ausgebildete Therapiepferd kann Vermittler zwischen dem Therapeuten und dem Klienten sein. Es tritt als großes, starkes und doch sanftes Tier auf und verfügt über eine ausdrucksstarke Körpersprache. Es handelt gemäß seinen Instinkten zur Erhaltung der Art und reagiert immer situationsgebunden. In der Therapie dient es als geeignetes Identifikationsobjekt.

Der Kontakt zum Pferd stellt keine komplizierte, zwischenmenschlich ähnliche Beziehung dar. Ursache und Wirkung stehen immer in einem kausalen Zusammenhang, sind daher leicht verständlich und akzeptabel. Es kann viel körperliche Nähe ohne Angst vor Grenzverlust erlebt werden, was v.a. bei sog. „frühen Störungen" oder psychotischen Erkrankungen wichtig ist. Das Pferd ist ein verlässlicher Partner, der keinen Blickkontakt erzwingt. Es nimmt die Rolle des Motivierenden ein. Das Pferd sollte jedoch nie zur Belohnung oder Strafe z.B. in einem verhaltenstherapeutischen Setting eingesetzt werden, sonst droht ihm, diese Rolle zu verlieren.

Scheidhacker (1994a) betont, dass bei Patienten mit chronischer Schizophrenie möglichst rasch eine selbstständige Auseinandersetzung mit dem Pferd stattfinden sollte. Dies fördert Selbstbewusstsein, Entscheidungsfähigkeit sowie realistische Selbst- und Fremdeinschätzung. Das passive „Vom-Pferd-getragen-Werden" ist regressionsfördernd und bei Ich-schwachen Patienten nicht sinnvoll. Es besteht sogar die Gefahr einer Verstärkung des psychotischen Erlebens. Deshalb ist auch der trennende Sattel als Grenze zwischen Patient und Tier wichtig.

Steht hingegen eine Verhärtung oder Verdrängung von Gefühlen im Vordergrund, bietet das regressionsfördernde Reiten an der Longe auf dem ungesattelten Pferd viele Möglichkeiten emotionaler Mobilisierung. Die „Beckenöffnung" im unmittelbaren Körperkontakt mit dem Pferd kann nur in dieser therapeutischen Form auf dem Pferd sitzend erlebt und Ausgangspunkt intensiver Körpertherapie werden. Das bedeutet, dass diese Form therapeutischer Arbeit v. a. bei Patienten mit einer neurotischen Erkrankung mit intakten Ich-Grenzen sinnvoll ist. Übendes, Ich-stärkendes Vorgehen steht neben aufdeckendem Arbeiten in der Regression und kann, je nach Patient individuell abgestuft, eingesetzt werden.

Wie in anderen Bereichen, in denen TR angewandt wird, ist auch hier die richtige Auswahl des Therapiepferdes entscheidend. Idealerweise sollte man aus verschiedenen Pferden das jeweils Richtige für den Klienten aussuchen können, es kann für die Entwicklung einer tragfähigen Beziehung aber auch vorteilhaft sein, wenn immer dasselbe Pferd zur Verfügung steht. Das Pferd kann zum „Co-Therapeuten" werden.

Weitere Ausführungen zum Therapiepferd sind in der Literatur zu finden.

### *Die Rolle der Therapeutin/des Therapeuten*

Ein Psychotherapeut hat aufgrund seiner Ausbildung und Persönlichkeit die Bereitschaft und Fähigkeit, tiefe Beziehungen zu Menschen einzugehen. Er bringt dem Klienten eine einfühlende, „echte" Haltung, Empathie, aber auch klare Abgrenzung entgegen. Durch dieses verlässliche Beziehungsangebot können gesunde Anteile im Klienten gestärkt werden und kranke verlieren an Bedeutung, d. h. ein Heilungsprozess kann einsetzen. Der Psychotherapeut setzt die Beziehung zum Klienten, sein Arbeitsinstrument, zu einem therapeutischen Zweck ein.

Wie oben ausgeführt, kann das Pferd im TR die Rolle des Co-Therapeuten einnehmen und der menschliche Therapeut hält sich im Hintergrund. Er bestimmt aber das Geschehen und lenkt es in die erwünschte Richtung. Es entsteht ein Dreiecksverhältnis Klient – Pferd – Therapeut. Ich bin der Ansicht, dass eine psychotherapeutische Ausbildung von Vorteil, aber nicht unbedingt notwendig zur reittherapeutischen Arbeit ist. Das Pferd spielt eine wichtige Rolle im therapeutischen Prozess und gibt Signale über den Zustand des Klienten. Diese müssen aufmerksam beobachtet werden. Werden jedoch psychiatrisch erkrankte Patienten behandelt, ist eine enge Zusammenarbeit mit dem behandelnden Arzt notwendig. Die Voraussetzung für eine erfolgreiche Therapie, gleich welcher Art, ist immer eine gute und vertrauensvolle Beziehung, ein „Arbeitsbündnis". Dieser Boden muss zuerst gelegt werden, sonst lässt sich der Klient nicht darauf ein, und die Arbeit bleibt an der Oberfläche. Der hohe Aufforderungscharakter, der das Pferd v.a. Kindern gegenüber hat, bietet dafür ideale Voraussetzungen. Natürlich sind eine ungestörte, ruhige Atmosphäre, genügend Zeit ohne dauernde Unterbrechungen (z.B. durch Telefonanrufe), Sicherheit und Wohlbefinden ebenfalls notwendige Bedingungen.

Meine eigenen Erfahrungen als Reittherapeutin beziehen sich weitgehend auf Kinder und Jugendliche im Alter von etwa sechs bis fünfzehn Jahren, da ich als Jugendpsychiaterin mit zusätzlicher Ausbildung als Reittherapeutin mit dieser Altersgruppe arbeite. Es sind meist normal intelligente Kinder, die Störungen im Bereich Wahrnehmung, Körpergefühl und -orientierung, sowie Kontakt-, Beziehungs- und Kommunikationsstörungen aufweisen. Ich arbeite auch mit Kindern, die depressiv sind, ein Verlusterlebnis oder ein Trauma verarbeiten müssen.

Die Übergänge zum Heilpädagogischen Reiten sind v.a. bei Jugendlichen mit geistiger Behinderung fließend. Hier kommt der pädagogische Ansatz mehr zum Tragen. Die eigentliche Reittherapie, die ich praktiziere, verstehe ich als prozessorientierte Einzeltherapie, in der der Klient das Tempo vorgibt. Ich arbeite mit dem, was mir angeboten wird. Mit TR können Situationen angegangen werden, die mit Psychotherapie allein oft nicht verändert werden können. Manchmal bringt das TR eine Entwicklung in Gang, die in einer späteren Phase psychotherapeutisch weiterbearbeitet werden kann. Diese Erfahrung machte ich v.a. bei sog. „therapiemüden" Kindern. Bei ihnen darf es nicht nach Therapie „riechen", damit sie mitmachen. TR verlangt Eigeninitiative. Es macht Kinder aktiv, die oft durch übermäßigen TV- und Videokonsum passiv geworden sind.

## Indikationen

Wie schon ausgeführt, sind die Indikationen für das TR in der Psychiatrie vielfältig. Es sind je nach Krankheitsbild und individueller Verfassung körperliche, emotionale, soziale und kognitive Veränderungen in unterschiedlichem Ausmaß zu erwarten. Wenn der Beziehungsaufbau zum Klienten erleichtert werden soll, wird das TR immer hilfreich sein für alle Störungen, die mit einer fehlgeleiteten oder unterentwickelten Körperwahrnehmung einhergehen, für Störungen, die auf Beziehungskonflikten beruhen, oder die eine emotionale Auffälligkeit oder eine Entwicklungsverzögerung bewirken. Dies sind:

- angeborene und erworbene Entwicklungsstörungen oder -defizite
- psychosomatische Störungen
- Wahrnehmungsstörungen
- Hyperaktivität und/oder Aufmerksamkeitsstörungen
- Sozialverhaltensstörungen
- Persönlichkeitsstörungen
- Selbstwertproblematik
- Ängste, Phobien, Zwangserkrankungen
- Gefühlsstörungen, z.B. Depression oder Aggression
- Essstörungen
- Borderline-Störung und andere sog. „frühe Störungen“
- Suchtkrankheiten
- Psychosen
- Verarbeitung von schweren Krisen und Traumata (z.B. Gewalt)
- Begleitung bei chronischen, progredienten Krankheiten

### *Kontraindikationen*

Es gibt nur wenige Situationen, in denen sich das TR nicht als therapeutische Anwendung empfiehlt. Diese sind:

- akute körperliche Erkrankungen mit Fieber
- alle körperlichen Bedingungen, die ein erhöhtes Verletzungsrisiko beinhalten
- schwere Allergien auf Pollen oder Tierhaare
- schwere Zwangserkrankungen oder Pferdephobie (evtl. TR möglich als gut vorbereitete Exposition in einer verhaltenstherapeutischen Behandlung)

- unkontrollierbare Aggressionen gegen Tiere
- akute psychotische Zustände mit nicht voraussehbarem, fremd- oder selbstgefährdendem Verhalten

## Falldarstellung

Lea, 10 Jahre alt, Störung des Sozialverhaltens, Kontaktstörung, Sprechverweigerung, Essstörung mit massivem Übergewicht, autoaggressive Handlungen.

Ich habe Lea 1995 im Rahmen meiner Tätigkeit als Kinder- und Jugendpsychiaterin in meiner Praxis kennen gelernt. Sie litt damals unter verschiedenen Störungen. Einerseits war sie stark übergewichtig und in ihrer Beweglichkeit und Körperwahrnehmung eingeschränkt. Andererseits wies sie Wahrnehmungsstörungen im visuellen und auditiven Bereich auf, die sie in der Schule behinderten. Kontakt-, Beziehungs- und Kommunikationsprobleme, bis zu teilweise mutistischem Verhalten (Sprechverweigerung), waren wahrscheinlich die Folge davon. Lea besuchte zum damaligen Zeitpunkt eine Sonderschule. Sie äußerte sich nie im mündlichen Unterricht und weigerte sich standhaft, vor der Klasse vorzulesen, obwohl sie es gut konnte. Sie verweigerte auch oft das Turnen oder Schwimmen, was wahrscheinlich mit ihrem Übergewicht zusammenhing. Lea brachte ihre Umgebung mit selbstverletzenden Handlungen in Aufregung, indem sie sich büschelweise Haare ausriss.

In etwa 60 Stunden Reittherapie, von Februar 1997 bis Oktober 1999, hat sich das Mädchen in vielen Bereichen positiv entwickelt.

Gefühle: Lea war immer gut motiviert für das TR und ließ sich so auf neue, unbekannte Erfahrungen ein. Sie fühlte sich akzeptiert, so wie sie war. Sie wurde fröhlicher und aufgeschlossener.

Kognitiver Bereich: Lea lernte sich in der Umgebung und am Pferd zu orientieren und merkte sich Handlungsabläufe rasch. Dies ging vom Aufhalftern bis zum selbstständigen Bereitmachen des Pferdes. Lea lernte, sich auf das Pferd einzustellen und teilweise seine Reaktionen vorauszusehen. Sie begann, sich über Führkommandos körpersprachlich mit ihm auseinanderzusetzen.

Wahrnehmung: Es wurden alle Wahrnehmungsmodalitäten geschult, wie Tast- und Bewegungsempfinden (beim Putzen und Reiten), visuelle Eindrücke (Beobachtung und Körpersprache), Höreindrücke (Stimmen der Pferde, Umgebungsgeräusche) sowie Geruchsempfindungen. Das Ziel war, dass sich Lea selbst besser wahrzunehmen lernt.

Motorik: Leas motorische Fähigkeiten verbesserten sich im Laufe der TR- Stunden. Sie lernte, selbstständig mit Aufstiegshilfe auf das Pferd zu steigen und sich wieder herabzuschwingen. Ihre Gleichgewichtsreaktionen verbesserten sich. Die sensomotorischen Erfahrungen am und auf dem Pferd verhalfen ihr zu mehr Sicherheit.

Sozialer Bereich: Leas Motivation war anhaltend gut. Es traten einige Phasen von leichter Regression auf, z.B. nach Therapiepausen. Sie brauchte dann etwas Zeit und viel Ermutigung, um sich wieder auf das TR einzulassen. Eine Regression kündigt oft eine bevorstehende Wachstumsphase an, was bei Lea bestätigt wurde. Sie lernte, realitätsbezogen zu reagieren. Sie baute eine tragfähige emotionale Beziehung zum Pferd auf. Dies zeigte sich z.B. daran, dass sie getrocknetes Brot für Assa, das Therapiepferd, mitbrachte, sie dachte also auch unter der Woche an sie.

Einen ganz wichtigen Schritt machte Lea, als sie begann, das Pferd selbstständig und aktiv zu führen. Jetzt kommunizierte sie mit ihm! Das viel stärkere Pferd akzeptierte sie als ranghöheres Wesen, was ein Schlüsselerlebnis für Lea gewesen sein muss. Sie konnte nun durch gezieltes Handeln die Reaktionen des Pferdes bestimmen. Als weiteren Höhepunkt betrachtete ich den Moment, als Lea die Zügel selber in die Hand nahm und Einfluss auf die Bewegungen des Pferdes zu nehmen versuchte. Mit dem „Zügel in die Hand nehmen“ übernahm Lea auch Verantwortung für sich selbst.

Ausblick: Lea begann, ihre Erfahrungen im TR auf den Alltag zu übertragen. In der Schule hatte sie nun mehr Kontakt mit MitschülerInnen und Lehrpersonen und machte Fortschritte im Lernen. Sie nahm auch hier die Zügel selbst in die Hand.

Über die Beziehung zum Pferd konnte Lea eine Jahre überdauernde, tragfähige Beziehung zu mir als Therapeutin aufbauen. In der schwierigen Zeit der Adoleszenz traten erneut Krisen auf, die u.a. stationäre Behandlung erforderten. Die Themen Erwachsen werden und Ausbildung konnte Lea noch nicht befriedigend für sich lösen.

## Auswirkungen des Therapeutischen Reitens

Anhand der Falldarstellung wird ersichtlich, dass TR eine ganzheitliche Behandlung ist, die die verschiedenen Seiten des menschlichen Fühlens und Erlebens anspricht. Das Pferd wird als Lebewesen über alle Sinne wahrgenommen und von seinem Wesen, seinem Körper und seinen Bewegungen her erlebt. Wenn die Angst überwunden ist, entwickelt sich ein Vertrauensverhältnis zwischen Mensch und Pferd. Das Kind ist nun plötzlich zu Handlungen bereit, die vorher nicht denkbar waren. Es überwindet Scheu z.B. über das Putzen des Pferdes, ist trotz anfänglichen Ekelgefühlen plötzlich bereit, beim Mist einsammeln im Auslauf mitzuhelfen, da diese Arbeiten rund um das Pferd einsichtig und nachvollziehbar sind und als notwendig erkannt, ja sogar gerne erbracht werden. Dadurch, dass fast alle Handlungen direkt über das Pferd erfolgen und der Therapeut sich bewusst zurückhält, ist der nötige Freiraum für die Eigenaktivität des Kindes gewährleistet. Der Kontakt mit dem Pferd (das gilt auch für andere Tiere) kann die Stimmung des Menschen positiv beeinflussen. Der Patient stillt sein Bedürfnis nach Zuwendung und Angenommensein, das er bei den Menschen oft nicht uneingeschränkt erlebt.

Das Reiten führt zu einer Entspannung, die eine tief gehende Öffnung gegenüber verschütteten Gefühlen ermöglicht. Es wird der Begriff „kommunikative Öffnung" verwendet. Berührungsängste und Angst vor Körperkontakt sind leichter dem Pferd als dem Menschen gegenüber zu überwinden. Die positiven Erlebnisse lassen sich ausweiten und später auch auf Menschen übertragen. Der psychisch auffällige oder kranke Jugendliche findet den Weg in die Gemeinschaft zurück.

Die Wahrnehmung des Pferdes für körperliche Signale ist um ein Vielfaches besser als das bestens geschulte Auge des Therapeuten. Über die Reaktionen des Pferdes sind körperliche Verspannungen oder gefühlsmäßige Blockaden des Klienten sichtbar. Ein gutes Therapiepferd verlangsamt seinen Gang oder bleibt stehen, wenn der Klient aus dem Gleichgewicht gerät oder herunterzufallen droht. Die rhythmischen Bewegungen des Pferdes nehmen direkten Einfluss auf den Klienten und können harmonisierend wirken. Reiten bedeutet Erlernen von Körperbeherrschung. Durch das Einfühlen in die Bewegung des Pferdes erkennt der Mensch seine Haltung und kann sie korrigieren. Der Muskeltonus wird normalisiert, Gleichgewicht, Körperschema und Körpergefühl verbessert. Reiten bedeutet das Erlernen einer klaren und eindeutigen Körpersprache sowie Wahrnehmungsschulung. Durch das Reiten findet der Mensch wieder Zugang zu seinen Träumen und Fantasien. Reiten bedeutet auch, die Reaktionen des Pferdes zu erkennen, sie von den eigenen zu unterscheiden und sie aktiv zu beeinflussen. Dies führt zu einem besseren Realitätsbezug. Die Selbstheilungskräfte werden angeregt.

Reiten ist ebenfalls eine Sinnesschulung: Mit den Augen sieht der Klient die äußere Erscheinung des Pferdes, seine Farbe, seine Größe, er beobachtet das Ohrenspiel, das Fliegen vertreiben mit dem Schweif oder das Herdenverhalten. Über das Gehör können Fressen, Schnauben, Wiehern oder die Geräusche der Hufe auf verschiedenartigen Böden wahrgenommen werden, außerdem auch Geräusche des Waldes oder anderer Tiere. Diese Art der Wahrnehmung wird verstärkt, wenn der Klient für eine Weile beim Reiten die Augen schließt.

Ein gehbehinderter 12-jähriger Junge beobachtete Assas Augen und entdeckte, dass die Pupille bei Pferden nicht rund ist wie bei uns. Außerdem legte er beim Putzen gerne ein Ohr an ihren Bauch, um ihre Darmgeräusche zu hören.

Über den Geruchsinn werden der Geruch von Heu, Stroh, Leder, Stall, Mist oder die Ausdünstung des Pferdes wahrgenommen. Mit den Händen kann mittels des Tastsinns die Haut, das Fell, die Konsistenz des Langhaars oder der Hufe ertastet werden.

Über den Bewegungs- und Gleichgewichtssinn wird ein besseres Körpergefühl erreicht, Schwer- und Fliehkraft wahrgenommen und der Körper ausbalanciert. Diese Sinnesschulung führt zu differenzierterer Wahrnehmung des eigenen Körpers und seiner Verhaltensweisen. Damit wird das Gegenüber besser erfasst, was zu realistischer Eigen- und Fremdwahrnehumg führt. Besonders zu beachten sind diese Prozesse bei Wahrnehmungs- und Kommunikationsstörungen, Essstörungen, Autismus und psychotischen Erkrankungen.

Die 11-jährige Maria ist hörbehindert. Sie achtet mehr auf Körpersprache und Mimik als wir normal Hörenden. Einmal fragte sie mich: „Macht Assa immer ein so fröhliches Gesicht?“, ein anderes Mal: „Merkt Assa, dass ich nicht gut höre?“

Eine weitere Auswirkung des TR für den psychisch kranken Menschen ist, Freude zu erleben, ein Ziel jeglichen menschlichen Handelns. Es gibt wissenschaftliche Untersuchungen darüber, dass Freude, Hoffnung und Optimismus sowohl gegen Depression schützen als auch bessere körperliche Gesundheit, Wohlbefinden und ein gut funktionierendes Immunsystem bewirken. Hier wird wieder der ganzheitliche Zusammenhang Körper – Psyche – Geist sichtbar.

## Schlussfolgerungen und Ausblick

*„Mensch und Tier verschmelzen hier dergestalt, dass man nicht zu sagen wüsste, wer denn eigentlich den anderen erzieht.“* (Goethe)

Für mich persönlich war das Kennenlernen des Therapeutischen Reitens eine lang gesuchte und enorm bereichernde Erfahrung, die ich keinesfalls missen möchte. Es hat meine jugendpsychiatrische Arbeit bereichert und in einen größeren Zusammenhang gestellt. Das Gespräch oder Spiel mit einem Kind im Therapieraum, eine meist verbalinhaltliche Kommunikation, ist eine Konfrontation, die nicht jedes Kind erträgt. Das TR bietet eine Auseinandersetzung auf der entwicklungs- und stammesgeschichtlich viel älteren körpersprachlichen Kommunikationsebene. Es bietet Möglichkeiten, die einem psychisch auffälligen oder entwicklungsgestörten Jugendlichen helfen können, zu einem selbstbewussten, toleranten, verantwortungsvollen und sozialen Mitmenschen heranzuwachsen.

## Literatur


Arnarson, G. (2000): In: Hestamenn, Riders and Horsers – Reiterweisheit. Steinegg ehf.

Brandenberger, G. (1997): Wahrnehmung und Kommunikation. Diplomarbeit Therapeutisches Reiten SGTR

DKThR (Hrsg.) (1994a): Die Arbeit mit dem Pferd in Psychiatrie und Psychotherapie. Sonderheft

– (Hrsg.) (1994b): Die Bedeutung des Pferdes in den verschiedenen therapeutischen und pädagogischen Schulen

– (Hrsg.) (1995): Freiheit erfahren, Grenzen erkennen. Tagungsband

Gäng, M. (Hrsg.) (2003): Ausbildung und Praxisfelder im Heilpädagogischen Reiten und Voltigieren. 3., überarb. Auflage Ernst Reinhardt, München/Basel

– (Hrsg.) (2003): Reittherapie. Ernst Reinhardt, München/Basel

– (Hrsg.) (2004): Heilpädagogisches Reiten und Voltigieren. 5. Auflage Ernst Reinhardt, München/Basel

Largo, R. H. (2000): Kinderjahre. 4. Auflage Piper, München

– (2007): Babyjahre. Überarb. Neuausgabe Piper, München

Roberts, M. (2000): Das Wissen der Pferde. Lübbe, Bergisch Gladbach

Scheidhacker, M. (1994a): Die besondere Bedeutung des Therapeutischen Reitens in der Behandlung verschiedener psychiatrischer Krankheitsbilder. In: DKThR (Hrsg.): Die Arbeit mit dem Pferd in Psychiatrie und Psychotherapie, Sonderheft

– (1994b): Über die Behandlung chronisch schizophrener Patienten mit dem Therapeutischen Reiten. In: DKThR (Hrsg.): Die Arbeit mit dem Pferd in Psychiatrie und Psychotherapie, Sonderheft

Schörle, A. (2004): PferdeTräume. Buch & Bild, Nagold

Steinhausen, H.-Ch. (2006): Psychische Störungen bei Kindern und Jugendlichen. 6., neubearb. und erw. Auflage Urban & Fischer, München

Thiel, U. (2007): Die Psyche des Pferdes. Kosmos, Stuttgart

# Hippotherapeutische Aspekte in der Reittherapie

*Von Dorothee Schütte*

Reittherapeuten und -pädagogen gibt es in den unterschiedlichsten Grundberufen mit entsprechender berufsorientierter Zielsetzung für den Klienten. So kann z. B. ein Logopäde reittherapeutisch mit einem Tetraspastiker an dessen Sprach- und Sprechentwicklung arbeiten oder ein Erzieher pädagogische Zielsetzungen bei einem körperbehinderten Kind haben. Diesen Kollegen möchte ich die hippotherapeutischen Aspekte nahe bringen, um ihrer Arbeit einen weiteren Blickwinkel aufzuzeigen.

## Definition Hippotherapie

Hippotherapie ist Physiotherapie auf neurophysiologischer Grundlage unter Zuhilfenahme eines Pferdes. Sie ist eine vom Arzt verordnete (in der Schweiz anerkannte) medizinische Behandlungsmaßnahme in der Neurologie, bei der die Bewegungsübertragung von dem im Schritt gehenden Pferd auf den Patienten genutzt wird. Durchgeführt wird diese von Therapeuten mit der entsprechenden Zusatzausbildung.

## Das Team: Therapeut – Pferd – Pferdeführer

**Der Therapeut** hat eine entsprechende Zusatzausbildung zum Hippotherapeuten absolviert. Er sichert den Patienten und unterstützt die Bewegungsübertragung vom Pferd auf den Patienten.

**Das Pferd** muss gute Schrittqualitäten und einen ruhigen Charakter aufweisen. Die Größe des Pferdes und seine Schrittfrequenz sollte stets adäquat auf den Patienten abgestimmt sein: Kind/kleines Pferd mit einer Frequenz von 110–130 Schritten/Minute, Erwachsener/größeres Pferd, nicht höher als 1,50 m mit einer Frequenz von 100–120 Schritten/Minute. Das Pferd sollte speziell für die Situation der Hip-

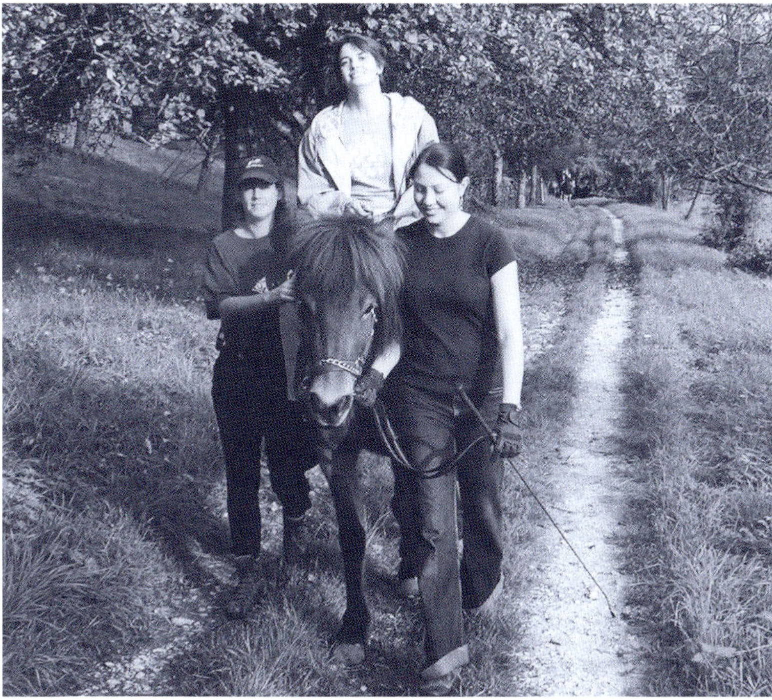

potherapie ausgebildet sein (Rampe, Rollstuhl kennen, Spastik und Jauchzen akzeptieren).

**Der Pferdeführer** muss das Pferd mit leichten Signalen (verbal, körpersprachlich, mit Gerte und Führkette) lenken können und die vom Therapeuten gegebenen Anweisungen (Tempo, Richtungswechsel etc.) umsetzen, ohne den Rhythmus des Pferdes zu stören. Pferd und Führer müssen sich gut kennen und einander vertrauen.

## Indikationen

Im Vordergrund der Hippotherapie stehen angeborene und erworbene zentrale Bewegungsstörungen mit folgenden Symptomen:

- Spastik (sehr hohe Muskelspannung)
- Paresen/Plegien (schlaffe Lähmungen)
- Ataxie (Koordinationsstörungen)

Krankheitsbilder, die in der Hippotherapie behandelt werden, sind z. B. Hemi-/Tetraparese, Querschnittslähmung, Multiple Sklerose, Infantile Cerebralparese, Spina bifida und Diplegie.

## Wirkung

Die rhythmischen dreidimensionalen Bewegungen des Pferderückens in der Gangart Schritt fordern vom Patienten gangtypische Reaktionen in seinem Rumpf. Die daraus resultierenden spezifisch motorischen Ziele sind:

- Tonusnormalisierung in Rumpf und unteren Extremitäten
- Förderung der selektiven Kraft in der Muskulatur der Wirbelsäule und der Hüftgelenke
- Verbesserung der Gelenkbeweglichkeit in der Lendenwirbelsäule und im Hüftgelenk
- Erhaltung, Förderung und Provokation von Haltungsreaktionen
- Verbesserung der Symmetrie und der Gleichgewichtsreaktionen im Sitz
- Erfahren von Rhythmus
- Lockerung überlastungsbedingter Lumbalgien (Rückenschmerzen)

## Die dreidimensionale Bewegungsübertragung

### *Die zwingende Primärbewegung: der Vorwärtsschub*

Das Pferd läuft vorwärts und transportiert dabei das auf ihm sitzende Becken des Patienten (zwingend) mit nach vorn, der Oberkörper muss folgen. Im thorakolumbalen Übergang (zwischen Brust- und Lendenwirbelsäule) geschieht dies durch kleine Extensions- und Flexionsbewegungen (strecken und beugen) auf der Sagittalebene in den verschiedenen Segmenten dieses Wirbelsäulenabschnittes.

### *Die subtilen Primärbewegungen: die Seitneigung nach rechts-links und die Rotation des Beckens*

Die selektiven Bewegungen des Pferderückens in der frontalen und horizontalen Ebene können vom Patienten unterdrückt werden und müssen dann entsprechend durch den Therapeuten verbal oder manipulativ unterstützt werden.

## Befund

Bevor der Patient zum ersten Mal auf das Pferd steigen darf, ist eine genaue Befundaufnahme von Sensibilität, Tonus (Muskelspannung), Gelenkbeweglichkeit und Kraft unabdingbar. Der Befund gibt Aufschluss über eventuell zu erwartende Schwierigkeiten und hilft bei der Wahl des Pferdes, der Hilfsmittel und der Behandlungsstrategie. Der ausführliche Befund ist an dieser Stelle sicher nicht aufzuzeigen, wichtige Tests für den „Hausgebrauch" jedoch sind:

a) Kraft der Rücken- und Gesäßmuskulatur: Sie wird im Sitz mit Bodenkontakt der Füße durch freihändige Oberkörpervorneigung getestet. Die Position sollte 30–60 Sekunden gehalten werden können. Wenn dies schwer oder nicht möglich ist, muss beim Stoppen des Pferdes mit einem Vorfallen des Oberkörpers auf den Pferdehals gerechnet werden.
b) Kraft der Bauch- und Hüftgelenksmuskulatur: Test wie bei a) nur durch Rückneigung des Oberkörpers. Wenn es schwer oder nicht möglich ist, muss beim Anreiten mit einem Nachhintenkippen gerechnet werden.
c) Beweglichkeit der Hüftgelenke in Abduktion (Abspreizung): kann im leicht erhöhten Sitz an der Bankkante getestet werden. Beide Knie sollten gleichzeitig zur Seite gespreizt werden können. Der Therapeut drückt passiv etwas nach, um das Bewegungsende erspüren zu können. Insgesamt benötigt man für einen schmerzfreien Sitz auf dem Pferd 70–80° Abspreizung.
d) Test der Ausdauer: Wie lange der Patient aufrecht und freihändig auf der Bank sitzen kann, gibt Auskunft über die mögliche Länge und Qualität der Therapiestrecke.
e) Tonusprüfung: Zeigt der Patient deutliche Spastik oder krampfen seine Beine bei Fußsohlenkontakt, sollte unbedingt auf Steigbügel verzichtet werden, da sonst während der Therapie unablässig die Spastik reflexartig ausgelöst wird.

## Hilfsmittel

### *Der Sattel*

Er ist das häufigste Hilfsmittel in der Hippotherapie. Da er oberhalb des Pferderückens liegt, leicht erhöht durch ein Sattelkissen, ist die Hebelwirkung bei der Bewegungsübertragung größer und es kommt mehr Bewegung in Rumpf und Becken an. Durch den erhöhten Sitz muss auch die erforderliche Abspreizung der Beine nicht so groß sein wie beim direkten Sitz mit Decke auf dem Pferderücken. Die harte Oberfläche des Sattels erleichtert das Spüren der Gesäßknochen und ermöglicht somit die bessere Wahrnehmung der Bewegungsimpulse. Dieser Effekt kann durch ein Schaffell gemindert werden, falls erwünscht. Ein Westernsattel gibt aufgrund seiner Einrahmung des Beckens durch Vorder- und Hinterzwiesel mehr Sicherheit und fördert das Zulassen der gewünschten Bewegungen.

### *Decke mit Gurt*

Es gibt verschiedene Arten von Therapiegurten, welche ähnliche Wirkungen haben. Je nachdem, ob es gewünscht ist, dass der Patient sich stützen kann oder nur festhalten soll, wählt man flexible oder starre Griffe. Durch den direkten Sitz auf dem Pferderücken mit Decke oder Pad ist der Hebel bei der Bewegungsübertragung kleiner und somit kommt die Bewegung weniger stark beim Patienten an. Dies kann für Patienten mit geringer Ausdauer hilfreich sein. Das Wahrnehmen der Körperwärme ist für die Spastik eines Patienten nicht wirklich ausschlaggebend, da die Differenz zwischen Pferd und Mensch lediglich 0,5–1 °C beträgt.

### *Steigbügel*

Steigbügel werden in der Hippotherapie nur sehr selten eingesetzt, z. B. bei schlaffer Lähmung der unteren Extremitäten oder bei starken Lumbalgien, um das Gewicht der Beine zu parkieren und den Rücken zu entlasten. Dabei muss beachtet werden, dass es durch den Fußsohlenkontakt nicht zum Auslösen einer Spastik kommt, welche die optimale Ausgangsposition auf dem Pferd verhindern würde. Der Einsatz von Steigbügeln birgt eine mögliche Gefahr, da es zum Durchrutschen der Schuhe kommen kann, welches ein Patient mit Paresen nicht spürt oder kontrollieren kann, so dass man immer Sicherheitssteigbügel verwenden sollte.

## Literatur

Künzle, U. (2000): Hippotherapie auf den Grundlagen der Funktionellen Bewegungslehre Klein-Vogelbach: Hippotherapie-K®: Theorie, praktische Anwendung, Wirksamkeitsnachweis. Springer, Berlin/Heidelberg

# Therapeutisches Reiten und Logopädie

*Von Susanne Blume*

*„Gelehrt sind wir schon genug. Was uns fehlt, ist Freude, was wir brauchen, ist Hoffnung, was uns Not tut, ist Zuversicht, wonach wir schmachten, ist Frohsinn.“*
(Curt Götz/Leitspruchkalender)

Meine Praxis für Logopädie besteht seit März 2000 in Oberhonnefeld-Gierend, einem kleinen Ort am Rande des Westerwaldes. Hier werden Menschen mit Sprach-, Stimm- und Schluckstörungen behandelt. Da es eine sehr ländliche Gegend ist, in der nur wenige Logopäden ansässig sind, war es mir möglich, die Praxis auf meinem Bauernhof zu eröffnen, und einen Teil meiner Arbeit mit dem Therapeutischen Reiten zu verbinden. Auf dem Gelände stehen zwei Therapiepferde (Isländer) zur Verfügung. Zusätzlich gibt es drei Jungpferde, die noch zu Therapiepferden ausgebildet werden. Alle leben im Winter im Paddock und werden im Sommer tagsüber auf die Weide gelassen.

*„Denn die Sprache ist die Kleidung unserer Gedanken“*
(Samuel Johnson/Leitspruchkalender)

Die menschliche Sprache ist sehr störungsanfällig. Störungen können vor oder nach Abschluss der Sprachentwicklung auftreten. So können einzelne Laute vertauscht oder fehlgebildet werden, wie z. B. bei einer Dyslalie. Fast 75–80 % aller Kinder durchlaufen innerhalb der Sprachentwicklung eine Phase des unflüssigen Sprechens. Kommen weitere ungünstige Faktoren, z. B. in der Umgebung, oder eine gewisse Disposition hinzu, kann es zum Stottern kommen (Heap 2000,17,38).

Das Therapeutische Reiten kann bei unterschiedlichen Störungsbildern als sinnvolle Ergänzung zur Logopädie eingesetzt werden: so bei Sprachentwicklungsverzögerung, Dyslalie, Myofunktionelle Störungen, Dysarthtrophonie, Stottern u.v.m. (Abb. S. 108).

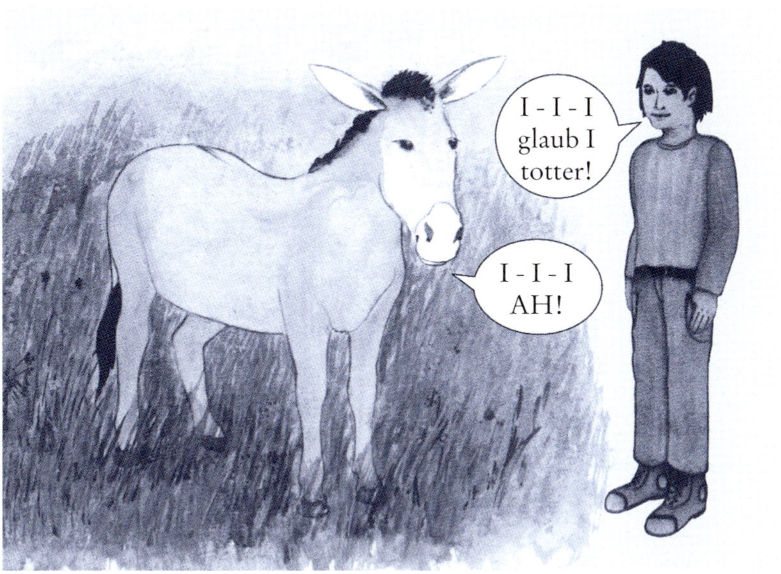


## Fallbeispiel

Miriam, eine 13-jährige Patientin, fiel durch eine entwicklungsbedingte „Sprechunflüssigkeit" im Kleinkindalter auf, die sich zum Stottern hin entwickelte. Es besteht eine familiäre Disposition und sie erhielt mehrere Monate logopädische Unterstützung. Nach einer stotterfreien Phase während der Grundschulzeit, kam es zu einem Aufflackern der Symptomatik mit 13 Jahren.

Miriam besuchte die achte Klasse eines Gymnasiums. Ihre schulischen Leistungen, speziell die mündliche Mitarbeit, wurden durch das Stottern stark beeinträchtigt. Daraufhin war sie elf Monate bei mir in logopädischer Behandlung.

Ich arbeitete in Anlehnung an Van Riper (1999). Miriam machte sehr gute Fortschritte, konnte aber das Erarbeitete noch nicht auf den Alltag übertragen. Deshalb sollten verschiedene Elemente im Therapeutischen Reiten aufgegriffen und vertieft werden, damit auch Stresssituationen zu bewältigen sind. Hieraus ergaben sich folgende Ziele:

- Miriam soll die Pferde in ihrer Umgebung kennen lernen, um eine intensive Beziehung aufzubauen und Vertrauen zu finden.

- Sie soll Entspannung ohne Leistungsdruck erleben und die Wahrnehmungsfähigkeit, speziell für die Atmung, soll sensibilisiert werden.
- Die Entspannung soll auf andere Situationen, speziell auf das Sprechen, übertragen werden können.
- Das Abstoppen soll vor, während und nach dem Stotterblock genutzt werden, um die darauf folgende Pause für die Entspannung und Sprechplanung (Van Riper 1999, 133–151) zu nutzen.
- Die einzelnen Elemente sollen auch in Stresssituationen griffbereit sein.

Miriam konnte in der ersten Stunde zwischen zwei Pferden wählen und suchte sich Svala, eine 30-jährige Stute, aus. Diese kann zeitweise „zickig“ reagieren, sie kann aber auch Grenzen verdeutlichen und fühlt sich überwiegend für die Erziehung der Jungpferde verantwortlich.

## Verlauf

In den ersten Stunden wurden Rituale wie z. B. intensives Begrüßen, Halfter holen und eigenständiges Aufhalftern sowie das Belohnen nach der Arbeit eingeführt. Schon in der ersten Stunde freute sich Miriam darauf, endlich einmal in den Paddock gehen zu können, da sie die Pferde bisher nur vom Zaun aus begrüßen konnte. Sie ging gleich auf die einzelnen Pferde zu, streichelte und liebkoste sie. Es dauerte nicht lange, da rief sie: „Ich hole schon mal das Halfter!“ und sprang freudig davon. Nachdem Svala und sie den Hof, den Garten und die Scheune erkundschaftet hatten, wurde es für Miriam schnell zu einer Selbstverständlichkeit, dass Svala immer eine dicke Belohnung verdiente. Mit Liebe verrührte sie Svala das Futter und reichte es ihr zwischendurch sogar immer wieder mit der Hand an. Durch intensives, ausgedehntes Kraulen an Svalas Lieblingsstellen und Streicheln beim Verabschieden wurde deutlich, dass eine intensive Beziehung zwischen den beiden entstanden war.

Miriam lernte Übungen, wie z. B. harte und weiche, kalte und warme Stellen zu finden und im weiteren Therapieverlauf zu berücksichtigen. Da sie häufig sehr abgehetzt und angespannt durch den schulischen Stress in die Stunde kam, wurde es immer wichtiger, innerhalb der Therapie die Entspannung ohne Leistungsdruck zu erleben. Immer öfter kam es vor, dass Miriam in der kurzen Besprechungszeit im

Praxisraum mitten im Satz den Faden verlor und einen Aussetzer hatte. Zudem wurde die Stottersymptomatik durch ein falsches Atemmuster verstärkt.

Zunächst war es für Miriam besonders wichtig, ohne jegliches Putzzeug Svala abzustreicheln, da sie immer gleich ins mechanische, schnelle Putzen geriet und sich somit selber anspannte und unter Druck setzte. Deshalb bekam sie das eigentliche Putzzeug erst in der sechsten Stunde, als deutlich zu erkennen war, dass die Bewegungen mit Ruhe und Besinnlichkeit ausgeführt wurden. Ihre Sensibilität in der Wahrnehmung wurde bei der Atemwahrnehmungsübung unter dem Tuch, wenn außer Blubbern und Rumoren auch noch andere Geräusche in Svalas Bauch zu hören waren, besonders deutlich.

Die Aufgabenstellung, Svala ein wenig das Winterfell herauszuzupfen, übernahm sie selbstständig und konnte sich hierbei richtig hinein vertiefen. Jetzt wurde es immer wichtiger, diese Besinnlichkeit und innere Ruhe auch auf andere Situationen und speziell auf das Sprechen zu übertragen. Hierzu wurde dann das „Abstoppen“ in den Vordergrund gestellt, d. h. Miriam wurde durch das Anhalten des Pferdes gezeigt, dass auch sie Pausen zulassen kann und sich beim Sprechen Zeit nehmen darf.

Beim ersten Aufsitzen zeigte sich wieder eine ähnliche Hektik wie beim Putzen. Als ich ihr daraufhin die Aufgabe stellte, beim mehrmaligen Auf- und Absitzen eine Möglichkeit zu finden, die Svala am liebsten hat, beschrieb Miriam gleich die langsame, vorsichtige Art: „Hierbei wackelt sie nicht so und reißt den Kopf nicht so hoch.“ Meine Ergänzung, das Aufsitzen vielleicht auch anzukündigen, setzte sie schließlich so um, dass sie mit beruhigender Stimme sagte: „Svala, bleib schön stehen, nicht weggehen, jetzt komm ich.“ (Foto S. 111 oben)

In der nächsten Stunde führte ich Miriam, die auf Svalas Rücken saß, durch das Gelände. Auf meine Frage hin, wie es ihr gefallen habe, antwortete sie: „Ja, das war richtig toll, so einfach la, la, la, la, la durch die Gegend getragen zu werden.“ Für mich war es ein Signal, einen Schritt weiter gehen zu können. Zunächst gingen wir wieder durch die Wiesen, während ich Svala immer wieder anhielt und mal schnell, mal langsam, weitergehen ließ. Miriam genoss ersichtlich das Getragenwerden. Dann sprach ich den Reim „Der Bach“ Satz für Satz vor und Miriam sollte ihn für Svala nachsprechen. Wir versuchten das Sprechen den verschiedenen Geschwindigkeiten anzupassen. Das probierten wir dann auch in der nächsten Stunde mit einer Bildgeschichte. Im Gegensatz zu den Reimen geriet Miriam dabei wesentlich schneller ins Stottern und verlor schnell den Faden.

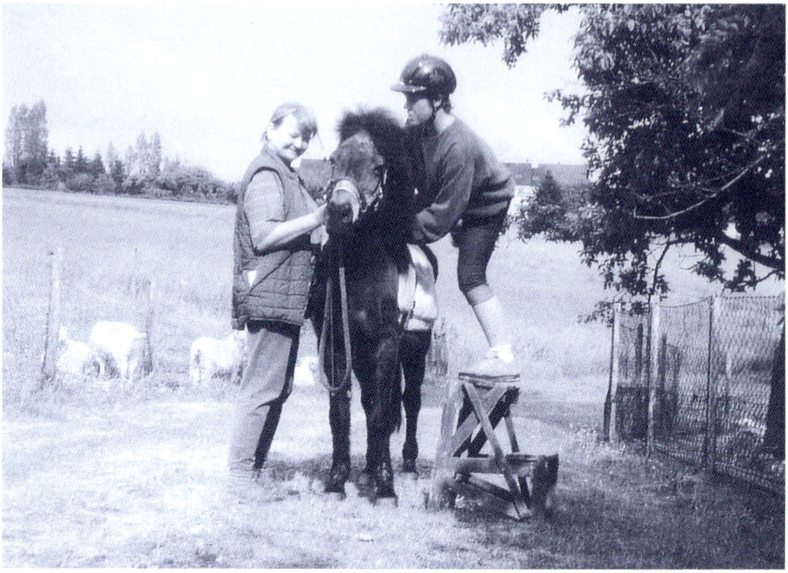

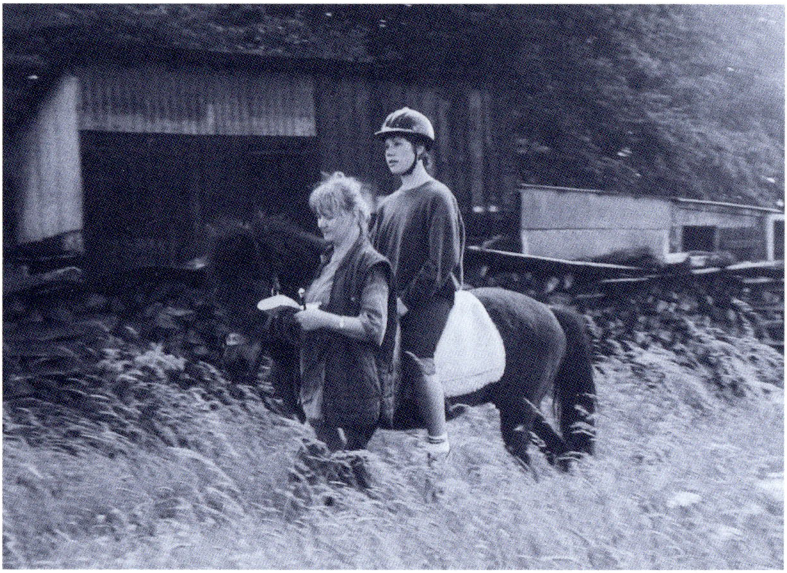

Wir konnten so wunderbar das „Abstoppen" üben und hatten sehr viel Spaß, wenn Svala zeitweise nur zwei oder drei Schritte gehen konnte, bevor wir wieder eine Pause bzw. Sprechpause einlegen mussten. Miriam versuchte dann sehr bald, die Pausen länger auszudehnen, um sie zur Sprechplanung und Artikulationsfindung zu nutzen. Aufgefallen ist ihr auch, das Svala beim langsamen Führen eigentlich immer schneller laufen, und sie selbst eigentlich langsamer sprechen wollte, aber dennoch immer schneller wurde (Foto S. 101 unten).

In den nächsten Stunden versuchten wir, die Erfahrungen auf andere Situationen zu übertragen. Ich bereitete einen Parcours vor. Als Miriam durch den Parcours ritt, geriet sie jedoch ein wenig in Panik, als sie sah, dass die eingesammelten Ringe auch noch auf einen Ständer geworfen werden sollten. „Das konnte ich noch nie!" rief sie und warf prompt alle daneben. Ihre Gelassenheit fand sie jedoch im Slalom wieder.

Beim zweiten Durchgang wurde sie schon beim Einsammeln der Ringe nervös, deshalb forderte ich sie auf, nicht sofort die Ringe zu werfen, sondern zunächst über den Weg durchs Flatterband zu gehen, wo sie durch das Bücken erst einmal tief durchatmen musste. Beim Werfen war sie dann ganz überrascht, dass nur ein Ring daneben ging. Als sie einen Ball fangen sollte, erwähnte sie gleich: „Ich konnte noch nie richtig fangen" und es gelang ihr nicht. In einer kurzen Nachbesprechung klärten wir, ob es wirklich ihr Problem war, die Ringe zu klein waren oder der Ball nicht richtig geworfen wurde. Sie wirkte nicht nur gegen Ende dieser Stunde erleichtert, sondern man konnte insgesamt häufig beobachten, dass Miriam mit einem etwas bedrückten Gefühl kam und richtig beschwingt, manchmal singend und springend das Halfter wegbrachte und sich verabschiedete.

Unsere Parcoursdurchgänge führten wir in der zwölften Stunde dann auch noch mit sprachlicher Begleitung durch. Während Miriam die Reime flüssig sprach, geriet sie nun bei den Bildgeschichten wieder ins Schleudern.

In der nächsten Stunde mussten wir, wegen Regen, umdisponieren. Da ich anfangs schon einmal beobachtete, dass Miriam durch das Kraulen und Streicheln von Svala insgesamt ruhiger wurde, gab ich ihr verschiedene bunte Bänder, die sie in deren Mähne und Schweif flechten sollte. Zunächst brauchte Miriam wieder einige Zeit, um nicht in Hektik zu geraten. Auch ihr geringes Selbstbewusstsein zeigte sich durch Äußerungen wie: „Das wird nichts, ach das sieht gar nicht schön aus, so unordentlich!" Sie war vorher schon niedergeschlagen, da sie während der Woche so häufig gestottert hatte. Als ich sie fragte, was

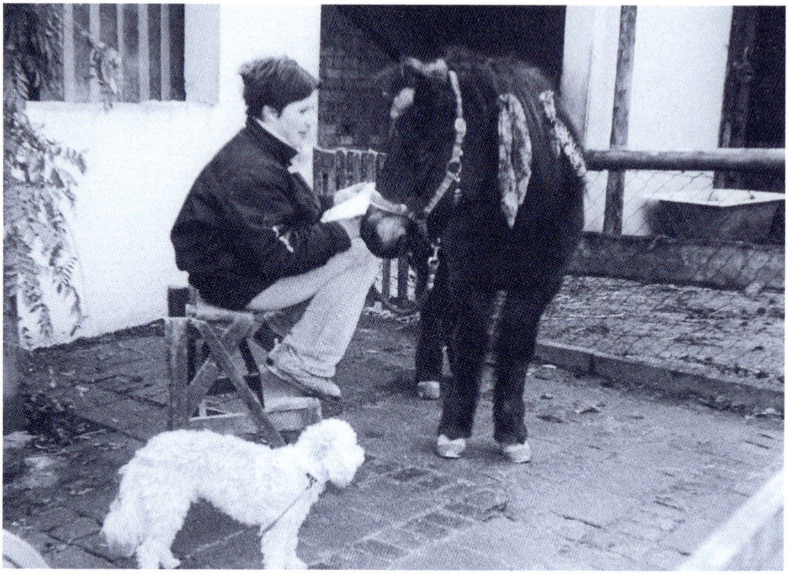

sie nicht gut konnte, beschrieb sie eigentlich alles, woran wir arbeiteten. Für mich war es ein positives Zeichen, denn es zeigte mir, dass sie genau wusste, wo ihre Schwachstellen lagen, und dass nun die Voraussetzung gegeben war, die Inhalte der letzten Therapiestunden auch auf andere Situationen zu übertragen.

Da es die letzte Stunde vor ihrer Urlaubsreise nach Italien war, sagte ich ihr, sie solle doch Svala zum Abschied noch etwas vorlesen und gab ihr den Text „Der Falke“. Da Svala ja eine alte Dame sei, müsse Miriam den Text für sie natürlich ganz langsam lesen, erst beim Flechten und dann noch einmal, neben ihr sitzend.

Nach einer kurzen Nachbesprechung über die mögliche Bedeutung des Textes, sagte sie gleich: „Den nehme ich mit in den Urlaub, schreibe ihn in mein Heft und lerne ihn auswendig.“ Richtig beschwingt fragte sie, ob sie ihrer Mutter noch Svalas Zöpfe zeigen könnte.

## Rück- und Ausblick

Zur Vertiefung und Festigung der einzelnen Elemente der Therapie, provozierte ich bei Miriam Stresssituationen, indem ich unsere Parcoursdurchgänge unter Zeitdruck durchführte. Wir waren beide überrascht als überhaupt keine Symptome auftraten. In den letzten Stunden nahm ich Svala als Handpferd mit ins Gelände. Der Ausritt galt dem freien Sprechen unter Berücksichtigung der gelernten Methoden. Als ich Miriam fragte, warum sie nicht stotterte, geriet sie vor Überraschung ins Stolpern.

Insgesamt ist eine positive Veränderung Miriams zu beobachten. Während sie im Therapieraum häufig gar nicht wusste, was sie in Situationen des „Ausgeliefertseins“ machen könnte, um mit dem Stottern anders umzugehen, kann sie nun genau beschreiben, worauf es ankommt und nutzt immer mehr die Gelegenheiten, dies auszuprobieren. Außerdem hat sie aufgehört, sich für jedes Problem verantwortlich zu fühlen und überträgt erlebte Situationen aus der Reittherapie auf den Alltag. Es wurde ersichtlich, dass sie durch den Vertrauensaufbau zu Svala Ruhe und einen Weg zu sich selbst finden konnte.

Miriam besucht inzwischen die Realschule. Sie nutzte gleich die neue Klassensituation zur besseren Mitarbeit. Insgesamt sind die Stottersymptome weniger geworden, nur zweimal ist sie im Unterricht hängen geblieben, erklärte aber daraufhin gleich, dass sie einen Sprachfehler hätte, und es deshalb etwas länger dauern könnte.

Miriam wirkt insgesamt selbstbewusster. Sie traut sich in Alltagssituationen mehr zu und kann unbefangen von ihrer Sprachstörung sprechen. Da sie inzwischen gut mit den nur noch selten auftretenden Symptomen umgehen kann, beschlossen wir, eine Therapiepause einzulegen.

## Literatur

Arnold, G. (Hrsg.) (1995): Die Sprache und ihre Störungen. Springer, Wien

Brügge, W., Mohs, K. (2005): Therapie funktioneller Stimmstörungen. Übungssammlung zu Körper, Atem, Stimme. 5. Aufl. Ernst Reinhardt, München/Basel

Heap, R. (Hrsg.) (2000): Wenn mein Kind stottert. Ein Ratgeber für Eltern. 3. Aufl. Burg & Druck, Stolberg

Katz-Bernstein, N. (1997): Aufbau der Sprach- und Kommunikationsfähigkeit bei Redefluss gestörten Kindern. Ein Sprachtherapeutisches Übungskonzept. 7. Aufl. Edition SCH/SPC, Luzern

Kittel, A.(2000): Myofunktionelle Therapie. 5. Aufl. Schulz-Kirchner, Idstein

Luchsinger, R., Arnold, G. E. (1995): Handbuch der Stimm- und Sprachheilkunde. Die Sprache und ihre Störungen. Band 2. Springer, Berlin/Heidelberg/New York

Richter, E., Brügge, W., Mohs, K. (2007): So lernen Kinder sprechen. Die normale und die gestörte Sprachentwicklung. 6. Aufl. Ernst Reinhardt, München/Basel

Van Riper, C. (1999): Die Behandlung des Stotterns. 3. Aufl. Bundesvereinigung Stotterer-Selbsthilfe, Köln

# Reittherapie als Ergänzung der Ergotherapie

*Von Christiane Herda*

## Ergotherapie und ihre Anwendungsgebiete

Ergotherapeutische Behandlungen werden bei Menschen jeden Alters mit Erkrankungen und Störungen aus den medizinischen Fachbereichen Neurologie, Psychiatrie, Gerontologie, Orthopädie, Rheumatologie, Traumatologie und Pädiatrie durchgeführt. Ergotherapie ist eine medizinisch-therapeutische Fachrichtung, wird vom Arzt verordnet und gilt als Heilmittel gemäß § 124, Abs. 1 SGBV. Es werden Menschen behandelt, bei denen Störungen der Ausdauer und Belastbarkeit, psychischen und emotionalen Fähigkeiten, Grob- und Feinmotorik, Koordination, Wahrnehmung, Hirnleistung, Sensomotorik sowie Sensibilität auftreten. Ziele der Ergotherapie sind:

- Stabilisierung aller vorhandener Fähigkeiten
- Erweiterung der Handlungsfähigkeiten und damit der Selbstständigkeit
- Förderung der Wahrnehmung in allen Sinnesbereichen
- Nutzung der vorhandenen Kompetenz
- Förderung und Stabilisierung der Gedächtnisleistung Aufmerksamkeit, Konzentration sowie Orientierung
- Verbesserung und Erhaltung von individuell bestimmter Lebensqualität
- Verbesserung der Kontaktfähigkeit
- Erwerb sozialer Kompetenz
- Verbesserung von Defiziten im sensomotorischen/perzeptiven Bereich

In jedem Bereich ist es wichtig, die individuellen Bedürfnisse der Patienten zu erkennen und eine ganzheitliche Behandlung durchzuführen. Für jeden Patienten muss ein geeignetes Behandlungsverfahren gefunden und begründet werden. So stehen z. B. in der Neurologie Ausfällen vorbeugende, psychologische Kriterien sowie das Handlungsvermögen verbessernde, in der Gerontologie lebensaufbauende und -erhaltende, in der Psychiatrie stützende und in der Pädiatrie entwicklungsfördernde Maßnahmen im Mittelpunkt. Die Pädiatrie stellt für die Ergotherapie einen sehr großen Anwendungsbereich dar. In der Pädiatrie werden Kinder und Jugendliche mit körperlichen, geistigen und seelischen Entwicklungsrückständen, Störungen oder Ausfälle des Bewegungsapparates, Störung der Aufnahme und Verarbeitung von Sinnesreizen sowie Verhaltensstörungen in Form von übermäßiger Angst, Aggression, Abwehr, Passivität oder Hyperaktivität behandelt.

Es gibt viele therapeutische Behandlungsverfahren, die von den Ergotherapeuten eingesetzt werden, z. B. Bobath, Affolter, Frostig, Feldenkrais usw. In jedem dieser Verfahren könnte man die Reittherapie einbeziehen. Außerdem kann die Sensorische Integrationstherapie (SI-Therapie nach Ayres) eingesetzt werden, die ihrerseits von einer Reittherapie begleitet werden kann.

## Was ist Sensorische Integration?

Sensorische Integration beinhaltet die Aufnahme von Sinnesreizen, ihre Weiterleitung und Verarbeitung im Nervensystem bis hin zu (handlungsauslösenden) Reaktionen. Zahlreiche Reize, die an das Gehirn geleitet werden, werden gefiltert, sortiert, verstärkt und abgeschwächt, integriert und organisiert. Einzelreize werden zu einem Gesamtbild zusammengesetzt. Diese ständigen Prozesse beginnen lange vor der Geburt; die Synapsenverschaltung entwickelt sich im frühen Kindesalter besonders schnell und unterliegt lebenslang Änderungen. Sensorische Integration ist Grundlage für Bewegung, Sprache und Lernen sowie für Handlungen.

Das Gehirn wird bei allen Formen von Bewegungen, auch unwillkürlichen, mit Reizen versorgt. Wie ist die Beschaffenheit des Körpers, die Beziehung der einzelnen Körperteile zueinander und ihre Bewegungsmöglichkeit im Raum (= Körperschema)? Somatosensorische, kinästhetische, visuelle und auditive Erfahrungen werden gesammelt und bilden den Ausgangspunkt für Bewegungsplanung. Wenn das innere Modell des Körpers (Bewegungsorganisation) gestört ist, nennen wir das Dyspraxie. Bei allen Formen der Dyspraxie ist die Handlungskompetenz des Kindes eingeschränkt, häufig wirken diese Kinder ungeschickt oder unselbstständig in ihren Aktivitäten und Bewegungen.

Eine große Bedeutung für den Prozess der Sensorischen Integration spielen die so genannten Nahsinne. Der Propriozeptiv (durch Propriozeptoren in Muskeln, Sehnen und Gelenken vermittelte Wahrnehmung der Stellung und Bewegung des eigenen Körpers) sowie der Vestibular- und Tastsinn sind die drei Basissinne, mit denen Kinder erste Selbsterfahrungen machen. Die visuellen und auditiven Informationen ergänzen die Basissinne.

Diese drei Basissysteme (taktil, propriozeptiv und vestibulär) sind für das Körperschema und die „innere Landkarte" verantwortlich. Aus ihnen bilden sich die auditiven, visuellen, olfaktorischen (Geruchssinn) Sinne sowie die Körperwahrnehmung heraus. Sie sind Grundlage für die grobmotorischen, feinmotorischen und kognitiven Fähigkeiten. Störungen treten sehr selten isoliert auf.

Ohne eine Integration der einzelnen Funktionen in das Gehirn sind Lernen sowie die Anpassungsfähigkeit an die Umwelt beeinträchtigt und müssen therapiert werden.

## *Sensorische Integrationstherapie*

Ist der Prozess der Sensorischen Integration gestört, können unterschiedliche Probleme auftreten, z. B.:

- Entwicklungsverzögerungen und -diskrepanzen
- verzögerte Sprachentwicklung und Kommunikationsprobleme
- Aufmerksamkeitsdefizite, Verhaltensauffälligkeiten und Hyperaktivität
- Handlungsungeschicklichkeit
- Lernprobleme
- psychosomatische Schwierigkeiten

Die Betroffenen erscheinen in der ergotherapeutischen Behandlung häufig regressiv oder aggressiv. Gearbeitet wird in der Ergotherapie meist mit Schaukeln, Matratzen, Bällen, Ringen und weiteren Materialien, welche die Sinne ansprechen. Die Sensorische Integrationstherapie lässt sich hervorragend mit den Zielformulierungen der Ergotherapie verbinden, da sie die Förderung der Handlungskompetenz des Patienten in den Vordergrund stellt. In der Therapie soll das Kind lernen, seine eigenen Fähigkeiten einzusetzen und damit Selbstvertrauen zu gewinnen. Dabei kommt sowohl der emotionalen Befindlichkeit des Kindes als auch der sozialen Interaktion eine zentrale Bedeutung zu.

Dabei sollen die sensorischen Integrationsprozesse wie vestibuläre, propriozeptive, taktile oder andere somatosensorische Bereiche gefördert werden.

### *Begleitende Reittherapie*

Reittherapie als Ergänzung der Ergotherapie bei einer Sensorischen Integrationstherapie anbieten zu können, hat die Vorteile, eine emotionale Beteiligung und eine höhere Motivation beim Klienten zu erreichen. Besonders bei so genannten „therapiemüden" Kindern kann wieder eine Basis zum Mitmachen geschaffen werden. Da wiederkehrende Situationen mit unterschiedlichen Effekten auftreten (das Pferd reagiert nicht immer gleich), ist der Abwechslungsfaktor sehr groß und eine bestimmte Aufmerksamkeit wird erzielt (der Klient muss aufpassen, reagieren). Dadurch werden gleichzeitig mehrere Sinnesbereiche abgedeckt. Außerdem wird eine multiple Stimulation und damit eine ganzheitliche Förderung durch die zusätzliche Nutzung der Infrastruktur (Natur, Witterung etc.) erreicht. Die Variationsmöglichkeiten sind hierbei sehr groß. Hinzu kommt, dass das Pferd nicht wertet, den Klienten so nimmt, wie er ist und durch sein Verhalten unterstützend wirkt, aber auch Grenzen zeigen kann. Das Pferd bietet die vielfältigsten Reize, man kann es auf viele verschiedene Arten erfühlen, riechen und hören. Selbst jede einzelne Betrachtung fällt unterschiedlich aus und man kann auf viele verschiedene Weisen mit dem Pferd kommunizieren (verbal oder nonverbal). Das Pferd macht Freude und stärkt das Selbstwertgefühl.

Neben den aktiven Handlungen mit dem Pferd sind auch passive Momente von großer Bedeutung, um den Kindern folgende Erfahrungen zu ermöglichen:

- den Körper in Ruhe zu spüren, sich darauf zu konzentrieren, nicht aktiv sein zu müssen
- sich passiv zu erleben, sich tragen und fallen zu lassen, zu entspannen, unterscheiden zu lernen, was man mag und was unangenehm ist

Dabei können individuell die oben genannten Hilfsmittel der Ergotherapie einbezogen werden.

## Die Basissinne und die Folgen ihrer Störung

Im Folgenden werden die oben beschriebenen Basissinne sowie die Folgen einer Störung dieser Sinne näher erläutert. Zusätzlich werden Therapieschwerpunkte und ergotherapeutische Mittel, die man einsetzen kann, sowie die Auswirkung der Reittherapie auf einzelne Bereiche dargestellt.

## *Die taktile Wahrnehmung (Berührungs- und Tastsinn)*

Wichtigstes Organ ist die Haut. Sie entwickelt sich bereits in den Schwangerschaftsmonaten und empfängt Reize wie Berührung, Kälte, Wärme, Druck und Vibration. Wenn das taktile System funktioniert, kann der Körper auf Reize reagieren und diese interpretieren. Im Laufe der Entwicklung des taktilen Systems ist es uns so auch möglich, blind die Form und Struktur von Gegenständen zu ertasten.

Bei Störungen kann es zu einer Hypo- oder Hypersensibilität kommen.

**1. Hyposensibilität:** Das Kind sucht ständig nach intensiven taktilen Reizen, fasst alles an, hat lange orale Phasen, matscht gerne, ist temperaturunempfindlich, schmerzunempfindlich, feinmotorisch ungeschickt, hat zu hohe Kraftdosierung (ist oft grob zu anderen) und reagiert verspätet. Kinder mit solchen Störungen benötigen ein hohes Reizangebot, um auf ein entsprechendes Erregungsniveau zu kommen.

**2. Hypersensibilität:** Das Kind reagiert abwehrend auf Berührungsreize, taktile Reize können nicht abgeschaltet werden, die Hemmung der taktilen Information klappt nicht und das Schutzsystem überwiegt. Deshalb kann es auch oft zu Störungen im Kontaktbereich kommen (das Kind wird von anderen missverstanden). Es kommt zur Tonussteigerung bei Berührungen. Außerdem kann eine erhöhte Empfindlichkeit gegen bestimmte Materialien, Überaktivität oder auch Zurückgezogenheit hervorrufen.

## *Therapie bei einer Hypo- oder Hypersensibilität*

Bei diesen Störungsformen ist es wichtig, klare eindeutige Berührungsreize zu geben und die Eigenstimulation aufzugreifen. Das Hantieren mit schweren Gegenständen oder kühlen glatten Materialien ist ebenfalls stimulierend für diese Kinder.

Als ergotherapeutisches Material kann alles genutzt werden, was die Hautoberfläche stimuliert, z. B. Sand, Kleister, Ton, Bohnen, Tastsäckchen, Fingerfarben, Rasierschaum, Igelbälle, Trommeln und Hämmer sowie Vibrationsreize (bei Hyposensibilität).

Das Pferd als Medium bietet viele verschiedene Stimuli für die taktile Wahrnehmung, z. B. Haare (Schweif, Mähne), Fell (Sommer-, Winterfell), weiche, harte, warme, kalte, trockene und feuchte Stellen sowie Körperwärme und Atem des Pferdes.

Bei der Pflege können Holz-, Plastik- und Metallbürsten, Halfter und Sattelzeugmaterial verwendet werden. Beim Füttern Heu, Stroh, Körner und Äpfel. Auch das Wetter bietet Reize für die Sinne.

Kinder, die möglichst viele Stimuli brauchen, sollte man z. B. mit den Händen das Fell putzen oder Futter zubereiten lassen. Dies kann intensiviert werden, indem man die Tätigkeiten mit geschlossenen Augen durchführen (erfühlen) lässt. Überempfindliche Kinder dagegen müssen sehr vorsichtig behandelt werden und können langsam (durch Abstand), z. B. erst durch Füttern und Stallarbeit, dann durch Putzen mit Putzzeug an das Pferd herangeführt werden. Dies ermöglicht ihnen einen angstfreien Zugang zum Pferd.

### *Das propriozeptive System (Tiefensensibilität)*

Die Muskeln, Sehnen, Gelenke und Knochen sind wichtig für Bewegungsempfindung, Gliederstellung und -bewegung sowie Muskelkoordination mit Bewegung (Kinästhesie).

Die Propriozeption zeigt Druck, Zug und Vibration – ohne Bewegung – an. Funktioniert das tiefensensible System, kann die Kraftdosierung entsprechend erfolgen (z. B. mit welcher Kraft ich einen Gegenstand hochhebe), Bewegungen können geplant werden, Stellungen der Glieder zueinander können ohne visuelle Kontrolle wiedergegeben werden. Dies ermöglicht uns, motorische Reaktionen und geschickte, angepasste Körperbewegungen durchzuführen.

Störungen der propriozeptiven Wahrnehmung können nur hyposensibel sein. Das Kind ist dann nicht in der Lage, Körperbewegungen und Stellungen sowie Muskelkraft präzise wahrzunehmen. Es hat Schwierigkeiten bei bestimmten Bewegungen, stößt sich häufig an, fällt hin und kann seine Kraft nicht richtig dosieren. Diese Kinder können dann Lageveränderungen des Körpers nur mit sehr groben, unökonomischen Gleichgewichtsreaktionen beantworten und widmen ihrer Haltungssicherung zu große Aufmerksamkeit.

### *Therapie bei Störungen der propriozeptiven Wahrnehmung*

Diesen Kindern sollten eindeutige propriozeptive Reize gegeben werden, aber wohl dosiert. Das Kind braucht Zeit, um Reize zu verarbeiten. Ganz wichtig ist, viel Bewegung (rhythmisch, da die Tonusregulierung gesteigert wird) mit großer Variationsmöglichkeit einzubauen. Ergotherapeutische Materialien sind alle, die Zug oder Druck ausüben wie Trampolin, Bällebad, Klettergerüst, Gewichtsmanschette oder Massagegeräte.

Das Pferd als Medium sowie seine Umgebung geben viele Möglichkeiten der Proprioreizstimulation. Dies beginnt bei der Stallarbeit (Schubkarren schieben, ausmisten etc.), der Begrüßung des Pferdes (anstupsen, umarmen) sowie bei der Pflege wie Massieren, lockeres Abklopfen.

Der Körper muss immer dem Putz- und Abtastvorgang angepasst sein, z. B. Strecken der Arme und Beine beim Putzen von Rücken, Hals, Kruppe und Mähne oder Beugen beim Putzen von Bauch und Beinen. Die ständigen Veränderungen, z. B. das dreckige oder saubere Fell mit Bürste oder Händen zu putzen, stimulieren das Kind. Durch das Putzen mit Bürste und Striegel wird ein Anspannungs- und Entspannungsspiel der Muskeln erreicht (besonders beim Abstreifen).

Kraftdosierung, z. B. bei vorsichtigem Putzen am Kopf und kräftigem Bürsten am Rumpf, ist erforderlich. Das „Spüren“ intensiviert sich bei Widerstandsveränderungen, z. B. beim Hufe auskratzen oder Bein halten (auch wenn es sich bewegt). Auch die unterschiedlichen Materialien (Lehm und Steine von der Koppel, Mist oder Späne) tragen zur Stimulation bei. Hier ist viel Kontraktion gefordert und eine starke Zug- und Druckbeanspruchung der Muskeln und Gelenke wird erreicht.

Häufig ist es so, dass Kinder mit sensorischen Störungen sehr grob zu den Pferden sind, da sie selbst sehr feste Berührungen brauchen, um sich zu spüren. Sie drücken, schieben, klopfen und umarmen das Pferd zu fest. In diesen Situationen suchen die Kinder nach Widerständen. Der Therapeut muss dafür sorgen, dass dies nicht zu Lasten des Pferdes geht.

**Weitere propriozeptive Reize.** Indem das Kind mit dem Schubkarren fährt oder Heuballen rollt, kann eine angepasste Kraftdosierung erreicht werden. Beim Aufsitzen werden die Muskeln unterschiedlich beansprucht. Es entsteht Druck und Zug auf die Arme beim Hochziehen und auf die Beine beim Hochheben. Auf dem Pferd können unterschiedliche Übungen durchgeführt werden wie Strecken und Beugen,

Führen des Pferdes auf hartem, steinigem oder unebenem Boden sowie an Hängen. Auch andere Reitübungen können hilfreich sein.

Der Schwierigkeitsgrad kann erhöht werden, indem man Aufgaben mit geschlossenen Augen durchführen lässt (auch gute Vestibularstimulation). Kinder mit propriozeptiven Störungen fällt dies schwer, sie merken oft nicht, wenn sie rutschen. Deshalb muss auch hier für jedes Kind individuell eine Anpassung erfolgen. Zu beachten ist dabei, dass man ein nicht zu sensibles oder nervöses Pferd, sondern eher ein energisches, Widerstand leistendes Pferd wählt.

### *Das vestibuläre System*

Bogengänge und Vestibulum geben hier dem Körper Rückmeldung über die Stellung des Kopfes zur Schwerkraft, Veränderungen von Bewegungen sowie Richtung und Tempo. Die wichtigste Aufgabe ist die Gleichgewichtsfunktion, wodurch uns der aufrechte Gang ermöglicht wird. Das vestibuläre System beeinflusst den Muskeltonus und fördert die Tiefensensibilität. Es ist die Voraussetzung für räumliches Sehen sowie Raumvorstellung und ermöglicht uns eine Differenzierung der Körperbewegung von der Bewegung im Blickfeld. Funktioniert das vestibuläre System, kann auch das Hören und Sehen richtig integriert werden.

Bei Störungen kann es zu einer Hyper- oder Hyposensibilität kommen.

**1. Hypersensibilität:** Das Gleichgewichtssystem reagiert auf Reize zu stark. Das Kind zeigt Unsicherheiten gegenüber den Schwerkrafteinflüssen. Es meidet alle Bewegungen, bei denen der Vestibularsinn angesprochen wird.

**2. Hyposensibilität:** Das Gleichgewichtssystem ist untererregt und verarbeitet nicht genügend Impulse. Das Kind ist grobmotorisch ungeschickt, stolpert und fällt häufiger hin als Gleichaltrige, kann Gefahren nicht abschätzen und wird bei Konzentrationsspielen schnell müde. Auch in der Therapie lässt die Aufmerksamkeit schnell nach. Häufig ist die Koordination beider Körperhälften gestört, d. h. es liegt eine ungenügend ausgebildete Dominanz vor. Solche Kinder suchen extreme Gleichgewichtsreize, z. B. fahren sie gerne Karussell oder schaukeln viel, und das möglichst schnell und wild. Sie sind oft chaotisch, toben, rasen herum und unternehmen waghalsige Dinge.

## Therapie bei Störungen der vestibulären Wahrnehmung

Durch verlangsamtes Lernen im Ursache- und Wirkungsbereich sollten möglichst oft gleiche Situationen geschaffen werden. Das Kind kann an unterschiedlichen Materialien und Therapiegeräten Gleichgewichtsreaktionen verschiedenster Arten provozieren und so lernen, angemessen in Zeit und Umfang auf die motorischen Herausforderungen zu reagieren. Man sollte viel über Tiefensensibilität und ebenso mit Druck arbeiten, da daraus eine Tonusregulation folgt.

Ergotherapeutische Materialien sind Schaukeln und Bänke aller Art, Sitzkissen, Pezziball, Wackelbrett, Pedalo sowie Trampolin. Alles was schaukelt, wackelt, dreht und sich verschiebt kann verwendet werden, um das vestibuläre System zu stimulieren.

Das Pferd als Medium erzeugt schon mit seiner Bewegung einen Stimulus des vestibulären Systems. Vor allem die dynamisch und rhythmisch sich wiederholenden, jedoch nicht gleichen Bewegungen regen das Kind an. Dies fordert dem Kind ständige Anpassungsreaktionen ab. Es muss sich bemühen, mit dem Pferd im Gleichgewicht zu sein und nicht herunter zu rutschen. Eine gute Rumpfaufrichtung kann erreicht werden. Hierbei kann man die Reizintensität durch Tempo, Gangart, Stellungen auf dem Pferd, Richtungswechsel, Bodenbeschaffenheit sowie durch bestimmte Übungen variieren.

Bei einer Hypersensibilität ist es wichtig, das Kind nicht zu überfordern. Jede Lageveränderung des Kopfes stellt einen vestibulären Reiz dar, z.B. beim Putzen des Bauches sich nach vorne zu beugen, oder beim Auskratzen der Hufe (Kopf wird aus der Senkrechten gebracht). Bewegungsübergänge vom Boden weg sollten langsam angebahnt werden, d. h. es sollte viel vom Boden aus gearbeitet werden (mit Anlehnen, in der Hocke arbeiten etc.), bevor es zum Aufsitzen kommt. Hier muss man Bewegungsübergänge mit großen Kontaktflächen zum Pferdekörper schaffen.

Zunächst sollte man das Sitzen auf dem stehenden Pferd einleiten (bei kleineren Kindern evtl. mit Therapeut, da dies zusätzlichen Halt und Sicherheit gibt). Durch Übungen (sich nach vorne oder hinten legen) kann man dann das vestibuläre System zusätzlich stimulieren. Hierbei sollte mit einem Gurt mit festen Griffen gearbeitet werden.

Bei einer Hyposensibilität sind meist die Haltungsreaktionen mangelhaft ausgebildet. Solche Kinder können nur schwer ihren Kopf aufrecht halten, sitzen meist mit Rundrücken auf dem Pferd und wirken schlaff. Diese Kinder merken meist nicht, wenn sie zur Seite rutschen und zeigen generell weniger Schutz- und Abstützreaktionen. Sie brauchen starke Reize. Tempo- und Richtungswechsel können helfen, den Muskeltonus aufzubauen. Erst wenn das vestibuläre System ausreichend stimuliert ist, kann die visuelle Wahrnehmung gut verarbeitet werden.

Auch die Koordination beider Körperhälften (die bei Kindern mit herabgesetzter Gleichgewichtsreaktion meist mangelhaft ist) wird durch die gangtypischen Bewegungsimpulse des Pferdes gefördert (im Schritt erfolgt die Bewegungsübertragung des Pferdes über diagonale Bewegungsstimuli, d. h. rhythmisch abwechselnd wird die rechte und linke Körperhälfte stimuliert).

Weitere vestibuläre Reize sind das Aufsteigen (Muskeltonus, Hochziehen, Ausbalancieren) und das Absitzen (z. B. über die Kruppe abrutschen). Die Anforderungen können beliebig gesteigert und variiert werden. Unebenes Gelände, das Pferd über Hindernisse führen oder auf dem Pferd sitzend Hindernisse überwinden, verschiedene Stellungen auf dem Pferd ausprobieren (rückwärts/seitwärts sitzen) und auch Volitgierübungen (Mühle, Fahne, Vierfüßlerstand bis zum Stehen auf dem Pferd) sind geeignet. Alle Übungen sollten mit offenen oder geschlossenen Augen, am stehenden oder gehenden Pferd durchgeführt werden.

Hier sind der Vielfalt fast keine Grenzen gesetzt. Es gelten natürlich individuelle Abstimmungen auf das jeweilige Kind.

In der Reittherapie gehört zu den therapeutischen Effekten auch das Wohlbefinden, die Freude und der Spaß am Mitmachen. Die Reittherapie ist mit vielen anderen Therapieformen kombinierbar, da mehrere Bereiche gleichzeitig abgedeckt und therapiert werden.

## Literatur

Ayres, A. J. (2002): Bausteine der kindlichen Entwicklung. Die Bedeutung der Integration der Sinne für die Entwicklung des Kindes. 4. Aufl. Springer, Berlin/ Heidelberg/New York

# Therapeutisches Reiten mit Kindern aus der Psychomotorischen Therapie

*Von Christina Bär*

Das Therapeutische Reiten bietet innerhalb der Entwicklungsförderung für Kinder sinn- und wertvolle Erweiterungsmöglichkeiten an. Für einen positiven Therapieverlauf sind neben der Indikation zur Reittherapie nicht nur die angemessenen Therapieziele und die richtige Methodenwahl entscheidend. Ebenso bedeutend sind auch jene psychosozialen Faktoren, welche in der Dreier-Interaktion von Kind – Pferd – Therapeut/in entstehen.

Welche Möglichkeiten kann das Therapeutische Reiten (TR) bei Kindern mit psychomotorischen Störungen anbieten? Wo sind dem TR Grenzen gesetzt, bzw. wann ist eher eine herkömmliche Psychomotorische Therapie (PM) angezeigt?

Einige mir wesentliche Reflexionen und Erfahrungen habe ich nachstehend zu einer Übersicht gesammelt. Die Themen werden mit Fotos aus der fünfmonatigen Reittherapie mit Daniel, einem siebenjährigen Jungen, illustriert und haben rein exemplarischen Charakter. Daniel wurde aufgrund einer Hyperkinese, schlechter taktil-kinästhetischer Wahrnehmung sowie Verhaltensauffälligkeiten der Psychomotorik überwiesen.

## Die Psychomotorische Therapie

Die PM richtet sich vorwiegend an Kinder im Kindergarten- und Grundschulalter, welche in ihrem Bewegungs-, Wahrnehmungs- und Beziehungsverhalten beeinträchtigt sind. Psychomotorische Störungen kommen aus Bereichen der fein- oder grobmotorischen Fertigkeiten, des Orientierungssinnes, der Haut- und Tastempfindlichkeit, des Gleichgewichtsgefühls, der Antriebssteuerung, der Tonusdosierung, der Körperwahrnehmung und der Konzentrationsfähigkeit. Die Kinder sind in ihren Entwicklungs-, Handlungs- und Ausdrucksmöglichkeiten beeinträchtigt. Dies bringt sie häufig auch innerhalb ihres sozialen Rahmens in eine spezielle Situation/Rolle und lässt schwierige

Interaktionen im Umfeld entstehen. Kinder mit psychomotorischen Störungen leben meist auch in einer psychosozial erhöhten Belastungssituation.

### *Ziele der Psychomotorik-Therapie*

Die Psychomotorische Therapie möchte:

- die Grob-, Fein- oder Grafomotorik (inkl. Händigkeit) verbessern; die Wahrnehmung und das Körpergefühl fördern und differenzieren
- dem Kind einen eigenen Bewegungsausdruck ermöglichen und ihm dadurch neue Verhaltensformen finden lassen
- das Kind an neue Strategien für einen anderen Umgang mit seinen Schwierigkeiten heranführen, seine Stärken und sein Selbstbewusstsein fördern
- das Umfeld für die Schwierigkeiten des Kindes sensibilisieren sowie geeignete Umgangs- und Unterstützungsmöglichkeiten suchen

In einem speziell eingerichteten Therapieraum werden dem Kind innerhalb einer pädagogisch-therapeutisch ausgerichteten Interaktionsform verschiedenste Spiel-, Bewegungs- und Körpererfahrungen angeboten.

## Spezielle Möglichkeiten des Therapeutischen Reitens

### *Kinder mit sekundär bedingten Verhaltensauffälligkeiten*

Kinder mit psychomotorischen Störungen haben bereits jahrelange Erfahrungen mit Hilfestellungen oder Zurechtweisungen von Bezugspersonen in ihrem Umfeld erlebt. Bei einigen Kindern führen diese Erlebnisse zu Verhaltensschwierigkeiten, welche ihnen weitere Entwicklungsfortschritte erschweren. Solche Kinder sind sehr sensibel und haben ein schlechtes Selbstwertgefühl oder eine unsichere Selbsteinschätzung. Sie können mit Korrekturen, Hilfestellungen oder auch nur Anregungen von außen schlecht umgehen. Sie zeigen sich wenig einsichtig, sind stur und bleiben an ihren unrealistischen oder unsachgemäßen Handlungsweisen oder Ideen haften. In der Psychomotorik ist bei solchen Kindern die Stellung der Therapeutin als Lehrerin und das häufig schulisch eingebettete, räumliche Setting anfänglich oft ungeeignet, um dem Kind den notwendigen Schonraum für variantenreiche Reaktionsformen anzubieten. Im TR wird die Therapeutin weniger als Lehrerin, sondern eher als Helferin wahrgenommen. Der Rahmen mit dem Pferd bietet dem Kind einen außerschulischen, neuartigen Aktionsraum, welcher einen klaren, gleich bleibenden Inhalt hat: der Kontakt mit dem Pferd. Dies kommt Kindern mit einem unsicheren Selbstwert, mit Einstiegs- oder Übergangsschwierigkeiten sehr entgegen. Das Pferd empfängt das Kind, lässt ihm Zeit anzukommen und stellt, ohne dass das Kind dies als einengend erlebt, den klaren Rahmen für künftige Tätigkeiten. Die Therapeutin hat hier die Chance, sich aus dem Beziehungsgefüge zurückzuziehen und sich auf vermittelnde sowie kompetenzstärkende Interaktionen zu beschränken, z. B. durch Vorzeigen. Das TR hat logische Abläufe sowie klare Grenzen durch gegebene Gefahren oder Abneigungen/Vorlieben des Pferdes. Dies zu erleben hilft dem Kind, das Nachmachen oder Neulernen gewisser Fertigkeiten, das Einhalten von Regeln oder das Annehmen von Korrekturen ohne Angriff auf sein Selbstwertgefühl und innere Autoritätskonflikte zu erleben (vgl. auch: Kinder mit Kontaktschwierigkeiten).

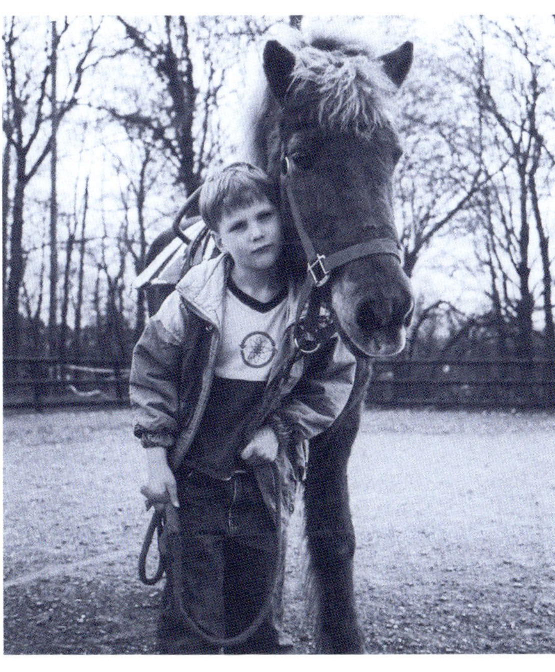

### *Kinder mit taktiler Überempfindlichkeit*

Kinder mit einer stark reizbaren Hautwahrnehmung weichen ungewohnten Materialien aus. Zu beobachten ist dies beispielsweise in einer Abneigung, ungewohnt aussehende, nasse, klebende oder raue Materialien zu berühren. Hinzu kommt, dass taktil empfindliche Kinder die Nähe anderer, Körperkontakt oder selbst einfache Handberührungen (sei es durch andere Kinder, die Lehrkraft oder Eltern) nur schlecht ertragen. Sie reagieren darauf abweisend, steif, zurückgezogen oder auch ungewollt impulsiv, was sie sozial in eine negative Rolle drängen kann. In der PM wird versucht, die taktile Wahrnehmung mittels Werk- und Gestaltelementen, dem Experimentieren mit Materialien oder mit Hilfe der Einbettung in Geschichten, zu einer angemessenen Verarbeitungsweise anzuregen. Dies kann auch durch ganzkörperliche Kontakterfahrungen geschehen (bspw. sich zwischen Matten durchquetschen oder durch Massagen).

Dabei kann die Psychomotorik-Therapeutin dem Kind sensorische Spürerfahrungen anbieten; der in der ganzen Problemkonstellation enthaltene Beziehungsaspekt kann jedoch nicht annähernd so berücksichtigt werden, wie es das TR ermöglicht. Das Wahrnehmen und Spüren der Körpernähe kann im Kontakt und mittels der Beziehung zum Pferd sensorisch, emotional und psychosozial erlebt werden. Vermag das Kind die körperliche Nähe zum Pferd im Einklang mit sich zu erleben, ist das eine bedeutsame Erfahrung für ein bislang taktil überempfindliches und abwehrendes Kind. Um dies zu erreichen, müssen solche Kinder jedoch sehr sorgfältig, ohne Druck und mittels einer langsamen taktilen Kontaktanbahnung innerhalb der Beziehung zum Pferd an solche Erlebnisse herangeführt werden.

### *Kinder mit einer ungenügenden taktil-kinästhetischen Wahrnehmung*

Diese Kinder benötigen sehr viele Druck- und Spürerlebnisse, um in ihren Aktivitäten eine sensibilisierte Wahrnehmung zu entwickeln. Kinder mit einer ungenügenden Taktil-Kinästhetik haben Mühe, ihre Bewegungsimpulse und ihre Kraftdosierung der tatsächlichen Notwendigkeit anzupassen: Häufig verwenden sie zu viel Druck und nehmen das Ende ihrer Bewegungsausführung erst bei Widerstand wahr (bremsen deshalb meist erst, wenn sie anstoßen, was z.B. zu einem sehr unsanften Streicheln des Ponys führt). Oft kann bei diesen

Kindern auch ein instabiler Rumpf und ein allgemein tiefer Grundmuskeltonus beobachtet werden. Neben Bewegungs- und Wahrnehmungsmöglichkeiten benötigen die Kinder reflektierbare Handlungen: z. B. viele Wiederholungsmöglichkeiten, welche durch kleine Varianten erweitert werden sowie Rückfragen zur bewussten Input-Verarbeitung.

Das TR beinhaltet für Kinder mit einer ungenügenden taktilkinästhetischen Wahrnehmung sehr viele Möglichkeiten: Das Pferd bietet mit seinem Körper und seinem Fell, gekoppelt mit der emotionalen Beziehung, ein ideales Medium zur „Nachnährung“ von Tast- und Hauterlebnissen. Ist das Kind emotional dem Pony zugewandt, wird seine Sensibilität für die Aufnahme der Berührungen zusätzlich verstärkt. Tast- und Wahrnehmungsaufgaben am Pferd sind möglich, z. B. knochige Körperteile, Fell, Mähne und Schweif mit geschlossenen Augen herausfinden.

Kraft- und Druckerfahrungen können in der Arbeit mit dem Pferd gesammelt werden und haben eher realen als spielhaften Charakter.

Eine Impulskontrolle wird durch ein sensibles Pferd gewährleistet, welches auf zu starken Druck oder schnelle Bewegungen mit ausweichendem Verhalten reagiert. Es liegt dann an der Therapeutin, das Verhalten des Pferdes dem Kind verständlich zu machen und alternatives Verhalten mit dem Kind zu entwickeln.

Im TR sind zudem durch den gleich bleibenden Rahmen um die Pferdepflege viele Wiederholungsmöglichkeiten innerhalb begrenzter Aktivitäten gegeben, was dem Kind ein selbstständiges Realisieren von Fortschritten erleichtert.

### *Kinder mit einem unsicheren Gleichgewicht*

Gleichgewichtsstörungen können sich in verschiedener Weise ausdrücken:

a) in einer vestibulären Verunsicherung (das Kind erträgt wenig passive Bewegung, braucht festen Boden unter den Füßen) oder
b) innerhalb des aktiven Bewegens: Das Kind fällt beim Balancieren oder beim Springen oft um, zeigt eine ungenügende Rumpfstabilität. Dabei gibt es Kinder, die ihre Schwierigkeiten mit einem überhöhten grobmotorischen Ausführungstempo kompensieren und präzise Bewegungsanforderungen vermeiden.

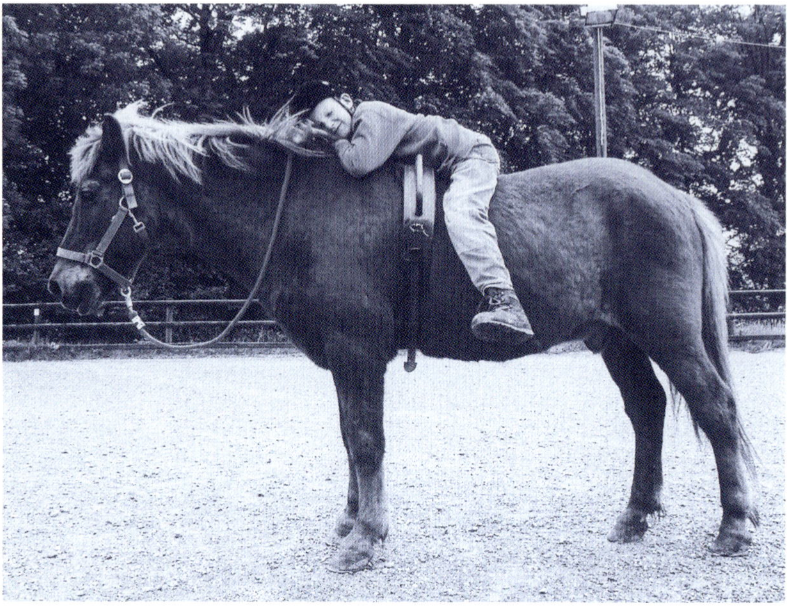

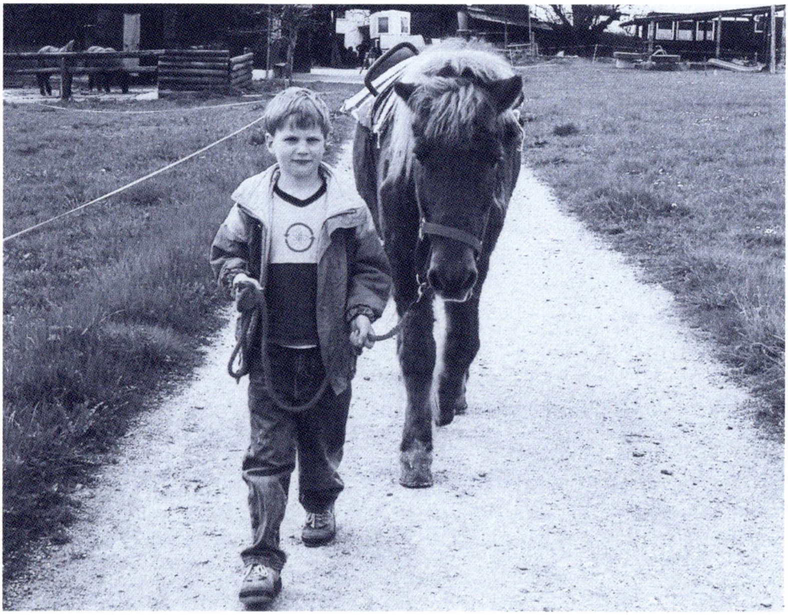

**zu a)** häufig sind diese Störungen gekoppelt mit einer taktilen Überempfindlichkeit. In der Psychomotorik werden hier oft schaukelnde Materialien wie Hängematten oder Schaukelbretter eingesetzt, wobei es den Kindern hierbei schnell schwindlig wird. Eine Dosierung ist mit Materialien allgemein leichter möglich als beim Reiten auf dem Pferd: Hier sitzt das Kind oben oder es steht auf dem Boden. Deswegen ist bei solchen Kindern ein langsames Herangehen an das Sitzen auf dem Pferd wichtig, z. B. durch:

- ein Erleben der erhöhten Perspektive, das „von oben sehen" (z. B. von der sicheren Rampe aus)
- ein seitliches Ausprobieren des Abstieges: Wodurch das Kind die Höhenunterschiede erleben kann und sicherer wird
- eine weiche Unterlage beim ersten Aufsitzen (hemmt die Angst vor dem Fallen)
- möglichst einen Boden unter den Füßen (z. B. Rampe) oder zumindest eine eigenständige Haltemöglichkeit (Gurtgriffe) anbieten
- ein Pferd, welches beim und nach dem Aufsteigen noch ruhig stehen bleiben kann

Die Entscheidung zum Reiten sollte vom Kind ausgehen. Die Motivation des Kindes ist entscheidend für die Chance des Therapeutischen Reitens: Während des Reitens im Reitsitz wird es dem Kind nicht schlecht, da der Kopf aufrecht ist und die Blickfeldstabilität in der Regel durch die Bewegungsimpulse angeregt wird. So vermag ein solches Kind auch längere Zeit auf dem Pferd zu verweilen, wobei zunehmend ein Kontakt und eine Verbindung des Körperschwerpunktes nach unten zum Boden wahrgenommen werden kann. Die vertrauensvolle Verlagerung des Körpergewichtes nach unten ist ein zentrales Erlebnis für Kinder mit einer Gleichgewichtsunsicherheit. Intensivierende vestibuläre Veränderungen können nach und nach hinzugenommen werden und im Gelände (durch Kurven, Geländesteigungen) oder mit kleinen Hindernissen geschehen. Da das Kind solche Veränderungen sehr stark wahrnimmt, sind sie in ihrem Schwierigkeitsgrad für das Kind nicht zu unterschätzen. Meines Erachtens bietet die Pferdebewegung eine ganz spezielle Form der passiven Bewegungserfahrung: Das Kind erlebt seine Körpermitte und vermag sein Gewicht nach unten abzugeben. Dabei erlebt es eine zunehmende Schwerkraftsicherheit, dank fein modulierten, gleichzeitigen Prozessen von Aufrichtung und Loslösung.

**zu b)** Das Erlebnis der Körpermitte und eine verbesserte Rumpfkontrolle kann auch für Kinder mit dynamischen Gleichgewichtsproblemen eine Hilfe sein. Grenzen sind beim TR in den motorischen Übungsmöglichkeiten mit Bewegungsimpuls aus den Beinen gesetzt (so z. B. Sprünge). In der besonderen Situation auf dem Pferd sind solche Kinder jedoch für Gleichgewichts- und Bewegungsaufgaben sehr motiviert und führen diese konzentriert und meist nicht in der gleichen Hast wie Kunststücke auf dem Boden aus.

### *Kinder mit einem durchwegs erhöhten Ausführungstempo*

Auch im TR werden solche Kinder ihre Hypermotilität beibehalten. Dabei kann die Notwendigkeit der Handlungen um das Pferd und die Beziehung zum Pferd regulierend helfen. An der Therapeutin wie auch am Pferd liegt es, Ruhe zu bewahren. Ein ruhiges Pferd kann auf ein hyperaktives Kind zentrierend wirken; wird das Tier jedoch selbst unruhig, so ist im leichteren Fall die Übersetzerhilfe durch die Therapeutin eine gute Chance, das Thema mit dem Kind gezielt anzugehen. Klare Grenzen sind jedoch angezeigt, wenn die Unruhe sehr stark ist und das Pferd vor dem Kind geschützt werden muss.

Eine sehr spezielle Möglichkeit zum Thema Tempo/Rhythmus bietet bei hyperaktiven Kindern die Fortbewegung mit und auf dem Pferd an: Beim Reiten hat das Kind einen klaren Platz, bewegt sich trotzdem vorwärts und wird oft durch die vorhandenen Bewegungs-Stimulis ruhig. Es nimmt sich wahr, ohne dass es sich aktiv (in seinem überhöhten Tempo) bewegen muss. Das bewusste Angehen der Thematik Tempo und Rhythmus ist für das Kind auf motivierende Weise möglich: In welchem Tempo fühlt es sich wohl? Wann beginnt das Kind (z. B. im Führen) verstärkt zu Atmen –wann das Pferd? In welchem Rhythmus kann ich meinen Atem – denjenigen des Pferdes spüren? Das Wahrnehmen eines gleichbleibenden Bewegungsrhythmus beim Reiten wirkt zentrierend auf das Kind. Das Erleben von Tempi-Varianten dient zur Reflexion.

### *Kinder mit visuell-räumlichen Problemen oder Orientierungsschwierigkeiten*

Die PM bietet dem Kind viele Möglichkeiten an, sich im zweidimensionalen oder konstruktiven Bereich zu üben (Labyrinthspiele, Bauten mit den großen Schaumstoffklötzen, Puzzles, Spiegelbildkonstruktionen usw.) Für eine lang anhaltende, intensive Wahrnehmung von verschiedenen Körper- und Raumrichtungen a) sowie für die Orientierungsfähigkeit im geräumigen Umfeld b) sind die Möglichkeiten innerhalb des Therapieraumes aber begrenzt.

a) **„Rechts-links-auf-ab-Erfahrungen":** Das Pferd bewegt das Kind im Schritt hin und her (nach rechts und links). Beim Reiten wird dies vom Kind stark empfunden und weckt ein klares Bewusstsein für seine beiden Körperhälften. Die Wahrnehmung kann durch Kurven ergänzt werden. Eine Verbindung mit räumlichen Begriffen wie „rechts-links" oder „auf-ab" kann vom Kind direkt erlebt werden. Beispielsweise, wenn es reitend entsprechende Richtungen wünscht oder – zu einem späteren Zeitpunkt – diese zu erraten versucht. Das Bewegungserlebnis der Seiten- und Raumrichtungen wird vom Kind auf dem Pferd (liegend oder sitzend) als sehr speziell und dadurch sehr prägend empfunden.

b) **Räumliches Gedächtnis:** Innerhalb von Spaziergängen mit dem Pferd kann sich das Kind in der Merkfähigkeit verschiedener Bezugspunkte üben und Sicherheit/Selbstständigkeit im Umfeld gewinnen. Auch für das Aufstellen von Parcours sind die Kinder sehr motiviert – sei es im Viereck oder im Wald. Es bieten sich hier viele Varianten und Wiederholungsmöglichkeiten an: das Kind führt das Pferd (welches den Parcours kennen lernen soll), dann führt die Therapeutin und geht mit dem reitenden Kind den Weg. Wird in einer nächsten Stunde der Parcours wieder aufgebaut, übt das Kind neben dem räumlichen Gedächtnis und der Planungsfähigkeit durch das Anleiten der Therapeutin auch die dazugehörigen Raumbegriffe.

### *Kinder mit Kontaktschwierigkeiten*

Kinder mit psychomotorischen Störungen, welche im Kontakt mit anderen Kindern oder Erwachsenen unsicher, abweisend oder anhänglich sind, haben vielfach auch innerhalb ihrer sensomotorischen Wahrnehmungsbereiche Schwierigkeiten. Die Kontaktschwierigkeit tritt entsprechend als sekundäre Problematik auf und kann bereits längere Zeit bestehen. Zu Beginn der PM-Therapie ist deshalb bei solchen Kindern oft ein vorsichtiger, längerer Beziehungsaufbau nötig. Im TR bietet sich die Chance, diese Zeit stark zu verkürzen. Ein Kind, welches keine schlechten Erfahrungen mit Pferden gemacht hat, ist dem Pferd gegenüber noch offen. Der Kontaktaufbau zum Pferd wird im

TR in den Vordergrund gestellt. Die Therapeutin verhält sich innerhalb dieses Beziehungsaufbaus zurückhaltend. Dank ihrer Handlungen und Wirkungsweise soll das Kind eine Vertrauensgrundlage im Umgang mit dem Pferd erhalten. Kinder mit Kontaktproblemen erhalten im Umgang mit dem Pferd die Möglichkeit, sich in der Beziehung grundlegend positiv und wertfrei erleben zu können, und auf ihre Weise den Beziehungsaufbau zum Pferd zu gestalten. Ein geeignetes Therapiepferd zeigt seinerseits Interesse am Kind. Das TR bestärkt somit das Selbstwertgefühl des Kindes.

### *Grenzen und Möglichkeiten des Therapeutischen Reitens bei Kindern mit psychomotorischen Entwicklungsschwierigkeiten*

**Grenzen des TRs:** Zusammenfassend kann gesagt werden, dass innerhalb des TR das Üben spezifischer Fertigkeiten, welche das Kind zu Hause oder in der Schule benötigt, begrenzt ist.

Feinmotorik/Grafomotorik: Basisfunktionen der Hand- und Fingerfertigkeit in Aufgaben oder Spiele zu integrieren, ist im TR begrenzt oder erschwert – für das Kind wird es beispielsweise wenig ersichtlich sein, weshalb es gerade mit dem Daumen-Zeigefinger-Griff die Haare aus dem Sarvisstriegel herauszupfen soll. Ein Zöpfeln der Mähne ist zwar feinmotorisch sehr intensiv, kann jedoch nicht in jeder Stunde als Bestandteil wiederholt werden. Eine Einbettung feinmotorischer Übungen in einzelne Spiele ist in der psychomotorischen Förderstunde im Raum einfacher möglich.

**Möglichkeiten des TRs:** Innerhalb der Arbeitsabläufe mit dem Pferd bietet die TR-Lektion für die taktile Wahrnehmungsdifferenzierung sowie für das Üben der Koordination der Hände viel Raum (z.B. Hufe auskratzen, Tastwahrnehmungen am Pferd, Crèmen und Einfetten von Wunden, Hufen oder Ledermaterialien).

Grafomotorisch kann vor allem auf dem Reitsitz, welcher für die bewusste Sitzhaltung sehr förderlich ist, in späteren Psychomotorik-Stunden Bezug genommen werden. Das Setting beim Pferd erlaubt jedoch kein Erarbeiten von Hilfestellungen oder Tricks, welche das Kind konkret in der Schule oder zu Hause anwenden kann (z.B. Stifthaltung einüben, Lage des Heftes auf dem Pult usw.).

Grobmotorik: Das TR bietet dem Kind sehr viele, motivationsreiche Varianten an, seine Körpersinne und die Grobmotorik zu unterstüt-

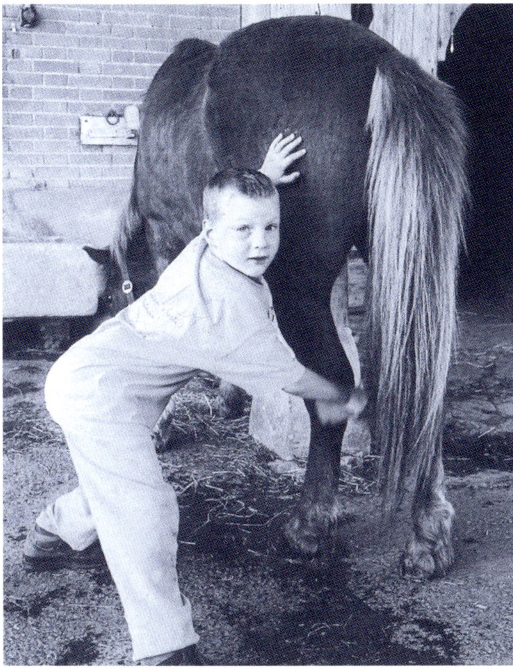

zen. Das erweiterte Üben für verschiedenste motorische oder soziale Fertigkeiten in der Umgebung bleibt vom Setting her im TR jedoch begrenzt. Es kann angenommen werden, dass das Kind über das positive Erleben des anfänglich neuen, ungewohnten TRs ein gestärktes Selbstvertrauen mitbringt und dadurch die notwendige Bereitschaft für weitere neue Aktivitäten im Umfeld entwickeln wird (dies z.B., wenn nach der Therapie keine weiterführende pferdebezogene Aktivität möglich oder gewünscht ist).

## Zusammenfassung

Für Kinder mit den beschriebenen Schwierigkeiten im sensorisch-motorischen Bereich, im emotionalen Kontakt- oder Antriebsverhalten, aber auch innerhalb spezieller räumlicher Wahrnehmungsbereiche, bietet das TR sehr viele, intensive Erlebnis- und Aktivitätsmöglichkeiten an. Dank dem Wesen des Pferdes, der handlungsbezogenen, logisch gegebenen Möglichkeiten und Grenzen sowie der emotional wie auch sensorisch starken Erlebnisübertragung auf das Kind, ist das TR eine wertvolle Verstärkung innerhalb der Entwicklungsförderung von Kindern mit psychomotorischen Schwierigkeiten.

## Literatur


Affolter, F. (2006): Wahrnehmung, Wirklichkeit und Sprache. 10. Aufl. Neckar, Villingen-Schwenningen

Ayres, A. J. (2002): Bausteine der kindlichen Entwicklung. Die Bedeutung der Integration der Sinne für die Entwicklung des Kindes. 4. Aufl. Springer, Berlin/Heidelberg/New York

Milz, I. (2006) : Neuropsychologie für Pädagogen. 5. Aufl. borgmann, Dortmund

Schweizerischer Verband der Psychomotoriktherapeutinnen und -therapeuten (2008): Berufsbild. In: www.astp.ch

# Reittherapie und pferdegestützte Rehabilitation bei vorwiegend körperlich kranken Menschen

*Von Beate Seide*

## Von der Patientin zur Therapeutin

*„Ein Arzt, der nie krank war, ist kein guter Arzt."*
(Konfuzius)

Im Februar 1988 fiel meine Welt in Scherben. Die Erst-Diagnose „Entzündung des Kreuz-Darmbeingelenkes" bedeutete ein Jahr Krankschreibung, ein Jahr Umschulung und eine gesundheitlich unsichere Prognose. Als Ursache wurde eine nicht unbedingt gutartige Immunkrankheit festgestellt. Soziale Kontakte brachen nach und nach ab, zunehmende Verunsicherung führten zu weiteren Rückzugstendenzen. Vage hoffte ich auf einen Rückweg in die Welt der Gesunden, aber es fehlten der Lotse und ein Ziel. Immerhin war ich durch meine Krankheit gewisser Verpflichtungen ledig, mit einer Ausnahme: mein Pferd Dana. Lange bevor Bodenarbeit bekannt wurde, hatten wir gemeinsam in der Halle Gangarten, Richtungswechsel und Cavalettiarbeit durch Stimmkommando erarbeitet. Ich wollte Dana nun wenigstens sehen, sie putzen und in der Halle laufen lassen. Bei dieser Arbeit war unsere Kommunikation durch meine Erkrankung nicht beeinträchtigt, und so ergab es sich, dass wir gemeinsam auch reiterlich völlig neue Kommunikationsmittel erfanden, sodass das Reiten nach einigen Monaten wieder möglich wurde.

Jahre später, nach kompletter beruflicher Neuorientierung, die auch die Trennung von Dana nötig machte, ermöglichte es mir mein Isländer Fauni durch sein einfühlsames Wesen, auch die Außenwelt der Wälder und Feldwege reiterlich zurückzuerobern.

Das endgültige Gelingen meiner Rehabilitation – nicht nur im Beruf, sondern auch im Alltag – ist das Verdienst dieser beiden Pferde. Diesen Erfolg möchte ich seither anderen Betroffenen auch ermöglichen, indem ich Therapeutisches Reiten anbiete.

## Fallbeispiele

*„Der größte Schritt ist der Schritt aus der Tür."*
(englische Redensart)

### *Chorea Huntington*

Frau H., zu Beginn der Therapie 36 Jahre alt, leidet unter Chorea Huntington (früher auch „Veitstanz" genannt), einer unaufhaltsam fortschreitenden Erkrankung des Zentralnervensystems, die nach Jahren bis Jahrzehnten zumeist in vollständige Pflegebedürftigkeit mündet. Eine ursächliche Therapie ist derzeit nicht bekannt. Die Hauptprobleme von Frau H. bestehen in Konzentrations- und Koordinationsstörungen, oft widersinnigen Handlungsimpulsen, einem Gefühl des „Davongewehtwerdens" bis hin zu Panikattacken und Ansätzen zu Tics, die sich vornehmlich in Händezittern und Störungen der Feinmotorik äußern. Anfangs beschränkten wir uns auf die Pferdepflege – rhythmisches Putzen, Massieren und sorgfältige Beobachtung. So entwickelte sich rasch ein intensiver Dialog zwischen Mensch und Pferd. Frau H. führte Fauni zunächst mit Hilfe, später alleine durch das Labyrinth und schließlich im freien Gelände. Erst nach einiger Zeit äußerte sie den Wunsch, auf ihm zu sitzen. Zu anderen Zeiten, in denen sie sich körperlich sehr schlecht fühlte, beschränkten wir uns auf das Beobachten der Pferde und den Kontakt bei der Begrüßung, beim Pflegen und beim Verabschieden. Das Reiten im eigentlichen Sinne spielte generell eine völlig untergeordnete Rolle.

### *Multiple Sklerose*

Frau B. ist mit 32 Jahren zum Zeitpunkt des Therapiebeginns komplett auf den Rollstuhl angewiesen. Wie sich in der ersten Stunde herausstellt, ist an ein Aufsteigen mit Hilfe der Leiter auch unter Assistenz nicht zu denken. Frau B.s rechter Arm ist durch die Spastik komplett an den Körper gezogen, den linken kann sie mit einiger Mühe und mit Unterstützung strecken. Nur mit Hilfe von zwei Personen und durch Anlehnen, z. B. an das Pferd, ist es ihr möglich, sich aufzurichten.

Sie begrüßt Fauni mit Streicheln, anschließend wird er geputzt. Dabei setzt Frau B. unter Führung der Therapeutin auch den rechten Arm mit dem Putzhandschuh ein, so dass aus der beidhändigen rhythmischen Bewegung ein Lösen der Spastik entwickelt werden kann. Eine weitere Hilfsperson sorgt für Ruhe im Umfeld und schiebt den Rollstuhl, wobei wir uns schrittweise um das ganze Pferd bewegen. Dann sind Pferd und Patientin so entspannt, dass Frau B. sich mit Hilfestellung an ihm aufrichtet, sich am Voltigiergurt festhält und mehrere Minuten in aufrechter Haltung an ihn gelehnt verbringt. Dabei verlässt sie die Rollstuhlperspektive und kann das Geschehen auf dem Hof auf Augenhöhe mit gesunden Menschen verfolgen – einmal in der Woche für ca. zehn Minuten.

Frau B. kam nie zum Sitzen auf dem Pferd.

## Knochenerkrankung

Frau R., eine erfahrene Reiterin, hatte früher ein eigenes Pferd. Nach der Diagnose „Plasmozytom", einer Art Blutkrebs, der zu extremer Knochenbrüchigkeit führt, kam es zum Einbruch mehrerer Wirbel. Monatelange Bettlägerigkeit, schwere Operationen und massive Chemotherapien waren die Folge. Aktives und selbstständiges Reiten war zu gefährlich und wurde von Frau R. auch nicht mehr gewünscht. Deswegen musste sie ihr Pferd verkaufen, sehnte sich jedoch danach, unter geschützten Bedingungen wieder mit Pferden zusammen sein zu können.

Wir begannen zunächst mit einfachen Umgangs- und Führübungen, wobei ich die Kontrolle von Faunis Verhalten übernahm, und gingen allmählich zum beschützten Reiten über. Frau R. stieg über die Leiter auf. In den ersten Sequenzen blieb sie passiv und spürte lediglich die Effekte des Bewegtwerdens. Daraus entwickelten wir zu dritt Möglichkeiten der minimalen Hilfengebung und des Dialogs zwischen Frau R. und dem Pferd, so dass sie sich mehr und mehr von der Therapeutin emanzipierte und im wahrsten Sinne des Wortes selbst die Zügel in die Hand nahm.

Zwar verboten sich infolge der Grunderkrankung schnellere Gangarten als Schritt, aber neben dem Reiten konnte Frau R. auch vertraute Alltagsarbeiten mit dem Pferd langsam wieder aufnehmen und daraus eigene Fähigkeiten im Hinblick auf die Alltagsbewältigung ableiten. Insbesondere genoss sie das gleichberechtigte Zusammensein mit Pferden und Menschen in dem Umfeld, das ihr als gesundem Menschen lange Zeit Hilfe und Stütze gewesen war.

Leider wurden die Phasen, in denen Therapie möglich war, immer seltener. Im Herbst 2001 erlag Frau R. ihrer Krankheit.

### *Herzerkrankung und fortgeschrittenes Alter*

Frau S., meine Mutter, war zum Zeitpunkt der Therapieaufnahme 76 Jahre alt und litt an multiplen Beschwerden wie Herzrhythmusstörungen, Bluthochdruck und Polyarthrose. Nach einer lebensbedrohlichen Herzattacke musste sie kurz nach dem Umzug in ein Seniorenstift einige Wochen im Krankenhaus verbringen. Diese Verluste und Erlebnisse mussten verarbeitet werden. Wir begannen im familiären Rahmen und ohne therapeutischen Anspruch mit Kontaktaufnahme, Putzen, Pferdepflege und Bodenarbeit, bis Frau S. sich trotz ihres fortgeschrittenen Alters spontan auch auf Fauni wagte. Nach einer Phase passiven Getragenwerdens wirkte sie erfolgreich mit Zügel und Gewicht auf das Pferd ein. Zu dritt unternahmen wir Spaziergänge ins Gelände. Später führte oder hielt sie Fauni bei meiner Arbeit mit Klienten.

Auch wenn Frau S. heute im Alter von 81 Jahren gesundheitsbedingt nicht mehr auf dem Pferd sitzen oder längere Strecken mit ihm gehen kann, genießt sie nicht nur den Kontakt zu Fauni, sondern auch den zu anderen Menschen sowie zu den Tieren im Stall. In der Arbeit mit Fauni wird ihr Bewegungsablauf flüssiger. Schmerzen und altersbedingte Handicaps verlieren zeitweise ein wenig von ihrer Übermacht.

## Phasen der Bewältigung

> *„Wir müssen die Art und Weise ändern, mit der wir auf unsere Erfahrungen reagieren. Denn unsere Probleme ergeben sich nicht aus dem, was wir erleben, sondern daraus, wie wir damit umgehen."* (Akong Rimpoche)

Die im Folgenden vorgestellten Phasen gelten auch für relativ kurze Erkrankungen und Traumata, d. h. solche, die sich über einige Wochen oder Monate erstrecken. Der Übergang zwischen körperlicher und seelischer Befindlichkeit ist dabei fließend. Keine gravierende körperliche Krankheit verläuft ohne entsprechende Auswirkung auf die Seele, und umgekehrt wirken sich primär seelische Erkrankungen auch auf den Körper aus – „es geht ihm an die Nieren", „sie nimmt es sich zu Herzen", „wir haben die Nase voll".

Im Idealfall werden alle Phasen sowohl auf körperlicher als auch auf seelischer Ebene nacheinander abgearbeitet und der Patient geht geläutert und gestählt aus der Krankheit hervor. Die Praxis sieht ganz anders aus, nicht zuletzt, weil die vollständige körperliche Heilung nicht immer die Regel ist. Viele Betroffene müssen eine längere Zeit, eventuell den Rest ihres Lebens, mit Restbeschwerden umgehen oder gegen Restbehinderungen ankämpfen, selbst wenn die akuten Symptome überwunden wurden und die konventionelle Medizin keine weitere Intervention mehr in Betracht zieht.

Wird der Verarbeitungsprozess jedoch nicht komplett durchlaufen, ist eine Heilung oder auch ein Fortschritt, z. B. das Arrangement mit der Erkrankung, nicht möglich. Bei der Konfrontation mit der Diagnose, also auch mit der Aussicht auf weiteres Leiden, durchlaufen die Betroffenen verschiedene Abschnitte bis zum Annehmen der Krankheit (nach Kübler-Ross 2001):

- Sich-nicht-bewusst-sein
- Unsicherheit
- Verleugnung
- Angst
- Abwehr
- Verhandeln
- Depression
- Annahme

Patienten und Therapeuten stehen oft vor einem diagnostischen Rätsel. Aussagen über den Verlauf der Erkrankung sind in bestimmten Fällen ebenso wenig möglich wie das Aufrechterhalten von Hoffnungen, während der Kranke dennoch Tag für Tag versuchen muss, mit der veränderten Situation fertig zu werden und diese in sein Leben und seinen Alltag zu integrieren. Auch wer im Prozess der Krankheitsverarbeitung in der Phase der Annahme angelangt ist, bleibt vor Rückfällen in vorhergehende Phasen häufig nicht verschont. Trauer-Arbeit muss täglich neu geleistet werden.

Physische Reaktionen und subjektives Krankheitserleben äußern sich beispielsweise in körperlicher und/oder seelischer Schwäche bei der Bewältigung von Alltag und Beruf.

## Interventionsmöglichkeiten

*„Damit das Mögliche entsteht, muß immer wieder das Unmögliche versucht werden."* (H. Hesse)

Jeder Fortschritt ist der Erfolg des Patienten selbst, das Resultat der erfolgreichen Annahme seines Schicksals, Therapiemaßnahmen unterstützen ihn lediglich dabei. Sicher ist jedoch, dass eine Behandlung im Sinne eines einfühlsamen Dialogs mit dem Kranken zumindest bezüglich seiner emotionalen Krankheitsbewältigung ungleich erfolgreicher ist als die Verordnung von Medikamenten oder Trainingsstunden auf mechanischen Übungsgeräten. Im Idealfall holt der Therapeut den Kranken dort ab, wo er steht, er geht wert- und vorurteilsfrei auf ihn zu und begleitet, korrigiert, stützt, trägt, aktiviert oder bremst ihn so weit wie nötig. Aber wie geht es dann weiter? Wie die gemachten Erfahrungen in den Alltag übertragen? Woher den Mut und die Energie dazu nehmen, wenn die Therapie oder Reha-Maßnahme vorbei ist?

Die meisten konventionellen Therapien sprechen die Emotionen und die kreativen Potentiale des Patienten nicht ausreichend an. Im ungünstigen Fall kommt es nach einiger Zeit zu einer Blockierung, und der Kranke ist für therapeutische Maßnahmen nicht mehr zugänglich. Die Verbindung zum eigenen Erleben wird nicht (mehr) aufrecht erhalten; folglich bleiben jegliches Erfolgserlebnis und natürlich auch jede „Compliance" aus, auch wenn der Kranke nach außen hin oft einen vernünftigen Eindruck macht und gewissenhaft seine Lektionen absolviert. Kinder und Erwachsene reagieren gleichermaßen mit solcher Therapiemüdigkeit, und je gravierender die Erkrankung, je heftiger das subjektive Erleben, desto stärker die entsprechende negative Resonanz. Verbale Argumente erreichen diese Patienten nicht mehr.

Wie erklärt sich im Gegensatz dazu der günstige Effekt der Reittherapie – der eindrucksvolle Zuwachs an motorischen Fertigkeiten und die allgemeine Stärkung von Selbstwertgefühl und Selbstvertrauen, die es dem Klienten selbst bei ungünstiger Prognose gestattet, ein gewisses Maß an Optimismus in den Alltag und damit in die Zukunft mitzunehmen?

Die konventionelle Medizin beschreibt heutzutage in erster Linie Defekte und Defizite, sodass sich insbesondere Menschen mit chronisch-progredienten Erkrankungen von der konventionellen Medizin häufig im Stich gelassen fühlen. Symptomatische oder palliative Therapiemaßnahmen erschöpfen sich nicht selten in der Gabe von Sedativa oder stimmungsaufhellenden Medikamenten mit ihrem eigenen Gefährdungs- und Suchtpotential.

Der heilpädagogische und auch der physiotherapeutische Ansatz formulieren individuell angepasste Ziele. Wenn die Behandelten nach längerer Therapiedauer jedoch feststellen, dass sich ihre eigenen Erwartungen oder die der Therapeuten nicht erfüllt haben, ist es schier unmöglich, diese Menschen aus dem Zustand der Resignation herauszuholen und für neue Aktivitäten zu gewinnen.

Es blieb ursprünglich der Pflege und der Psychotherapie überlassen, die Bedeutung der Ressourcen eines Menschen hervorzuheben und die ihm verbliebenen Möglichkeiten gleichrangig den Defiziten gegenüberzustellen.

Eine umfassende Therapie berücksichtigt Probleme, Defizite und Ressourcen gleichermaßen auf individuellem Niveau und spricht Erinnerungen, Wünsche und Emotionen an. Darin liegt wohl der Erfolg aller „künstlerischen" Behandlungsformen, sei es nun Musik, Tanz, Malen oder Modellieren, denn sie greifen auf tief liegende Erinnerungen an Rhythmus, Wiegen, Träumen und Entspannen zurück, wecken Gedanken an eine Zeit ohne Sorgen und Schmerzen. „Alles, was das Wohlsein des Patienten fördert, reduziert seine pathologischen Potenzen und unterstützt seine Anpassung." (Oliver Sacks)

So steht das Wohlbefinden des Patienten im Vordergrund der Reittherapie. Natürlich beinhaltet auch diese Therapieform Konfrontationen, Herausforderungen, Wagnisse und Opfer, aber es gibt kein Kräftemessen, keinen Negativvergleich mit Gesunden, keine Verlierer oder Gewinner. Jeder Patient hat sein Tempo und seine Ziele, doch das Pferd bewertet nicht.

## *Wesentliche Elemente des Therapeutischen Reitens bei körperlich kranken Menschen*

Das Pferd ist nicht nur etwas Schönes, Ästhetisches, es ist auch eine alte Märchen- und Traumgestalt, der wir jedoch konkret und leibhaftig begegnen können. Als bodenständiges Lebewesen setzt ein Pferd Grenzen, fordert Zuwendung, Aufmerksamkeit, Respekt und konsequentes Verhalten, es will umworben werden, ignoriert jedoch menschliche Normen der Kommunikation, lässt sich nicht belügen und reagiert unmittelbar. Es verschenkt ohne Vorbehalt Zuneigung und Rücksichtnahme. Gleichzeitig ist es zu einer unmittelbaren, nicht mit Worten zu beschreibenden Kommunikation fähig und tritt auf einer tiefen inneren

Ebene mit dem Kranken in Kontakt. Es trägt ihn und ermöglicht nicht selten auch in hoffnungslosen Fällen ein Wieder-Hineintreten in die Welt.

Der Klient geht „zum Pferd“ oder „reiten“. Was für ein elementarer Unterschied zu der Aussage „Ich gehe zur Therapie.“ Die Integration oder Gleichstellung mit Nicht-Behinderten bzw. Gesunden im Umgang mit dem Pferd wird mit jedem Besuch erfahren und beschränkt sich nicht nur auf rein reiterliche Fähigkeiten. Krankengymnastische und ergotherapeutische Übungen werden im unmittelbaren, zweckgebundenen Zusammenhang und persönlichen Kontakt erlebt: Man engagiert sich für jemanden (das Pferd, eventuell auch die Gruppe, den Kollegen oder die Kollegin). Koordination, Rücksichtnahme und Zeitplanung werden ebenso trainiert wie Gründlichkeit, Sorgsamkeit und der Blick auf das Ganze.

Neben diesen seelischen Auswirkungen lassen sich durch Beobachtung, Interviews und Messungen vielfältige körperliche Verbesserungen beobachten, die in der Fachliteratur hinreichend dokumentiert sind:

- Lösen von Verspannungen oder Spastik
- Befreiung von Tics
- Besserung von Ataxie
- Anregung von Atmung, Kreislauf, Verdauung
- allgemeine Kräftigung
- Erlernen von neuen Bewegungsmustern und Erarbeiten von Rhythmen bei verschiedensten Tätigkeiten
- Training neuer Reflexe
- Verbesserung der Körperwahrnehmung, aber auch der Wahrnehmung von Strukturen und Rhythmen in Jahres- oder Tageszeit
- Abbau von Spannungen
- Blutdruck- und Herzfrequenzsenkung

### *Besonderheiten bei der Reittherapie*

Bei der therapeutischen Arbeit mit dem Pferd mit vorwiegend körperlich kranken Menschen müssen spezielle Voraussetzungen für die TherapeutInnen, HelferInnen und Pferde erfüllt sein. Obwohl es hinsichtlich der Klienten und Krankheitsbilder Überschneidungen und Parallelen gibt, sei vor der kritiklosen Übernahme von Arbeitstechniken aus dem pädagogischen Bereich ebenso gewarnt wie vor dem umgekehrten Weg.

Jede Therapeutin, jeder Therapeut sollte bei der Reittherapie genau reflektieren, mit welchen Menschen er/sie arbeiten kann und will. Es ist nicht möglich, als ReittherapeutIn alle Arten von Krankheiten oder Handicaps für alle Altersstufen gleich gut zu behandeln. Auch werden Pferd(e) und Umfeld Grenzen setzen, die unbedingt zu respektieren sind. Die erste Entscheidung lautet also: Kann und will ich mit meinen Ressourcen und denen des Pferdes diesen Klienten auf seinem Weg begleiten und geht es uns Dreien dabei gut?

Als gewissenhafte/r TherapeutIn werde ich mich auf Menschen mit Krankheitsbildern einlassen, die ich auf Grund meiner Ausbildung und meiner eigenen Erfahrungen verstehe und denen ich mit meinen Pferden gerecht werden kann. Respekt vor dem Klienten und dem Pferd, ausreichende Information über ihn/sie, das eigene Gefühl und nicht zuletzt die Reaktion der Pferde bei der Schnupperstunde werden den Weg weisen. In jedem Fall gilt es, möglichst viele Informationen über den Klienten, sein Umfeld, das Krankheitsbild sowie sein persönliches Krankheitserleben einzuholen, um einen für alle Beteiligten stimmigen Therapieplan entwerfen zu können, und alle relevanten Daten auch zu dokumentieren.

## Der Therapeut/die Therapeutin und das Therapiepferd

> *„Dient dein Leben nicht dazu, die Lebensfreude anderer Lebewesen zu wecken, zu fördern und zu unterhalten, so wirst du am Ende umsonst gelebt haben.“*
>
> (Arabische Weisheit)

Neben einer soliden therapeutischen Grundausbildung mit Berufserfahrung ist eine reiterliche und pferdekundliche Zusatzqualifikation unabdingbar für den Reittherapeuten. Immerhin übernimmt das Pferd die „tragende“ Rolle beim Gang in die Tiefe und bei der Konfrontation. Der Therapeut muss ihm die hierzu notwendigen Fertigkeiten vermitteln. Die Kunst des Reittherapeuten besteht darin, das eigene Wissen, die Intuition des Partners Pferd und die vorhandenen Ressourcen jeweils aufs Neue für den einzelnen Klienten so zu kombinieren, dass sich der Klient innerhalb der zur Verfügung stehenden Zeit angenommen und begleitet fühlt.

Das ideale Therapiepferd muss ein absolut zuverlässiger Partner des Therapeuten sein. Wie es gebaut ist und ob es Western oder Eastern geritten wird, spielt keine wichtige Rolle. Es bedarf jedoch, wie beim menschlichen Therapeuten auch, unabhängig von der Zusatzausbildung einer angeborenen Eignung, einer Art speziellen Engagements, das man weder bestimmten Rassen, noch bestimmten Reit- und Ausbildungsweisen pauschal zuordnen noch antrainieren kann.

Meine persönliche Erfahrung zeigt, dass die notwendige enge Beziehung zwischen Therapeut und Therapiepferd nur durch einen sehr vertrauten und respektvollen Umgang miteinander entstehen kann. Pferde haben durchaus Vorlieben und Abneigungen, die insbesondere bei der Therapie geachtet werden müssen. Das beste Training, die beste Aus- und Weiterbildung für Reiter und Pferd nützen nichts, wenn der Therapiepartner täglich über seine Grenzen hinaus gefordert wird.

## Umfeld, Unfallprophylaxe und Dokumentation

*„Schwierigkeiten sind Möglichkeiten."* (Taufspruch)

Die erste Verpflichtung der Therapeuten lautet, Sicherheit und ein positives Erlebnis für Pferd und Klienten zu gewährleisten. Dies erfordert sorgfältige Planung und Organisation unter Berücksichtigung von Ressourcen und Handicaps.

Für die Kontaktaufnahme, die Begrüßung und die Verabschiedung des Pferdes sollte ein geschützter Platz verfügbar sein, an dem auch körperbehinderte Klienten agieren können, ohne ständig auf andere Reiter, Pferde oder sonstigen Publikumsverkehr Rücksicht nehmen zu müssen. Das bedeutet beispielsweise genügend Platz für Rollstuhlfahrer und/oder eine Sitzmöglichkeit für eingeschränkt geh- und stehfähige Menschen. Ob die Therapie auf einem Reitplatz, auf einem eigenen Therapieplatz, in der Halle oder im Gelände durchgeführt wird, bestimmen die örtlichen Gegebenheiten, die eigenen Ressourcen und vor allem die krankheitsbedingten Vorgaben seitens des Klienten.

Die Zäumung des Pferdes muss so beschaffen sein, dass jederzeit eine adäquate Einwirkung durch den Reiter (bzw. den Therapeuten) möglich ist – so der Gesetzestext. Im Falle eines Unfalls muss der Therapeut nachweisen, dass er die erforderliche Sorgfalt walten ließ.

Ob mit oder ohne Sattel geritten wird, hängt stark vom Krankheitsbild des Patienten und vom Therapieziel ab. Grundsätzlich ist die Übertragung des Gangrhythmus und der Körperwärme des Pferdes, also das Spüren des Kontakts, mit Sitzdecke und Voltigier- oder Therapiegurt viel besser möglich. Für Menschen mit stärkerer Rumpfinstabilität kann hingegen ein stützender Sattel, z. B. ein Westernsattel oder ein australischer Sattel, zusätzliche Sicherheit vermitteln. Für diese Klienten sind flache Sättel, z. B. Töltsättel, kaum geeignet, weil sie im Gegensatz zu den oben genannten Modellen oder Vielseitigkeitssätteln keinen zusätzlichen Halt bieten. Auch die Art des Aufsteigens beeinflusst die Entscheidung. Bei Menschen mit extremer Spastik der Beine, die den Reitsitz erst aus der Längs-Bauchlage auf dem Pferd heraus entwickeln können, ist die Verwendung eines Sattels kaum realisierbar.

Gute Vorbereitung und umfassende Information aller Beteiligten beugen Missverständnisse vor und bahnen den Weg für ein problemloses Miteinander von Patienten, Therapeuten und gesunden Reitern. Die wichtigste Unfallprophylaxe stellt neben einem patientengerechten Arrangement des Umfelds natürlich die umfassende Information des Therapeuten über die Grundprobleme und Fähigkeiten des Klienten dar. Die praktischen Auswirkungen von kleinen Handicaps z. B. beim Sehen, beim Hören, bei der Wahrnehmung oder der Fähigkeit, situationsgerecht reagieren zu können, erlangen in diesem Zusammenhang größte Bedeutung.

Informationen über den Klienten werden nicht nur einmalig zu Beginn der Therapie eingeholt, sondern müssen jede Stunde neu aktualisiert werden, um das Umfeld und den Therapieplan anzupassen: Sind zusätzliche Probleme, wie z. B. eine Erkältung, aufgetreten? Hat sich bezüglich der Grunderkrankung etwas geändert? Wurde eine neue Medikation begonnen? Wie ist die Stimmung des Klienten?

Weiterhin werden äußere Faktoren (Wetter, Geländeverhältnisse, Befinden des Pferdes sowie auch das eigene Befinden) die aktuelle Therapieplanung mitbeeinflussen und führen gegebenenfalls zur Änderung der ursprünglichen Planung.

Voraussetzung für eine ordentliche Dokumentation stellt die Information dar. Auf dieser Basis entwirft der Therapeut zu Beginn der Therapie, also nach der ersten Schnupperstunde, einen klaren Plan hinsichtlich Problemformulierung, zeitlicher Strukturierung und durchzuführender Aktionen. Das Wissen über Begleiterkrankungen, Medikamente, die Berücksichtigung spezieller Handicaps, Nebenwirkungen und Zusatzerkrankungen fließen in diese Planung ein, das Umfeld ist bestens präpariert.

Nicht nur diese langfristige Grobplanung ist schriftlich niedergelegt. Der Therapeut dokumentiert auch den Verlauf jeder einzelnen Stunde, einschließlich der Abweichungen von der ursprünglichen Planung. Nur die kontinuierliche Dokumentation von Planung und Verlauf ermöglicht eine Verlaufsbeurteilung, d. h. den kontinuierlichen Vergleich zwischen Ziel und Erfolg. Nur aus diesen Daten können notwendige Kurskorrekturen abgeleitet werden; ohne Dokumentation ist keine verantwortungsvolle therapeutische Arbeit denkbar.

## Helferinnen und Helfer

> *„Sagst du es mir, so vergesse ich es.*
> *Zeigst du es mir, dann merke ich es mir – vielleicht …*
> *Läßt du mich teilnehmen, so verstehe ich es."*
> (Chinesische Weisheit)

Bei der Arbeit mit körperlich beeinträchtigten Menschen kommt man als TherapeutIn nur selten ohne HelferInnen aus. Der/die TherapeutIn muss die Situation ständig überblicken und rechtzeitig korrigierend eingreifen können – unmöglich, wenn er/sie damit beschäftigt ist, das Pferd zu führen oder zu longieren, den Klienten zu sichern und/oder beim Auf- und Absteigen zu assistieren. Ein körperbehinderter Klient darf grundsätzlich nicht ohne pferdeerfahrenen Begleiter mit dem Pferd alleine gelassen werden. So hat ein auf den Rollstuhl angewiesener Patient keine Möglichkeit, auch nur einem Schweifschlagen auszuweichen oder sich zu heftiger Pferdezärtlichkeiten zu erwehren.

Angehörige, Freunde oder sonstige Bezugspersonen der Klienten können als HelferInnen eine wertvolle Bereicherung der Therapie darstellen, sie müssen jedoch sorgfältig vom Therapeuten über die einzelnen Schritte und das richtige Verhalten im Umgang mit Pferden informiert werden. Besonders erfreulich ist es, wenn der Klient diese Instruktionen wenigstens teilweise übernehmen und den korrekten Umgang mit seinem Pferd präsentieren kann. Dennoch sollten auch instruierte Angehörige oder Freunde ohne Praxis im Umgang mit Pferden nie ohne pferdeerfahrene Assistenz alleine mit Klient und Pferd agieren.

Vor allem bei Klienten mit stärkerer Bewegungseinschränkung sollte das Pferd bei der Begrüßung, der Verabschiedung und beim Füttern frontal zum Klienten stehen, um die Verletzungsgefahr durch ein seitliches Ausweichen des Pferdes, Schweifschlagen oder gar nach hinten Austreten möglichst gering zu halten. Wird von dieser Position abgewichen, z.B. beim Putzen, muss der Therapeut sicherstellen, dass das Pferd keine unkontrollierte Bewegung macht. Manchmal sind schon in solchen Situationen zwei Personen erforderlich.

## Auf- und Absteigen, Arbeit mit dem Pferd

*„Wenn der Mensch sich etwas vornimmt, so ist ihm mehr möglich, als er glaubt."* (Pestalozzi)

Auf- und Absteigen stellen einen wesentlichen Bestandteil des Therapeutischen Reitens dar und sollten daher so selbstständig wie möglich erfolgen. Gerade bei Kindern und Jugendlichen muss oft einige Überzeugungsarbeit geleistet werden, um Angehörige davon abzuhalten, die Klienten einfach auf das Pferd zu heben. Mit dem selbstständigen Aufsteigen entscheidet sich der Klient ganz bewusst für das Sitzen auf dem Pferd oder das Reiten und bewältigt sozusagen nebenbei eine Menge von motorischen Herausforderungen, die er im Alltag eventuell als unmöglich ansehen würde.

Natürlich sind hier alle Formen der Hilfestellung denkbar – die gängige Aufstiegshilfe über das gebeugte Bein, die Benutzung einer Leiter, eines Stuhles, von einer Rampe aus oder, wenn man mit Sattel reitet, eines verlängerten Bügels –, entscheidend bleibt, dass der Impuls vom Klienten selbst ausgeht. Wenn das körperliche Handicap keine andere Möglichkeit als die Rampe oder einen Lifter zulässt, oder der Akt des Aufsteigens zu viele Kräfte verschlingt, die dem eigentlichen Reiten verloren gehen würden, sollten Hilfsmittel natürlich großzügig verwendet werden.

Auch das Absteigen stellt eine erhebliche Herausforderung dar – es bedeutet nicht einfach das Rückwärtsabwickeln der Bewegungen beim Aufsteigen. Je nach Handicap müssen ganz spezielle Techniken gefunden werden. Eine stark spastisch behinderte Klientin, die an schlechten Tagen nur über die Rampe aus der Bauchlage heraus aufsteigen und den Reitsitz entwickeln kann, ist mit Unterstützung in der Lage, nahezu normal abzusteigen, indem das rechte Bein über den Pferderücken geschoben wird. Die gleiche Vorgehensweise verbietet sich bei einem Menschen nach relativ frischer Bauchoperation oder bei starker Knochenbrüchigkeit.

Wie das Auf- und Absteigen vonstatten gehen soll, muss unbedingt vor dem ersten Reiten überlegt und mit dem Patienten sowie HelferInnen besprochen werden! Entsprechendes gilt für die Hilfestellung während des Reitens. Dabei ist eine rechtzeitige präzise Instruktion der HelferInnen über die Handicaps und zu erwartenden Probleme der Klienten unabdingbar.

Die Vor- und Nachteile des Longierens, der Langzügelarbeit und der Arbeit mit dem seitlich geführten Pferd sind hinreichend beschrieben worden. Die folgenden Überlegungen gelten für Situationen, in der der Therapeut gleichzeitig Pferdeführer ist und mit wenig geübten Hilfspersonen arbeitet.

Die Longenarbeit erlaubt eine ausgezeichnete Kontrolle des Pferdes und des Reitersitzes durch den Therapeuten, die ständige Kreisbewegung von Reiter und Pferd über längere Zeit wird jedoch häufig als unangenehm empfunden. Bei vielen körperlichen Erkrankungen wirkt sie sich sogar ausgesprochen ungünstig aus (Spastik, Gleichgewichtsstörungen).

Bei der Arbeit mit dem seitlich geführten Pferd hat der Therapeut zwar keinen optimalen Überblick über den Sitz des Klienten, er kann jedoch Pferd, Klient und Umfeld gleichermaßen gut beobachten, mit beiden kommunizieren und bleibt in jeder Situation für den Klienten gut wahrnehmbar, insbesondere auch als Führer des Pferdes.

Bei der Arbeit am Langzügel genießt der Klient das Gefühl des freien Sitzens, der Therapeut hat einen ausgezeichneten Überblick über den Sitz des Klienten und das Pferd arbeitet mit ähnlichen Hilfen wie unter dem Reiter. Allerdings ist die Kommunikation zwischen Therapeut und Klient stark eingeschränkt und der Therapeut hat keinen Überblick über die vor dem Gespann befindlichen Gegenstände. Da ihm die Mimik des Pferdes verborgen bleibt, kann er auch hieraus keine Schlüsse über mögliche Gefahrenquellen ziehen. Damit ist diese Art der Pferdeführung insbesondere bei wahrnehmungsgestörten, stärker körperbehinderten oder ängstlichen Klienten allenfalls mit einem gut ausgebildeten Helfer an der Seite des Patienten empfehlenswert.

### *Bodenarbeit mit Pferd und Klient*

Hierbei hat sich in schwierigen Situationen (Überqueren einer Straße) ein zweiter Führstrick bewährt, den der Therapeut/der Helfer an der rechten Seite des Halfters einhängt und mit dem er Pferd und Klient zusätzlich sichert.

### *Kompetenzen und Verantwortlichkeit*

Die „Befehlsgewalt“ muss klar geregelt sein, insbesondere wenn man mit wechselnden HelferInnen arbeitet. Schon vor Beginn der Stunde muss abgesprochen werden: Wie ist der Ablauf der Stunde geplant? Wie erfolgt die Hilfestellung beim Auf- und Absteigen/beim Führen/

beim Begrüßen? Wer führt das Pferd? Wer sichert den Klienten auf welche Art?

Die Aufgabe des Therapeuten besteht darin, alle vorhandenen Informationen im Kontext in verständliche und eindeutige Anweisungen für den Klienten selbst und die HelferInnen umzusetzen. Diskussionen zwischen TherapeutIn und HelferInnen während der Therapie sind grundsätzlich tabu.

Angehörige, Freunde und Partner sind oft sehr engagiert, genießen das Pferdeerlebnis selbst sehr intensiv und werden dabei mit ihren eigenen Problemen konfrontiert. Ihre Hinweise sind äußerst wertvoll, jedoch besteht eine gewisse Gefahr, die Aufmerksamkeit vom Klienten weg auf die Angehörigen lenken zu lassen. Ähnlich verhält es sich mit HelferInnen – oft sind es die besonders hilfsbereiten –, die in wohlmeinender Absicht die Stunde mit ihren Gesprächen zu dominieren drohen. Hier ist die Moderation durch den Therapeuten gefordert.

## Indikationen und Lebenssituationen

> *„Dies sind schlechte Entdecker, die da glauben, dass es kein Land gibt, während sie nichts als das Meer sehen!"*
> (Francis Bacon)

### *Abschied, Verlust und Rehabilitation*

Eine Krankheit oder ein schwerer Unfall können jederzeit jeden treffen. In einem solchen Fall sind das Verarbeiten des Verlustes (an körperlichen/ seelischen Fähigkeiten), das Bewältigen des Abschieds, aber auch eine Annahme der Situation ebenso unabdingbar wie das (Wieder-)Entdecken von eigenen Ressourcen, um ein gelingendes Weiterleben zu ermöglichen.

Die Welt und die Wahrnehmung eines erkrankten Menschen können völlig aus den Fugen geraten. Möglicherweise ziehen sich auch nahe stehende Bezugspersonen zurück. Kräfte und Fähigkeiten, über die sich der Betroffene definiert und behauptet hat, sind nicht mehr abrufbar. Die vertraute Rolle in Beruf oder Familie kann entgleiten. Der Weg zur Verarbeitung dieser Situation wird in der Rehabilitation gebahnt.

Rehabilitation: eine erste Phase des Wiederaufsuchens der Welt. Nur in seltenen Fällen erfolgt sie strukturiert in speziellen Einrichtungen mit geschulten Helfern. Meistens muss der Kranke alleine zurechtkommen, allenfalls unterstützt durch wohlmeinende Angehörige und die Krankmeldung durch den behandelnden Arzt. In dieser kritischen Zeit entscheidet sich oft definitiv, ob jemand weiterhin am Arbeits- und Gesellschaftsleben teilnimmt oder sich (mental) endgültig davon verabschiedet. Die Diskrepanz zwischen dem aktuellen Stand der körperlichen oder seelischen Fähigkeiten und den Anforderungen scheint in dieser Phase beinahe unüberwindlich. Einzelaktivitäten sind bereits möglich – aufstehen, sich waschen, ankleiden –, aber wie kann ein sinnvoller Kontext geschaffen werden, der es im Idealfall erlaubt, den eigenen Tagesablauf wieder selbst zu strukturieren?

Am Zweifel, an der Restangst, ob die erlernten Einzelfertigkeiten künftig in den Alltag übertragen werden können, knüpfen künstlerische Ansätze oder auch die Reittherapie an, Beschäftigungsfelder, die zunächst nichts mit dem gefürchteten Alltag und seinen Anforderungen zu tun haben. Wer als Rollstuhlfahrer gelernt hat, ein Pferd zu besteigen und sich im freien Sitz auf ihm zu halten, wird kaum noch durch eine Bordsteinkante aus der Balance gebracht. Koordinationsgestörte Menschen, die beidhändig Pferde putzen, gezielt um sie herumgehen oder mit Mistgabel und Schaufel hantieren, werden auch den Haushaltsbesen oder den Föhn problemlos handhaben.

Beim Umgang mit dem Pferd geht es nicht um isolierte Einzelübungen, sondern es handelt sich um zielgerichtete Aktivitäten, deren Sinn unmittelbar einleuchtet. Gerade wer längere Zeit auf fremde Hilfe angewiesen war (und womöglich bleiben wird), ist hoch motiviert, etwas Nützliches zu tun, das dem Gegenüber (hier dem Pferd) ebenfalls Spaß und Genuss bereitet. Beim Führen oder Reiten erlebt der Betroffene, dass er erfolgreich etwas Neues wagt und meistert. Die Grenzen zwischen gesund und krank/behindert verschwimmen. Der Klient geht nicht zur Reittherapie, er geht reiten oder er geht zum Pferd.

## Warum Reittherapie?

*„Soll sein, dass ich wird mein Ziel nicht erreichen …*
*Soll sein, dass mein Schritt wird nicht kommen zum Steg.*
*So geht's mir nicht drum, ich soll was erreichen …*
*So geht's mir um den Gang auf einem sonnigen Weg.*
*A so isses!"* (aus einem jiddischen Lied)

Entscheidend ist nicht nur, dass dem Kranken in der jeweiligen Phase seiner Krankheit das passende Therapieangebot gemacht wird, sondern dass er auch imstande ist, dieses Angebot zu akzeptieren. Noch so kompetente Therapeuten bzw. effektive Therapieformen nützen nichts, wenn dem Patienten der Mut, die Zeit, die Unterstützung oder die Krankheitseinsicht fehlt, sie in Anspruch zu nehmen. Rein verbale Therapieformen reichen in vielen Fällen nicht aus. Sie wirken häufig nur einige Wochen über die Rehabilitationsphase hinaus fort, da ihre Inhalte nicht intuitiv übernommen und auf den Alltag übertragen werden. Erst das aktive Handeln, die Praxis, spricht den Menschen unmittelbar an und bewirkt eine dauerhafte Änderung von Einstellungen, Verhalten und persönlichem Erleben, die rein rational nicht erreicht werden kann.

Bei der Einschätzung der Eignung der Reittherapie kommt erschwerend hinzu, dass häufig keine Besserung, sondern günstigstenfalls nur ein Aufschub der Symptome erreicht werden kann. Die Gründe hierfür liegen in der Art der Erkrankung ebenso wie im persönlichen Schicksal des Patienten. In vielen Fällen stellt es schon einen großen Erfolg dar, wenn der Verschlechterung des Befindens vorübergehend Einhalt geboten werden kann. Gravierende körperliche und seelische Erkrankungen bedrohen den Patienten in seiner Existenz und hinterlassen unweigerlich Spuren in seinem persönlichen Erleben und seinen Reaktionen. Als TherapeutIn muss ich mich dieser Situation stellen und Krisen rechtzeitig identifizieren können. Im Gegensatz zu eher pädagogisch orientierten Arbeitsformen, werde ich viel stärker mit ausbleibender Besserung, mit Schmerzen, Chronizität und letztlich mit der eigenen Endlichkeit konfrontiert. Dies gilt es zu bedenken, wenn ich mich als TherapeutIn für die Arbeit mit vorwiegend körperlich kranken Menschen entscheide.

Überlassen wir zum Abschluss meiner ersten Klientin das letzte Wort: „Beim Putzen von Fauni musste ich um ihn herumgehen, mich bücken und wieder aufrichten, meine Hände beobachten und koordinieren, geeignetes Werkzeug auswählen, die Umgebung beobachten usw. Hätte mir eine Krankengymnastin nur einen Teil dieser Aufgaben ohne einen Sinn gestellt, hätte ich mich geweigert. Für Fauni macht das auch noch Spaß. Ich habe das Gefühl, ihm etwas Gutes zu tun." An Faunis Seite tat diese Klientin die entscheidenden Schritte, die den „Patienten" (lat.: der Duldende) von einem „Handelnden" trennt: „Dass man auftritt, dass man eintritt für sich selbst, dass man geht und fortgeht, fort … von denen, an die man sich geklammert hat – abenteuerlich aufbricht, mit frischen, ausgreifenden Schritten, die man lenkt, wohin man will." (Oliver Sacks 1989)

## Literatur


Kübler-Ross, E. (2001): Interviews mit Sterbenden. 10. Aufl. Droemer Knaur, München

Sacks, O. (1989): Der Tag an dem mein Bein fortging. Rowohlt, Reinbek

# Die Prinzipien der Langzügelarbeit beim Therapeutischen Reiten

*Von Sabine Häuser*

Die Arbeit am Langzügel ist sicher die höchste Stufe in der Feinabstimmung, die ein Therapiepferd mit seinem Therapeuten im Laufe der gemeinsamen Ausbildung erreichen kann. Der Einsatz dieser Technik ist mit einigen Besonderheiten verbunden. Im Gegensatz zur klassischen Dressurarbeit an der Hand wird das Pferd hier nicht zur höchsten Versammlung gebracht. Beim Therapeutischen Reiten soll das Pferd möglichst frei und entspannt an leichten Zügelhilfen stehen. Nur so kann der Patient ungestört erleben, wie seine Körpersignale auf das Pferd einwirken und ob es entsprechend auf ihn reagiert.

Der Reittherapeut tritt aus der Dreiecksbeziehung mit dem Patienten und dem Pferd heraus in eine lineare Formation. Er geht in kurzem Abstand direkt hinter dem Pferd und ist so für den Patienten nicht mehr sichtbar. Die Verbindung zwischen dem Pferd und seinem Reiter ist nicht durch den Therapeuten unterbrochen. Dessen Einfluss auf das Tier erfolgt über die verlängerten Leinen zum Pferdemaul und über die Stimme. Der Raum für eine vertrauensvolle Beziehungsarbeit zwischen Pferd und Reiter ist geschlossener, jedoch auch anspruchsvoller für alle Parteien. Nach vorne ist der Blick für den Patienten frei. Dennoch hat er nie das Gefühl, allein gelassen zu sein, denn die Langzügel laufen locker über seine Waden, sie rahmen ihn ein. Dabei darf kein Druck auf die Beine des Patienten ausgeübt werden.

Die Position hinter dem Pferd erlaubt es dem Therapeuten, die Körperhaltung des Patienten genau zu beobachten. Auftretende Fehlstellungen wie ein Schulter- oder Becken-Schiefstand können gezielt bearbeitet werden. Zusätzlich gibt die Arbeitsweise mit dem Langzügel dem Therapeuten eine Fülle von Möglichkeiten, für den Patienten geeignete Situationen mit dem Pferd herzustellen. Diese bewegen sich von der Empfindung, sich ungestört tragen zu lassen, bis hin zur konzentrierten Körperkommunikation zwischen Reiter und Pferd in Dressurlektionen. Es kann in allen drei Gangarten gearbeitet werden und der Therapeut ist unabhängig von einem Reitplatz. Die Langzügelarbeit erfordert natürlich eine fundierte Ausbildung von Pferdeführer

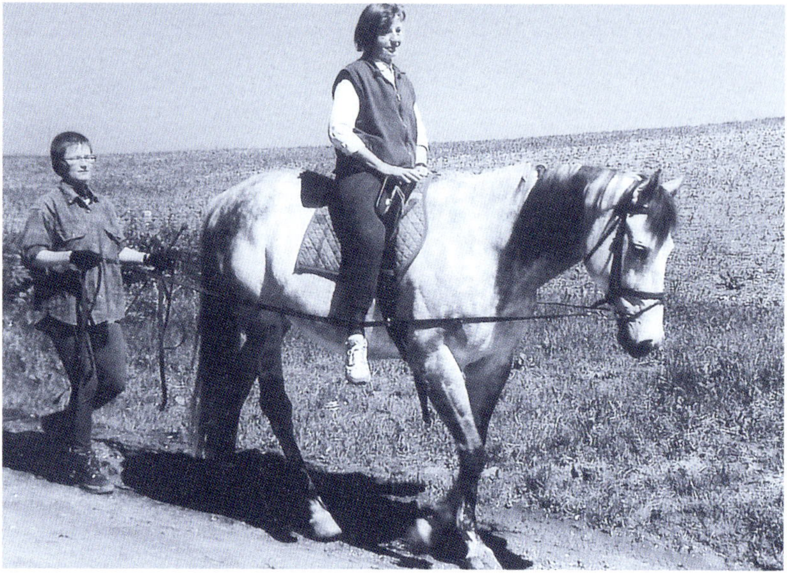

und Pferd. Erst die Feinabstimmung zwischen diesen beiden Parteien ermöglicht es, diese umfassende Technik sinnvoll und fruchtbar für den Patienten einzusetzen. Eine entsprechend sorgfältige Vorbereitung aller ist nötig, damit es nicht zu einem Vertrauensbruch zwischen Patient, Pferd und Reiter kommt.

Die Ausbildung des Pferdes muss schrittweise erfolgen. Ein Tier, das nicht von sich aus fleißig vorwärts geht und über einen guten, taktklaren Schritt verfügt, ist nicht geeignet. Als Voraussetzung für die weitere Ausbildung muss das Pferd auf Stimme trainiert sein, die Hilfengebung unter dem Sattel beherrschen und gut an der Longe gehen. Mit dem Training an der Doppellonge wird dann der Übergang zur Langzügelarbeit eingeleitet. Durch die Doppellonge gewöhnt sich das Pferd an die Leinenführung um die Hinterhand und an die Hilfengebung über die langen Leinen. Erst wenn hier das Vertrauen des Tieres zu seinem Führer hergestellt ist, kann dieser in direkter Linie hinter das Pferd treten und es an die veränderte Hilfengebung gewöhnen. Das Pferd hat zum Therapeuten jetzt keinen Sichtkontakt mehr, muss sich ganz auf ihn verlassen und sich über kleinste Hilfen führen lassen. Dieser vorsichtige Arbeitsaufbau mit dem Pferd ist notwendig, um größtmögliche Sicherheit für den Patienten zu gewährleisten. Ein Reittherapeut, der keine Erfahrung im Umgang mit der Doppellonge oder dem Langzügel hat, sollte unbedingt entsprechende Kurse besuchen.

Die Kunst der Langzügelarbeit besteht für den Reittherapeuten darin, die Verbindung zwischen Reiter und Pferd so wenig wie möglich und nur soviel wie nötig zu beeinflussen.

## Vorstellung der Patientin B.

Schon seit früher Kindheit hatte B. Beschwerden in den Knien, den Ellenbogen und den Schultergelenken. Frühere Befunde von degenerativen Skelettveränderungen wurden immer wieder bestätigt und erklärten ihre zunehmenden rheumatischen Beschwerden. Im Alter von 70 Jahren nahm die Schmerzempfindlichkeit der Patientin stark zu. Diffuse Muskel- und Skelettschmerzen bis hin zur Bewegungsunfähigkeit des linken Armes sowie eine Vielzahl von Zusatzsymptomen wie Magenkrämpfe, Schlafstörungen und starke Müdigkeit ließen auf Fibromyalgie schließen. In den letzten Monaten vor Therapiebeginn war die Patientin keinen Tag schmerzfrei. Nur durch Medikamenteneinnahme konnten die Schmerzen auf ein erträgliches Maß reduziert werden.

Hinzu kam eine für B. psychosozial stark belastende Situation. Die Patientin lebte seit zwölf Jahren mit einer ihrer Töchter zusammen. Ein Umzug mit daraus resultierender Verschuldung bedrohte die Sicherheit der Wohnsituation. Da die Patientin nicht alleine leben wollte, löste diese Belastung zusätzliche Ängste aus, die sich zum Teil über verstärkte Schmerzen und Bewegungsstörungen abbauten. Diese machten die Patientin wiederum zornig auf ihren eigenen Körper und sein vermeintliches Versagen. Depressive Verstimmungen verstärkten die Symptome. B. steckte in einem Teufelskreis.

Das Therapeutische Reiten mit seinem ganzheitlichen Ansatz bot sich für diese Patientin an. Neuartige positive Erfahrungen mit ihrem alternden Körper sollten es B. ermöglichen, ein verändertes Selbstbewusstsein zu entwickeln. Der Einsatz der Langzügel sollte die ungeteilte Aufmerksamkeit B.s für sich und das Pferd erleichtern. Das schrittweise Heranführen der Patientin an eine aktive Einwirkung auf ihr Pferd durch eigenständige Hilfengebung sollten B. Raum für ungestörte Körpererfahrungen geben.

## Pferdewahl

Ich wählte für diese Patientin den damals 9-jährigen Vollblutwallach Jarif aus. Seine Gesichtszüge waren ruhig und offen und er verfügte über eine ausdrucksvolle Mimik. Jarif war überaus geduldig, seine Bewegungen in der Arbeit vorsichtig und abwartend. Als Vollblüter mit einem Stockmaß von 160 cm verfügte er über einen zierlichen Körperbau. Für diese Patientin war dies wegen der Beinspreizung wichtig. Jarifs Stärke war sein herausragender Schritt. Zudem reagierte er sensibel auf kleinste Hilfen. Diese Eigenschaften prädestinierten ihn für die Langzügelarbeit und er hatte bei mir die entsprechende Ausbildung durchlaufen.

## Die therapeutische Umsetzung der Langzügelarbeit in der Praxis mit B.

Vorbereitung: Die Patientin kannte Jarif schon über einen längeren Zeitraum und hatte ihn am Langzügel arbeiten sehen. Sie war vor sehr vielen Jahren selbst geritten und hatte daher keine Angst vor Pferden. Aufgrund ihres Alters von 71 Jahren hatte ich ein leichtes Dehnungs- und Bewegungsprogramm zur Vorbereitung ausgearbeitet. Die Patientin zeigte eine große Bereitschaft zur Zusammenarbeit. Das bestätigte sich, als ich sie bat, die jeweiligen Stunden aus ihrer Sicht schriftlich nachzuarbeiten. Ich wollte bewirken, dass B. sich ganz bewusst mit sich selbst auseinandersetzt. B. kam einmal in der Woche zum Reiten und hatte mit Jarif einige Stunden am Boden gearbeitet.

## Eingewöhnung auf dem Pferd am Führstrick

Die ersten Erfahrungen auf dem Pferd sollten die Patienten auch bei der Langzügelarbeit am geführten Tier machen. Das ist für den Aufbau des Vertrauens zwischen Reiter, Pferd und Therapeuten nötig. Die Umstellung erfolgt individuell.

B. putzte und bereitete Jarif immer selbstständig vor. Im Verlauf der Therapie wurde das ein wichtiger Bestandteil der Stunden, der die wachsende Beziehung zwischen den beiden gut widerspiegelte. Das erste Aufsitzen löste bei B. erhebliche Angst aus. Sie war schockiert darüber, wie beklemmend es für sie war, sich vom Boden zu lösen. Nur mit größter Mühe gelang es ihr, das rechte Bein von der Aufsteigerampe aus über den Pferderücken zu schieben und mit dem Körper nachzurutschen. Ihre Körperhaltung war sehr verkrampft – die Beine hochgezogen, der Oberkörper eingerollt –, und mit den Händen umklammerte sie die Griffe des Voltigiergurts. Über bewusstes Ein- und Ausatmen auf dem stehenden Pferd gelang es B., zu einem Rhythmus zu finden und etwas zur Ruhe zu kommen. Während des ersten geführten Ausritts sprach ich wenig mit B. Die Ruhe, die Jarif ausstrahlte, übertrug sich langsam auf sie. Ihre Körperhaltung öffnete sich ein wenig, die Beine gaben etwas nach. Eine Entspannung war noch nicht möglich. Trotz dieses Erlebnisses verabschiedete sich B. freundschaftlich und ohne Angst von Jarif. Am nächsten Tag spürte sie ein leichtes Ziehen an den Innenseiten der Oberschenkel. In ihren Aufzeichnungen schrieb B., dass Jarif zu hoch und zu hart sei und seine Bewegungen Angst bei ihr ausgelöst hätten.

Im Verlauf der nächsten Stunden wurde B. beim Aufsteigen entschlossener. Sie wollte sich ihrer Angst nicht ergeben und so machte sie Fortschritte. Sobald sie auf dem Pferd zum Sitzen kam, fiel alle Anspannung von ihr ab. Die Atemübungen brachten sie schnell zur Ruhe, und sie konnte sich besser konzentrieren. Das Becken war noch steif, aber die Beine wurden länger, die Hände lockerer. B. begann sich zu entspannen, konnte sich tragen lassen. Der Druck, etwas leisten zu müssen, fiel von ihr ab. Trotz eines akuten Rheumaschubes kam B. weiter zum Reiten. Zu ihrer allgemeinen Müdigkeit kam nach den Stunden Erschöpfung hinzu. Es hatte sich etwas verändert: Den warmen, wiegenden Pferderücken jetzt verlassen zu müssen, empfand B. als Verlust. Angelehnt an Jarif brauchte sie in dieser Phase Zeit, sich nach dem Absteigen zu erholen um wieder einen festen Stand zu bekommen. In diesen Augenblicken wuchs in B. ein tiefes Vertrauen zu Jarif. Nach diesen Stunden war B. körperlich sehr angeschlagen, aber ohne die übliche seelische Verstimmung. Sie schrieb selbst, dass es ihr psychisch gut ginge.

Von diesem Zeitpunkt an nahm ich B. und Jarif an die Langzügel, um die Verbundenheit der beiden so wenig wie möglich zu stören.

## Grundlegende Elemente am Langzügel

### *Sich loslassen, entspannen*

Was geht in mir vor, wenn ich mich tragen lasse? Dieser Frage sollte B. ungestört nachspüren können. Ich erklärte ihr das Aufzäumen und Verschnallen der Leinen. Das Schließen und Verstauen der Riemen am

Zaumzeug fiel B. schwer. Das Auflegen von Decke und Voltigiergurt machte sie dagegen schon routiniert.

Nach dem Aufsitzen vertraute sie sich Jarif an, der absolut ruhig stand. Zum Anreiten trat ich hinter Jarif und ließ ihn über Stimmkommando im Schritt angehen. Die Langzügel liefen locker über B.s Wade. Ich lenkte Jarif zu dem eingezäunten kleinen Reitplatz am Stall. Diese Einrahmung sollte B. helfen, den visuellen Verlust meiner Person leichter anzunehmen. Innerhalb dieses Schutzraumes kam sie über das bewusste Atmen ganz zur Ruhe. Sie streichelte und klopfte Jarif häufig, wandte sich ihm mehr zu. Er ging locker und ruhig seine Runden. Ich lobte ihn immer wieder und stellte so eine akustische Brücke zwischen B., Jarif und mir her. Zum ersten Mal konnte ich B.s Haltung von hinten beobachten. Die linke Schulter hing deutlich tiefer und war leicht nach vorne gedreht. Obwohl B. mittig saß, war das linke Bein höher als das rechte. B. war sich ihrer Fehlhaltung anfangs nicht bewusst. Ich bat sie, ihr nachzuspüren. Es gelang B., in sich hineinzuhorchen und ihren Körper wahrzunehmen. Durch den Einsatz der Langzügel und im Vertrauen zu Jarif fand B. jetzt leichter Zugang zu sich selbst.

Nach dieser Einheit lenkte ich Jarif zum Stall zurück. Müde vom Reiten brauchte B. wieder etwas Zeit, Halt auf dem Boden zu finden. Am nächsten Tag litt B. nicht unter zusätzlichen körperlichen Nachwirkungen. Die Schmerzzonen in Schulter, Nacken und Beinen waren ihr bewusst, blockierten sie aber nicht. Eine Sensibilisierung für ihre Fehlhaltung war nun möglich.

Sich bewusst zu spüren und sich dabei genauso bewusst zu entspannen, waren die nächsten Schritte. B. wurde von ihrer Tochter zum Reiten gebracht, die uns in der Stunde begleiten sollte. Da sie auch schon geritten war, stellte es kein Problem dar, sie auf meinem zweiten Pferd mitzunehmen. In Anbetracht der unterstützenden Begleitung ging ich mit B. und Jarif am Langzügel ins Gelände. Ich hatte B.s Tochter gebeten, mit ihrem Pferd auf Jarifs Schulterhöhe zu bleiben. Mutter und Tochter sollten ungestört nebeneinander reiten. B. entspannte sich zunehmend, wurde weich und streichelte Jarif häufig. Unbewusst nahm ihr Becken zum ersten Mal den Schwingungsrhythmus über Jarifs Rücken auf. Die Beine dehnten sich im Lauf des Ausritts so, dass sie gleich lang waren. Die linke Schulter von B. hing zwar noch tiefer, aber der Oberkörper richtete sich etwas auf. Ihre Haltung drückte Wohlgefühl und Entspannung aus. B. spürte diese Veränderung bewusst. Sie schrieb, dass sie ein Gefühl von etwas Vertrautem, Familiärem hätte.

Sie müsse an nichts denken und könne einfach genießen. Jarif sei plötzlich nicht mehr hart. Wie gut es B. nach dieser Stunde ging, zeigte sich daran, dass sie nach längerer Zeit wieder eine Nacht durchschlief. Ihre Schmerzen hatten keinen so starken Einfluss auf ihr Gesamtbefinden mehr. B. bezeichnete ihre Stimmung als friedlich. Es war ihr gelungen, zu einer Entspannung zu finden.

## *Bewusstes Einschwingen*

Den eigenen Körper den Impulsen über den Pferderücken nachfolgen zu lassen war die nächste Stufe.

B. versuchte diesmal, alleine aufzuzäumen, schaffte es aber nicht, sich die Abläufe zu merken. Ihr Wunsch nach mehr aktiver Teilnahme zeigte, dass B. anfing, sich selbst mehr zuzutrauen. Wir hatten auch gemeinsam überlegt, wie wir das Aufsteigen verändern könnten. Bei einem Versuch von der rechten Seite aus erwies sich die Konzentration auf die neuen Bewegungsabläufe als gut. Das Aufsteigen fiel B. leichter als zuvor, und wir behielten diese Methode bei.

Vor diesem Ausritt hatte ich B. gebeten, sich bewusst von Jarifs Bewegungen führen zu lassen. Er ging ruhig im Schritt. Die Langzügel waren in ganz leichter Anlehnung, so dass Jarif sich jederzeit strecken konnte. B. empfand sie nicht als störend, sondern vielmehr als eine wohltuende Einrahmung. Obwohl es ihr schon unbewusst gelungen war, sich über das Becken einzuschwingen, brauchte sie Zeit, um denselben Effekt gezielt herzustellen. Ich störte dabei so wenig wie möglich. Nach einiger Zeit konnte B. sich loslassen. Das Becken wurde weich und folgte dem Schwingungsrhythmus. Der Oberkörper richtete sich auf, der Schulterschiefstand verbesserte sich deutlich, und die Beine dehnten sich. Jarif reagierte sofort. Er nahm den Kopf höher, sein Ohrenspiel wurde lebendiger und sein Schritt fleißiger. B. erhielt eine direkte, spürbare Antwort, die sie als sehr angenehm erlebte. Sie empfand die Harmonie mit dem Pferd als Genuss. Ihr Wohlgefühl gab sie an Jarif weiter, indem sie ihn häufig klopfte und mit ihm sprach. Ihre Empfindungen und ihr Körperausdruck waren absolut stimmig. Dass sie in diesen Momenten im Gegensatz zum Beginn der Stunde schmerzfrei war, wirkte als intensive positive Verstärkung.

Nachdem wir zum Stall zurückgekehrt waren, strahlte B. Sie war körperlich müde, ruhte aber in sich. Dieses Gefühl konnte sie auch mitnehmen. In der folgenden Nacht konnte sie schlafen, und am nächsten Tag hatte sie wenig Schmerzen.

Ich strebte an, dass B. das Einswerden mit dem Pferd als bewusstes Miteinander spürt. Dass B. die Hufe von Jarif beim Auskratzen selbst halten wollte, zeigte ihr wachsendes Selbstvertrauen. Als sie jedoch beim Aufzäumen meine Hilfe brauchte, ärgerte sie sich sehr. Ihr Zorn übertrug sich auf das Aufsteigen. Ihr Körper war verspannt, sie konnte sich nicht konzentrieren. Folglich blieb ihr Bein an der Kruppe hängen, und sie plumpste Jarif schwer auf den Rücken. Er quittierte dies mit heftigem Kopfschütteln und einem Schritt nach vorne. Erschrocken über diese prompte Reaktion fiel B.s Zorn in sich zusammen, und sie streichelte Jarif. Sie versprach ihm, sich in Zukunft nicht selbst so unter Druck zu setzen.

B. sollte versuchen, das Wohlgefühl, vom Pferd bewegt zu werden, wieder herzustellen und dann die Augen zu schließen. Nach einigen vorsichtigen Versuchen gelang es ihr sehr gut. Ich konnte von hinten deutlich sehen, wann ihre Augen geschlossen waren. Ihr Körper wurde nochmals weicher und im Schulterbereich gerader. Ich ließ Jarif leicht bergauf und bergab gehen, um zu sehen, wie weit sich B. auf ihn eingelassen hatte. Die Seitwärtsrotation von B.s Becken erfolgte harmonisch zu Jarifs vermehrtem Untertreten. Sie konnte seinen Impulsen folgen. Indem sie Jarif liebevoll streichelte, brachte B. ihre Freude zum Ausdruck. Sie hatte ihren Zorn überwunden.

Beim Absteigen hatte B. eine neue Idee: Sie sprach ihre Beine direkt an, und forderte sie auf, mitzumachen. Es gelang ihr dadurch, das rechte Bein über Jarifs Hals zu heben und sich seitlich auf die Abstiegshilfe rutschen zu lassen. Sie fand einen sicheren Stand, war zufrieden. B's Wunsch, die Abläufe für Jarif und sich selbst besser zu machen, führte bei B. zu einer neuen Akzeptanz ihres Körpers. In ihren Aufzeichnungen schrieb B. später, dass ihr die linke Schulter nach wie vor Schwierigkeiten mache, sie dies aber allmählich akzeptiere. Die Schulter gehöre so einfach zu ihr. Sie könne schlafen und es gehe ihr gut.

Um B. nicht zu überfordern, schob ich immer wieder eine Einheit ein, in der das bisher Erlebte vertieft werden sollte. Beim Aufsteigen gab sich B. jetzt immer selbst Hilfestellung, indem sie ihr Bein mit der Hand hochhob, um sich dann sanft auf den Pferderücken gleiten zu lassen. Für B. war es sehr wichtig, die Aufgabe ohne Unsicherheit so gut gelöst zu haben. Aus diesem Erfolg heraus fiel es ihr nicht schwer, in die Entspannung zu kommen. In diesem Wohlgefühl und im Vertrauen zu Jarif begann B., zeitweise die Hände von den Griffen zu lösen. Dabei hatte sie anfangs das Gefühl, nach links zu hängen und gleichzeitig nach rechts zu rutschen. Aus meiner Sicht von hinten war das aber nicht zu erkennen. Ich denke, dass sich so ihre innere Schonhaltung zu ihrer allgemein schmerzhaften linken Seite manifestierte.

Als Jarif auf hartem Boden ging, konnte sich B. mit geschlossenen Augen gut zentrieren, ohne sich festzuhalten. Bei der dominanteren Seitwärtsrotation auf weichem Boden gelang ihr das noch nicht. Dass diese Feinarbeit teilweise schon möglich war, zeigte mir, wie gut B. sich und Jarif spüren konnte, und dass sie sich auf die Situation eingelassen hatte. Sie schrieb, dass es wunderbar sei, durch die Gegend getragen zu werden. Sie habe Vertrauen zu Jarif und mir und genieße es, so frei zu sein. Die Schulter mache ihr keine Beschwerden und sie fühle sich wohl. Auch diesmal konnte B. das Wohlgefühl mit nach Hause nehmen. Sie schrieb am nächsten Tag, dass es ihr physisch und psychisch gut ginge. Ihre Schmerzen empfinde sie als erträglich. B. fing an, sich in ihrer Befindlichkeit zu akzeptieren. Gleichzeitig begann ihr Selbstvertrauen zu wachsen.

## Aktive Mitarbeit

Über eine erste aktive Hilfengebung beim Reiten sollte B. erleben, wie sie mit Hilfe von gezielten Körpersignalen auf das Pferd einwirken konnte.

Beim Aufzäumen erklärte mir B. gelassen, dass sie trotz ihrer Fehler und Gedächtnislücken ihren Ehrgeiz und ihre Anspruchshaltung sich selbst gegenüber ablegen könne. Diesen Äußerungen entsprechend, konnte B. ohne Probleme aufsitzen.

Um Reiter und Pferd konzentrierte Körperarbeit zu erleichtern, fand die Stunde auf einem eingezäunten Reitplatz am Waldrand statt. Ich erklärte B., wie sich der Oberkörper zum Pferd verhalten sollte, wenn es sich auf einer gebogenen Linie bewegt. Die aktive Einwirkung gelang B. nur teilweise. Das Reiten auf der rechten Hand fiel ihr sehr schwer, da ihre äußere Schulter, also die schmerzhafte linke, vorausgehen musste. Sie arbeitete gegen die Stellung von Jarif, bemerkte dies aber erst, als ich sie bat, auf ihre Schultern zu achten. Das Reiten in die andere Richtung war leichter für B. Die rechte Seite ging voraus. Um sich stärker auf das Spüren zu konzentrieren, schloss B. die Augen. Daraufhin konnte sie ihren Oberkörper auf beiden Seiten besser in die Biegungsrichtung des Pferdes drehen. Ihre schwächere Seite glich ich durch stärkeren Zügeleinsatz aus.

Ich hatte mit großen Zirkeln angefangen und konnte im Lauf der

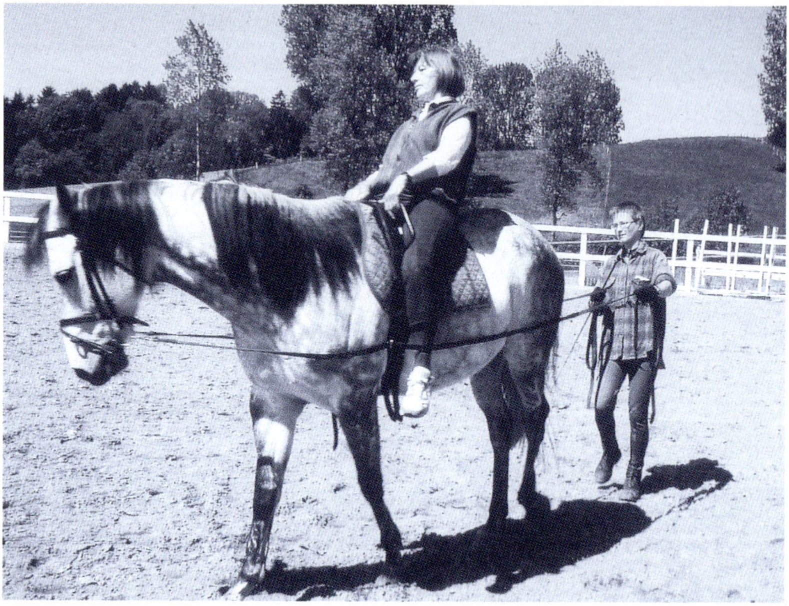

Übung bis zur Volte verkleinern. Auf der engen Kreislinie entwickelte B. zum Schluss ein gutes Gespür dafür, wie sie Jarif mit ihrer Oberkörperdrehung zusätzlich zu meiner leichten Zügelhilfe unterstützen konnte. Sie erhielt Bestätigung, indem sich Jarif besser im ganzen Körper bog und nicht nur mit dem Hals in Stellung war. Eine erste, selbst geleistete Unterstützung des Pferdes war B. somit geglückt. Das Erlebnis, mit so geringem Kraftaufwand und Körpereinsatz beim Pferd Wirkung erzielen zu können, überraschte sie. Während der gesamten Arbeitsphase zeigte B. keine Anzeichen von Unsicherheit oder Ungeduld. Sie war immer im Einklang mit Jarifs Schwingungsrhythmus. Die Erweiterung ihres Kompetenzbereichs durch dosierten Körpereinsatz vermittelte B. ein angenehmes Gefühl des Teilhabens. Sie schrieb dazu, dass es ihr Freude gemacht habe, aktiv auf Jarif einwirken zu können, sie aber froh sei, mich immer im Hintergrund zu wissen. Es gehe ihr gut.

Unter dem Eindruck der letzten Erfahrungen erweiterte ich die aktive Zusammenarbeit zwischen Pferd und Reiter. Ich erklärte B., wie sie ihr Pferd mit einer Gewichtsverlagerung in Kombination mit der Oberkörperdrehung verstärkt biegen könne. Während des folgenden

Ausritts im flachen Gelände hat sich eine sehr gute Zusammenarbeit zwischen B., Jarif und mir entwickelt. Wir übten groß angelegte Schlangenlinien. B. kündigte es verbal an, wenn sie einen Bogen einleiten wollte. Ich unterstützte sie dann mit einer leichten Zügelhilfe. Jarif war sehr aufmerksam und reagierte sensibel. Die Biegung nach rechts fiel B. wieder schwerer. Hier stellte ich Jarif bewusst mehr über den Langzügel, damit sich B. leichter in die Bewegung drehen konnte. Sie brauchte Zeit, bis sie die Kombination von Oberkörper und Gewichtsverlagerung einheitlich einsetzen konnte, ohne in der Hüfte einzuknicken. Dass Jarif und B. sich gegen Ende der Einheit miteinander verständigt hatten, bestätigte sich, als ich die Zügel langsam länger werden ließ, und es nicht zu einem Bruch in Jarifs Aufmerksamkeit kam. Die Körperkommunikation zwischen Reiter und Pferd funktionierte.

Bemerkenswert war, dass B. während dieser konzentrierten Arbeitsphase nie Schmerzen hatte, obwohl sie die ganze Zeit mit ihren Schmerzzonen in Bewegung war. Sie fand zunehmend Freude daran, aktiv einwirken zu können. Sie schrieb, dass die Biegung linksherum ihre Schokoladenseite sei. Es mache ihr bei aller Unzulänglichkeit Spaß und es gehe ihr trotz fortbestehender Skelettschmerzen gut.

Wie sehr B.s Zutrauen gewachsen war, zeigte sich auch in ihrem Wunsch, anders abzusteigen. Über den Mehlsack und das seitliche Aushängen konnte sie sich langsam vom Pferd gleiten lassen.

Auf der Basis ihres gestärkten Selbstvertrauens baute ich B.s aktive Mitarbeit um eine weitere Stufe aus: die vorwärts treibende Hilfe. B. war unruhig, hatte einige Nächte nicht geschlafen. Der Kontakt zu Jarif entspannte sie. Sie konnte ihren momentanen schlechten Zustand akzeptieren und ließ sich gerne helfen.

Diese Stunde fand auch auf dem Reitplatz statt und ich erklärte B. drei Figuren: ganze Bahn, durch die ganze Bahn wechseln und Zirkel. In den ersten Runden gab ich B. die Reihenfolge an. Dabei unterstützte ich sie noch vermehrt über die Zügel, bis sie ein Gefühl dafür entwickelt hatte, wie sich ihr Körper zum Pferd bewegen musste und ihre Signale auf das Tier einwirkten. B. war in Einklang mit dem Pferd.

Gegen Ende der Übung konnte B. Jarif auf die drei Bahnfiguren lenken. Meine Zügelhilfen hatten sich fast auf Null reduziert. Beim Wechsel durch die ganze Bahn kam es anfangs ohne die Anlehnung an den Zaun auf der Wechsellinie zu Schwankungen, da Jarif sehr sensibel auf B.s Gewichts- und Schenkelhilfen reagierte. Ich griff aber nicht ein, sondern ließ B. selbst korrigieren. Die Abstimmung zwischen Reiter und Pferd wurde immer feiner. In B.s Gesicht waren Freude und Stolz

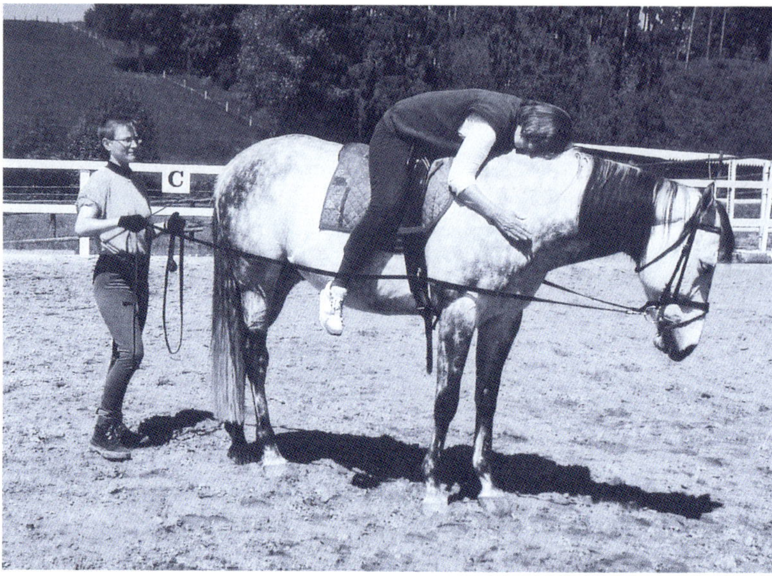
C

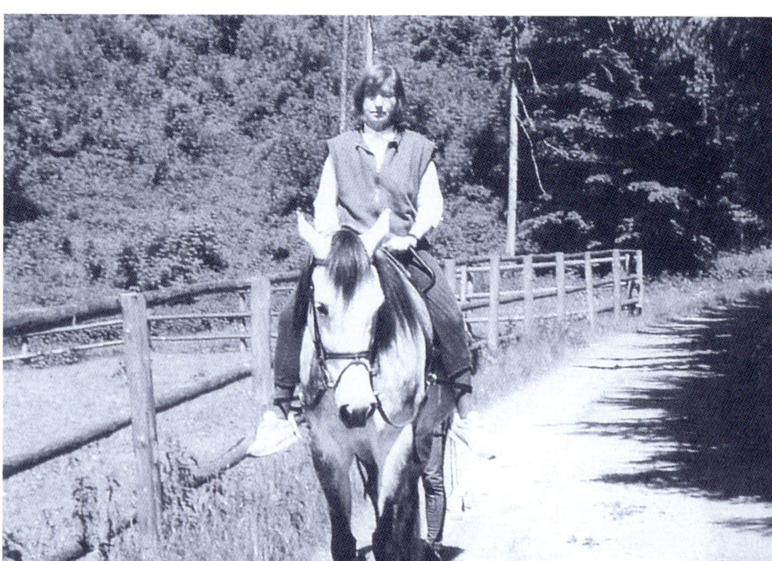

zu lesen. Sie konnte sich über ihren Körper so gut mitteilen, sodass sich Jarif von ihr führen ließ.

Wie sehr diese Stunde bei B. nachwirkte, zeigte sich in ihren Aufzeichnungen. Sie schrieb, dass sie wieder Zutrauen zu ihrem Körper habe und freier geworden sei. Von diesem Zeitpunkt an ging B. bis zu dreimal in der Woche spazieren.

## Auswertung

Im Verlauf der beschriebenen Stunden gelang es B., über die Selbsterfahrung auf dem Pferd einen anderen Umgang mit sich selbst zu entdecken. Das ganzheitliche Konzept der Reittherapie war bei B. erfolgreich. Die Patientin konnte ihre Ungeduld und ihre zornige Verzweiflung über ein vermeintliches körperliches Versagen mit Hilfe des Pferdes überwinden. Das wiedergewonnene Vertrauen nach der Versöhnung mit dem Körper wirkte sich positiv auf B.s Selbstwertgefühl aus. B. wurde mutiger, wagte es, Neues auszuprobieren. Ihre anfängliche Zurückhaltung und Vorsicht verwandelte sich in aktive Teilnahme und die Übernahme von Aufgaben. Mit zunehmender Sicherheit ergriff B. die Initiative und nutzte die Zeit mit dem Pferd.

B. wurde ca. ein Jahr von mir betreut. In dieser Zeit lernte sie es, am Langzügel zu traben, bewältigte einzelne Übungen aus dem Voltigieren und fand Freude am Galopp. Auch Lektionen aus der Dressur konnte B. mit Jarif ausführen. Ihre gezielte Hilfengebung war am Schluss so ausgereift und ihr Selbstvertrauen so groß, dass ich die Langzügel ausschnallen konnte und B. Jarif über einen Strick und ihre Körpersprache problemlos dirigierte. Das war ein großer Erfolg für sie.

Die Therapie fand einen stimmigen Abschluss, als B. in den Ruhestand trat und eine Vielzahl von ehrenamtlichen Tätigkeiten übernahm. Ihre depressiven Phasen während und nach den Rheumaschüben waren weniger ausgeprägt. Das Laufen machte B. wieder Spaß. Auch zwei Jahre nach unserer gemeinsamen Arbeit blieb B. aktiv. Sie ging spazieren und nahm einmal in der Woche an einem leichten Ausdauertraining in einem Fitness-Studio teil.

Der Einsatz der Langzügel brachte in der therapeutischen Arbeit mit B. genau die erwünschte Wirkung. In dem Moment, als ich hinter Jarif trat, wandte sich B. ganz ihrem Pferd zu. Es fiel ihr bedeutend leichter, sich auf die Bewegungen und Impulse von Jarif einzulassen. B.

bildete eine vertraute Einheit mit ihm. Auf dieser Basis war eine unmittelbare Körperarbeit möglich, die so nur über den Langzügel zu erreichen ist. Ein Wechsel zwischen geraden und gebogenen Linien ließ sich im Gelände oder auf dem Reitplatz jederzeit übergangslos umsetzen. Durch den schrittweisen Abbau meiner Zügelhilfen konnte B. zunehmend aktiv auf das Pferd einwirken. Dies ermöglichte es B., den eigenen Körper und seine Fähigkeiten kennen zu lernen. Das Gefühl, in jeder Situation nach vorne hin mit dem Pferd frei zu sein, ohne Angst haben zu müssen, alleine gelassen zu werden, beschrieb B. als ein besonderes Erlebnis.

Ich möchte mit diesem Bericht zur Langzügelarbeit im Therapeutischen Reiten Mut machen. Diese Arbeit ist eine Herausforderung für den Reittherapeuten, aber unter dem Aspekt der Sorgfalt birgt diese Technik erstaunliche Möglichkeiten.

## Literatur


Feldenkrais, M. (1978): Bewußtheit durch Bewegung. Suhrkamp, Frankfurt am Main

Gäng, M. (Hrsg.) (2004): Heilpädagogisches Reiten und Voltigieren. 5. Aufl. Ernst Reinhardt, München/Basel

Kastner, J. (1990): Selbstgeführtes Bewegungstraining für den Reiter. Paul Parey, Berlin

Krämer, J. (1983): Orthopädie. Springer, Berlin

# Teil II: Praxisbeispiele

# Physiotherapeutische Aspekte in der Reittherapie

*Von Monika Schölch*

*Habe ich meinen Körper verloren, so habe ich mich selbst verloren.*
*Finde ich meinen Körper, so finde ich mich selbst.*
*Bewege ich mich, so lebe ich und bewege die Welt.*
*Ohne diesen Leib bin ich nicht und als mein Leib bin ich.*
*Nur in der Bewegung aber erfahre ich mich als mein Leib,*
*erfährt sich mein Leib, erfahre ich mich.*
*Mein Leib ist die Koinzidenz von Sein und Erkenntnis, von Subjekt und Objekt.*
*Er ist der Ausgangspunkt und das Ende meiner Existenz.*
(Vladimir Iljine, 1965)

Was Vladimir Iljine so treffend formuliert hat, gewinnt bei der Arbeit mit dem Pferd an großer Bedeutung. Wie erfährt und spürt sich ein Mensch, der sich nicht oder nur eingeschränkt bewegen kann? Welche Entwicklungsmöglichkeiten hat ein Kind, das sich nicht aus eigener Kraft fortbewegen kann? Das Pferd gibt uns Menschen die Möglichkeit zur Fortbewegung, es trägt uns, es bewegt uns. Durch diese Erfahrung können wir ein neues Körpergefühl entwickeln, das uns hilft, unseren Körper auch in anderen Situationen neu zu erleben.

Die Wirkungsweise der Hippotherapie ist inzwischen ausreichend beschrieben und wissenschaftlich anerkannt. Die Übertragung der rhythmischen, dreidimensionalen Bewegung des Pferdes im Schritt auf den Reiter hat viele positive Auswirkungen. Während bei der Hippotherapie die Auswirkungen auf den Körper im Mittelpunkt stehen, umfasst die Reittherapie auch den seelischen Aspekt. Körperliche und seelische Anspannung bedingen sich oft gegenseitig, und wenn ich „aus der Bahn geworfen bin“, dann fällt es mir oft auch auf dem Pferd schwer meine Mitte zu finden. Das Pferd bietet viel mehr als nur dreidimensionale Bewegung, und es wäre schade, dies nicht zu nutzen. Bei der Reittherapie hat der vertrauensvolle Kontaktaufbau zum Pferd einen hohen Stellenwert. Der Aufenthalt an der frischen Luft wird von den Klienten als positiv erlebt und stärkt Kreislauf, Muskeln und Immunsystem. Bei allen Aktivitäten rund ums Pferd, wie Streicheln, Putzen, Füttern, Führen des Pferdes, müssen von dem Klienten komplexe Koordinationsaufgaben gelöst werden. Die Beobachtung der Umgebung setzt zusätzliche Reize, sich gleichzeitig auf Motorik, Balance und Orientierung einzulassen und diese Aufgaben parallel zu bewältigen. Wie viele Reize dem einzelnen zugemutet werden können, kann stark variieren, in gewissen Fällen ist sicherlich eine reizarme Umgebung, z. B. die Reithalle vorzuziehen.

Auch bei therapiemüden oder übertherapierten Patienten bietet die Auseinandersetzung mit dem Lebewesen Pferd viele neue Möglichkeiten, ohne dem Patienten ständig das Gefühl zu vermitteln, sich in Therapie zu befinden. Schon allein das Heraustreten aus den vier Wänden des Therapieraumes öffnet manchmal neue Türen.

Im Folgenden möchte ich die Arbeit unseres Vereins TRAB e. V. vorstellen und im Anschluss zwei Fallbeispiele der reittherapeutischen Behandlung mit physiotherapeutischen Aspekten näher beschreiben.

Unser Verein für therapeutisches Reiten am Bodensee, kurz TRAB e. V., besteht seit 1994. Der Verein ist seit der Gründung stetig gewachsen und umfasst inzwischen (2008) etwa 250 Mitglieder. In enger Kooperation mit dem Reithof Trab, der sich aus dem Verein heraus entwickelte, liegt der Schwerpunkt des Vereins auf der Integration von behinderten und nicht behinderten Reitern. Diese gelungene Integration und die Stärkung der Arbeit mit Jungen durch spezielle „Jungenreitgruppen“, gab auch den Ausschlag, dass der Reithof Trab 2008 den ersten Preis des Pferdesportverbandes Südbaden für die beste Kinder- und Jugendarbeit gewann. Verein und Reithof arbeiten in allen Belangen sehr eng zusammen und immer wieder gibt es Kinder und Erwachsene, die auf dem Hof eine Therapie beginnen und nach einiger Zeit in eine integrative Reitgruppe wechseln, bei der die freizeit- und breitensportlich orientierte Reitausbildung im Vordergrund steht. Angebote des Vereins sind Reittherapie, heilpädagogisches Reiten und Voltigieren, Hippotherapie und Reiten als Sport für Behinderte, welche von jeweils dafür ausgebildeten Fachkräften des Deutschen Kuratoriums für Therapeutisches Reiten (DKThR-FN) und der Schweizer Gruppe für Therapeutisches Reiten (SGTR) durchgeführt werden. Außerdem unterrichten bei uns Trainer B und C, Übungsleiter und Berittführer.

Die Pferde und Ponys sind in Offenstallhaltung untergebracht und haben alle eine solide Grundausbildung erhalten.

## Fallbeispiel 1

### *Klientin*

Frau Winter war zum Zeitpunkt der Therapie 61 Jahre alt und ich kannte sie schon als Patientin unserer physiotherapeutischen Praxis, in der ich arbeitete.

Frau Winter hatte Weihnachten 1996 einen Schlaganfall und seitdem eine armbetonte Hemiplegie rechts. Nach der Behandlung in einer Akutklinik war sie für zwei Monate zur Anschlussheilbehandlung in den Schmieder-Kliniken in Allensbach und danach sechs Wochen in den Schmieder-Kliniken in Konstanz. Sie geht seitdem alle zwei Jahre auf Kur und erhält regelmäßig Ergotherapie und Physiotherapie. Außerdem nimmt sie blutverdünnende und blutzuckersenkende Medikamente. Sie hat seit ihrem Schlaganfall 20 kg abgenommen, sie wog zuvor bei einer Größe von 155 cm 77 kg, jetzt noch um die 56 kg.

Frau Winter ist eine einfache Frau aus einfachen Verhältnissen, aber überaus lebensfroh mit optimistischer Grundhaltung und aufgeschlossen für Neues. Sie hat kaum Bezug zu Tieren und zu Pferden hatte sie noch keinerlei Kontakt. Allerdings sagt sie: „Ich schaue sehr gerne Reitturniere, vor allem wenn sie auf Musik reiten. Pferde gefallen mir gut, weil sie so elegant sind."

Frau Winter hat nach ihrem Schlaganfall noch immer motorische Probleme. Sie geht ohne Hilfsmittel mit einem leichten Hinken auch weitere Strecken. Ihre Rumpfstabilität ist gut, ihre Hauptprobleme sind der rechte Arm und die Hand mit Beugespasmus. Sie klagt des Öfteren über eine „Steifheit" der gesamten rechten Seite und über ein Ziehen bis in den Kopf.

### *Pferd*

Björga ist eine siebenjährige Islandmixstute und unser kräftigstes und größtes Pony. Sie ist die Leitstute, hat eine dominante, aber dabei sehr freundliche Persönlichkeit. Sie ist stets die erste, die einen begrüßt und drängt sich gern in den Vordergrund. Außerdem ist sie recht temperamentvoll, manchmal etwas rüpelhaft und im Gelände kaum zu bremsen. Ihre herausragende Charaktereigenschaft aber ist ihre Sensibilität. Björga weiß genau, wann es darauf ankommt und kann sehr genau einschätzen ob sie vorsichtig sein muss oder ob gar jemand Angst vor ihr hat. Dementsprechend passt sie ihr Verhalten an.

### *Ziele*

Da ich Frau Winter als behandelnde Therapeutin aus der Praxis schon kannte, hatte ich den großen Vorteil, ihre Schwächen, aber auch ihre Stärken recht gut einschätzen zu können. Das Pferd bietet ideale Möglichkeiten, sowohl die körperliche als auch die seelisch-geistige Ebene anzusprechen. Zielsetzungen:

- Erarbeiten der Körpermitte
- Körperbewusstseinsschulung
- Gleichgewichtsschulung
- Tonusregulierung/Spasmusreduzierung
- Verbesserung des Gangbilds
- Bewusstes Einsetzen des rechten Armes
- Freude am Pferd
- Kennenlernen eines fremden Lebewesens und Vertrauen gewinnen, dadurch Bereicherung des Alltags
- Förderung des Selbstbewusstseins und des Vertrauens in die eigenen Fähigkeiten und Möglichkeiten

### *Therapieverlauf*

Frau Winter kam mit ihrem Mann zur Therapie, was sich für mich gleich als kleines Problem entpuppte, da Herr Winter schon Pferdeerfahrung aus Jugendjahren mitbrachte und Frau Winter dementsprechend in den Hintergrund drückte. Gelöst wurde das Problem, indem ich Herrn Winter mit meinem damals eineinhalbjährigen Sohn spazieren schickte, so waren zwei Fliegen mit einer Klappe geschlagen.

Da Frau Winter noch keinerlei Vorerfahrung mit Pferden hatte, stand der Kontaktaufbau und das Vertrauen gewinnen zu Björga als primäres Ziel im Vordergrund. Da jede Unsicherheit eine Erhöhung der Körperspannung zur Folge hatte, verbrachten wir die ersten drei Einheiten damit, die Ponys zu beobachten und aus diesen Beobachtungen Schlüsse zu ziehen über ihre Art des Umgangs miteinander

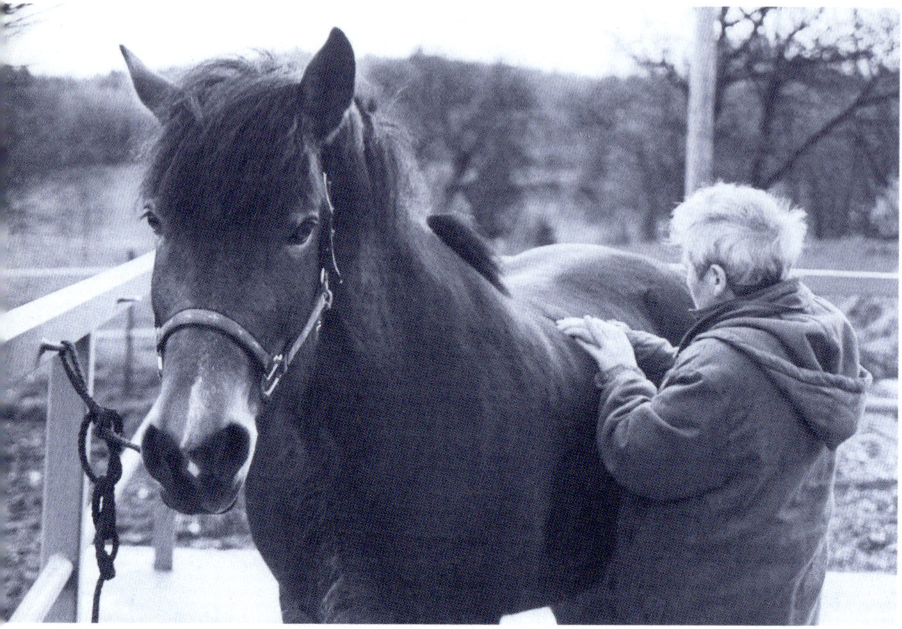

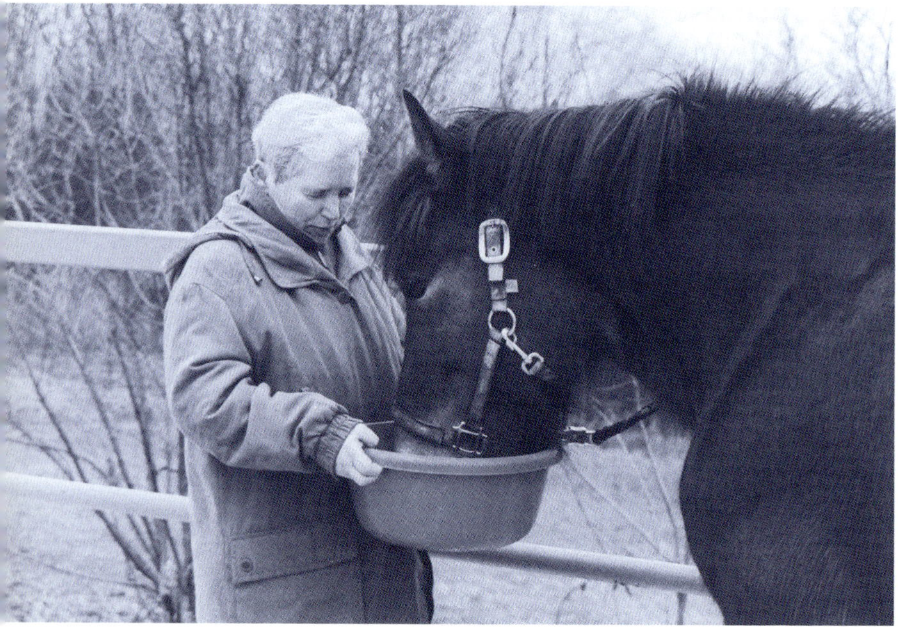

und ihre Körpersprache. Erste körperliche Kontakte nahm Frau Winter über das Streicheln der Ponys von außerhalb des Hags auf. Mit Björga arbeiteten wir dann auf unserem Putzplatz. Durch Übungen wie Abstreichen des ganzen Pferdes mit beiden Händen, warme und kalte Stellen finden usw. lernte Frau Winter Björgas Körper kennen, musste aber auch gezielt mit ihrer rechten Hand arbeiten, die sie doch immer wieder gern vergaß. Des Weiteren gingen wir mit Björga spazieren, Frau Winter führte dabei auf der rechten Seite mit der linken Hand, da es sonst zu schwierig für sie gewesen wäre, ich lief zur Sicherheit auf der linken Seite mit. Im Laufe dieser Einheiten gewann Frau Winter deutlich an Sicherheit. Sie konnte sich immer besser durchsetzen und stand in konstanter verbaler Verbindung mit Björga. Sie merkte aber auch, dass mit „Bitte Björga, geh' doch langsam" bei Björga kein Durchkommen ist, dass man auch mal am Strick ziehen muss und ihr deutlich und auch etwas lauter sagen muss, wer der „Chef" ist.

Schnelle Bewegungen von Björga verunsicherten Frau Winter anfänglich. Nach einigen Einheiten konnte sie Björga besser einschätzen, doch es gab immer wieder Situationen, in denen sie etwas unsicher wirkte, da sie selbst in ihren Bewegungsabläufen verlangsamt war. Solche Situationen traten hauptsächlich beim Führen auf, nie beim Sitzen oder Reiten auf dem Pferd. Ich half Frau Winter dann, indem ich sie auf die korrekte Hilfengebung aufmerksam machte oder spezielle Übungen zu dem jeweiligen Problem einbaute, die sie dann auch bewältigen konnte. Beispielsweise passte sich Frau Winter anfänglich immer dem Tempo von Björga an. Durch die Übung „Stop and Go" hatte Frau Winter in der vierten Einheit dann ein Aha-Erlebnis: Björga passte sich ihrem Tempo an, wofür sie sich auch sofort bei ihr bedankte.

Unser Abschiedsritual, das Füttern aus der Schüssel, genossen sowohl Björga als auch Frau Winter sichtlich. Frau Winter brachte Björga immer etwas von zu Hause mit und richtete es in eine Schüssel. Das Zerkleinern der Äpfel und Rüben stellten Frau Winter vor eine große Herausforderung und erforderten einiges Geschick. Nur beim ersten Mal half ich beim Füttern, die Schüssel zu halten, dann sagte Frau Winter: „Ich schaff's allein, gell Björga, das machen wir gut, wir zwei."

In der vierten Einheit saß Frau Winter zum ersten Mal auf dem Pferd, das einen Gurt, aber keine Decke trug. Sie stieg mit meiner Hilfe über unsere Aufstiegsrampe auf und mit Hilfe einer dritten Person wieder ab. Nach wenigen Einheiten bewältigte sie das Auf- und Absteigen ohne fremde Hilfe. Frau Winter fühlte sich von Anfang an wohl auf dem Pferderücken und kommentierte viel. „Man muss einfach mit der Bewegung mitgehen, dann ist es ganz leicht. Bergab geht's nicht so gut wie bergauf. Jetzt ist meine rechte Hand ganz warm".

Im Laufe der Therapie nahm das Sitzen und das Reiten, kombiniert mit unterschiedlichen Bewegungsübungen, die sich in ihrem Schwierigkeitsgrad steigerten, immer mehr Raum ein. Frau Winter wurde im Umgang mit Björga immer selbstständiger und ich ließ ihr zunehmend Zeit mit ihr allein. Dabei stand sie in stetiger Zwiesprache mit Björga. Neben dem Reiten waren weiterhin das ausführliche Begrüßen mit Putzen – mit oder ohne Putzzeug – und das Verabschieden mit Füttern wichtiger Bestandteil jeder Therapieeinheit.

Alle Arbeiten rund ums Pferd, also Aufhalftern, Anbinden, Putzen, Futter richten usw. erforderten von Frau Winter komplexe Bewegungsabläufe, die sie im Laufe der Einheiten immer flüssiger ausführen konnte. Das Reiten selbst und die Übungen auf dem Pferd lockerten Frau Winter sichtbar. Sie lief nach dem Reiten deutlich sicherer und fast ohne Hinken, der Arm war entspannter, die gesamte Durchblutung angeregt. Ihrer Aussage nach hielt dieser Zustand noch bis zu drei Tagen an.

### *Ausblick*

Frau Winter kaufte sich ein Pferdebuch und schaut nun noch begeisterter Reitturniere im Fernsehen an. Sie möchte gerne mit der Therapie weitermachen, sie sagt: „Das ist schön, das tut mir gut".

Frau Winter ist keine Patientin, auf die der Spruch „Ziele erarbeitet, Therapie kann beendet werden" zutrifft. Sie wird immer mit ihrer Hemiplegie leben müssen und dadurch motorische aber auch seelische Defizite haben. Die Reittherapie könnte für sie zu einer ständigen Begleittherapie wie Krankengymnastik oder Ergotherapie werden, und bei einer gewissen Regelmäßigkeit sind Fortschritte sicherlich zu erwarten. Eine Erleichterung ihrer Beschwerden hatte sie nach der Therapie immer gespürt.

## Fallbeispiel 2

### *Klientin*

Simone war zum Zeitpunkt der Therapie zweieinhalb Jahre alt. Als Diagnose wurde bei ihr eine psychomotorische Retardierung mit Ko-

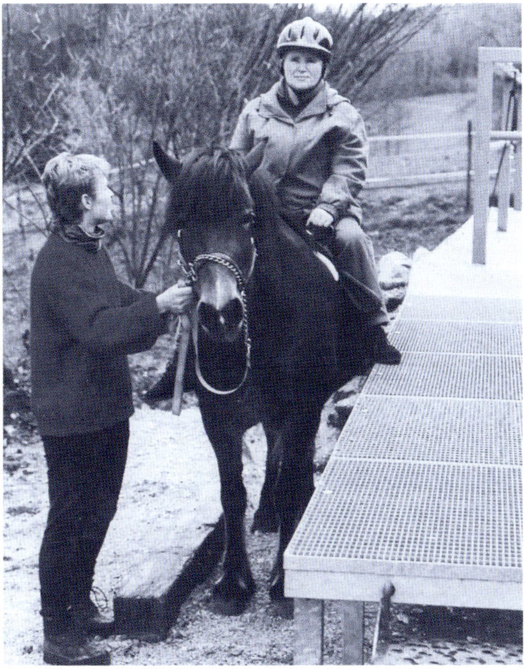

ordinationsstörung und Hypotonus gestellt. Die Ursache ist unbekannt. Als ich Simone zum ersten Mal sah, war sie eineinhalb Jahre alt und mir fiel auf, dass sie keinen Blickkontakt aufbauen konnte. Oft wiegte sie ihren Kopf hin und her, verfiel in einen Singsang und versank mit diesem stereotypen Verhalten in ihre eigene Welt. Sie konnte die Beine im Sitzen nicht abwinkeln, sondern hielt sie gestreckt. Sie bewegte sich krabbelnd vorwärts, zog aber dabei die Beine hinter sich her. Stehen konnte sie auch mit Hilfe nicht. Sie hatte kaum Hand-Augen- und Hand-Hand-Koordination und konnte ihre Körpermitte nicht finden. Zielsetzungen:

- Nachnähren
- Wahrnehmungsförderung, vor allem taktil
- Tonusregulierung
- Verbesserung der Koordination(v.a. Hand-Hand-, Hand-Augen-Koordination)
- Gleichgewichtsschulung
- Allgemeine Aktivierung

## *Pferd*

Das Therapiepony Jenny mussten wir aus Altersgründen vor zwei Jahren leider einschläfern. Sie war eine Welshponystute, zum Zeitpunkt der Therapie 23-jährig, mit freundlichem Wesen, dabei völlig abgeklärt, durch nichts zu erschüttern und sehr eigensinnig. Im Winter hatte sie ein richtiges „Wuschelfell".

## *Therapieverlauf*

Das Pferd und dessen Umfeld bieten zahlreiche Möglichkeiten zur Wahrnehmungsschulung. Heu, Stroh, Sägespäne, Putzkasten, Führkette etc. und natürlich das Pferd selbst, sein Fell und seine Mähne und Schweif, seine Wärme, sein Geruch, sein Atem und nicht zuletzt seine Bewegung boten Simone viele Reize zur Eigen- als auch zur Fremdwahrnehmung.

Simone konnte vor dem Laufstall im Heu oder Stroh sitzen, in der Nähe der Ponys sein, sich von ihnen beschnuppern lassen. Jenny begrüßten wir dann außerhalb des Stalls, angebunden auf dem Putzplatz. Anfänglich von mir geführt, später auch zunehmend aus Eigeninitiative, erkundete Simone Jenny durch Streicheln, Klopfen, Ertasten und Fühlen des Pferdes mit den Händen, stehend vom Boden aus mit dem Rücken an mich gelehnt und sitzend oder liegend auf dem Pferd. Simone zeigte dabei keinerlei Scheu vor dem Pony.

Auf dem Pferderücken fühlte Simone sich wohl. Sie saß dabei auf dem blanken Pferderücken ohne Gurt und Decke, um Jenny ganz nah zu sein und beim Kuscheln nicht durch den Gurt gestört zu werden. Da Jenny zu Therapiebeginn einen dicken Winterpelz trug, hatte Simone ausreichend Möglichkeiten zum Festklammern (Klammerreflex). Am liebsten lag sie in unterschiedlichen Positionen auf dem Pferd, entweder bäuchlings, den Kopf an Jennys Hals gelegt, „falsch herum" mit dem Kopf auf Jennys Hinterteil oder aber rücklings nach hinten liegend, wieder mit dem Kopf auf Jennys Hintern. Ich ließ Simone ohne Helm auf dem Pferd sitzen, da dieser beim Abliegen und Kuscheln störend gewesen wäre. Sie war dabei die ganze Zeit von mir gesichert und eine zweite Person führte Jenny. Die ersten Einheiten ließ ich Simone fast ausschließlich auf dem geführten Pferd liegen. Zeitweise wurde sie dabei ganz ruhig und hörte mit ihrem Singsang auf. Das Sitzen auf dem stehenden und im Schritt gehenden Pferd fiel Simone sehr schwer, da sie ihr Gleichgewicht nicht halten konnte. Die Beine hielt sie steif ge-

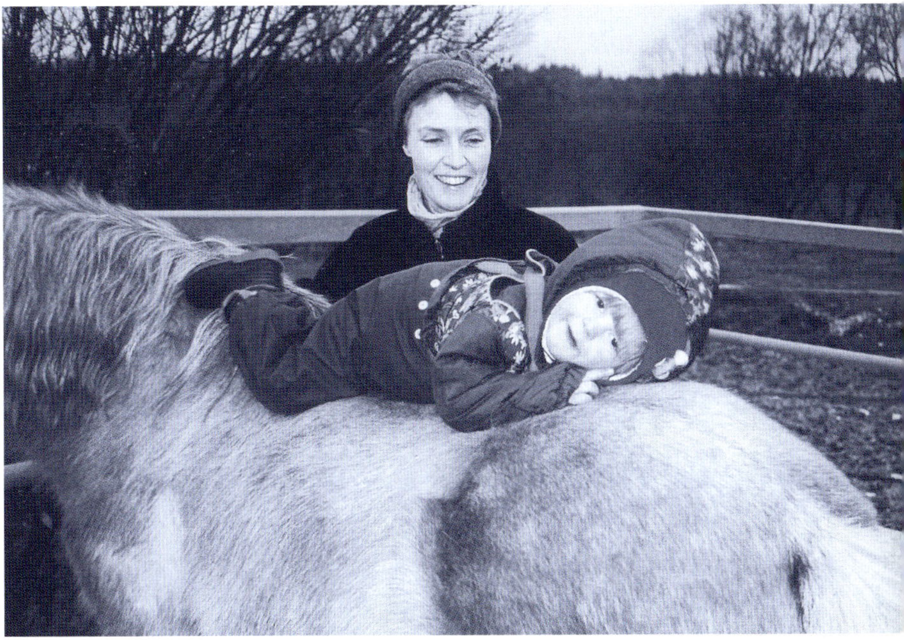

streckt und ihr Rumpf konnte kaum Spannung aufbauen, um die Bewegung des Pferdes aufzunehmen. Simone kippte sowohl seitlich als auch nach hinten und konnte ihre Mitte nicht finden. Sie hielt sich nicht an der Mähne oder im Fell fest, stattdessen wanderte oft eine Hand in ihren Mund. Außerdem bedeutete es für Simone eine immense körperliche Anstrengung, sich – trotz Sicherung – auf dem Pferd zu halten und sie ermüdete schnell. Das Liegen jedoch genoss sie, so dass sie anfänglich nur kurze Zeit in der Senkrechten verbrachte. Nach etwa drei Monaten, also nach zehn Einheiten, konnte sich Simone schon für kurze Zeit selbstständig auf dem Pferd halten. Ihre Beine hielt sie nicht mehr steif weggestreckt, sondern angewinkelt am Pferdekörper liegend, und ihr Rumpf konnte die Bewegung des Pferdes auffangen und ausbalancieren. Die Sitzphasen wurden immer länger. Simone begann nun auch, sich daheim selbstständig an Gegenständen hochzuziehen und daran entlang zu laufen.

Nach etwa zwanzig Einheiten stand Simone erstmals an Jenny gelehnt und lupfte das Bein, im Bestreben aufzusteigen. Nach weiteren fünf Einheiten fing sie an, sich beim Reiten an Jennys Mähne festzuhalten. Inzwischen war es auch möglich, Simone mehr zu fordern und gezielte Übungen einzubauen. Anstrengende Übungen, die sie bei der Physiotherapie mit Unwillen quittierte oder ganz ablehnte, wurden geduldet. Nach etwa acht Monaten Therapie hatte Simone kaum noch das Bedürfnis, auf dem Pferd zu liegen. Sie wollte sitzen. Sie konnte ihr Gleichgewicht gut halten, auch wenn man die Bedingungen erschwerte (z. B. Stop and Go, Seitsitz). Sie konnte, wenn man sie ansprach, Blickkontakt aufnehmen, allerdings diesen nicht lange halten. Auf- und Absteigen konte sie inzwischen selbstständig, indem sie über die Rampe auf Jennys Rücken kletterte. Simone lief inzwischen frei, wenn auch noch etwas steif, so doch sicher und mit sichtlicher Freude. Nach der Therapie war sie nicht mehr erschöpft.

Ein ganz wichtiger Punkt der Therapie stellte das Füttern als Abschiedsritual dar. Simone saß oder stand dabei neben Jenny und während Jenny Rüben oder trockenes Brot aus der Schüssel fraß, aß Simone das Gleiche. Nur zusammen mit Jenny aß sie Rüben, daheim und auch im integrativen Kindergarten, den sie seit wenigen Wochen besuchte, spuckte sie diese aus.

Simone hatte seit dem Beginn ihrer Reittherapie einen enormen Entwicklungsschub gemacht. Auch die behandelnde Physiotherapeutin stellte fest, dass sich Simones Gleichgewicht und ihre Fähigkeit, Körperspannung aufzubauen und auf Reize von außen angemessen zu reagieren, enorm verbesserte, seitdem Simone zusätzlich zur Reittherapie ging. Simones Mutter stellte schon nach wenigen Einheiten fest, dass sich Simone viel besser tragen ließ. Sie hing nicht mehr auf dem Arm, sondern konnte sich selbst aktiv halten.

## Ausblick

Simone lebt inzwischen unter der Woche auf einem Internat, das auch Reittherapie anbietet, und ist weiterhin begeisterte Reiterin. Im Therapeutischen Reiten werden physiotherapeutische, ergotherapeutische, motopädische und psychotherapeutische Aspekte vereint und sind in ihrem Zusammenwirken während einer einzigen Therapieeinheit derzeit mit keiner anderen Therapiemethode zu erreichen. Die Reittherapie wird auch weiterhin Simones Gesamtentwicklung unterstützen oder, wie durch die ersten Einheiten geschehen, neue Entwicklungsprozesse auslösen und dabei gleichzeitig noch Spaß machen.

## Literatur


Davies, P. M. (2002): Hemiplegie. 2. Aufl. Springer, Berlin/Heidelberg/New York/Tokio

Flehmig, I. (2001): Normale Entwicklung des Säuglings und seine Abweichungen. 6. Aufl. Thieme, Stuttgart

Gäng, M. (2003): Ausbildung und Praxisfelder im Heilpädagogischen Reiten und Voltigieren. 3. Aufl. Ernst Reinhardt, München/Basel

Gäng, M. (2004): Heilpädagogisches Reiten und Voltigieren. 5. Aufl. Ernst Reinhardt, München/Basel

Petzold, H. (1996): Integrative Bewegungstherapie und Leibtherapie. 3. Aufl. Junfermann, Paderborn

Strauß, I. (2008): Hippotherapie. 4. Aufl. Hippocrates, Stuttgart

# Drei Fallbeispiele für hippotherapeutische Aspekte in der Reittherapie

*Von Dorothee Schütte*

## Fallbeispiel 1: Hippotherapie bei einem Kind mit angeborener Behinderung

Louis wurde in der 26. Schwangerschaftswoche durch Kaiserschnitt auf die Welt geholt. Am dritten Lebenstag gab es Komplikationen in Form einer Gehirnblutung, welche zu einer Tetraparese führten. Wie die meisten Frühchen war auch er lange auf Sauerstoffgaben angewiesen, wodurch seine Netzhaut so stark geschädigt wurde, dass er erblindete. Er sitzt im Rollstuhl, kann mit Hilfe seiner Eltern stehen und benötigt Hilfe bei den Transfers. Seine geistigen und sprachlichen Fähigkeiten sind eingeschränkt. Im Alter von 9 Jahren kam Louis zum ersten Mal zur Hippotherapie.

### *Der Befund*

Die Befundaufnahme ergab trotz deutlicher Tetraparese mit Spastik eine ausreichende Gelenkbeweglichkeit in Hüfte und Wirbelsäule, um eine schmerzfreie Ausgangsposition auf dem Pferd einnehmen zu können. Die selektive Kraft konnte auf Grund der Paresen nicht vollständig getestet werden. Im Sitz auf der Therapierolle kann Louis die Oberkörpervorlage einige Sekunden halten, sitzt aber mit deutlicher Kyphose der gesamten Wirbelsäule (Rundrücken). Aktives Aufrichten der Körperlängsachse mit Einordnung des Kopfes (Kopfkontrolle) ist nicht möglich. Die Hüftbeugemuskulatur kann nach Anheben des Beines durch den Therapeuten dieses für einige Sekunden halten.

### *Wahl des Pferdes und der Hilfsmittel*

Gloa, 24 Jahre alt, ist eine Isländerstute mit einer Schrittfrequenz von ca. 110–130 Schritten/Minute. Durch ihre Widerristhöhe von 1,30 m kann der Patient sehr gut vom Therapeuten unterstützt werden. Bei

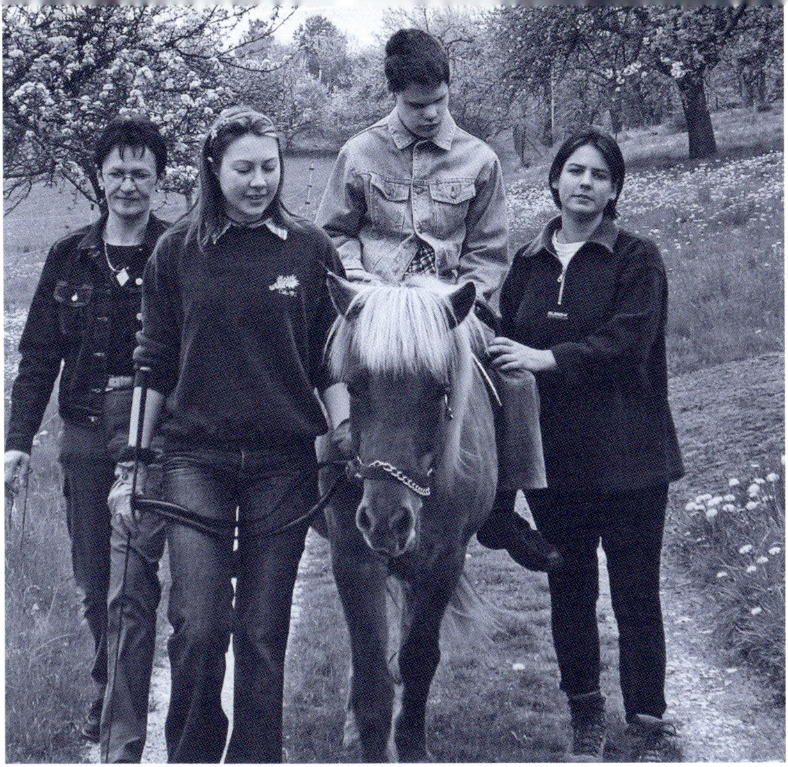

den dreidimensionalen Bewegungsübertragungen zeigt sie einen deutlicheren Schub nach vorne (Impuls zur Aufrichtung) als die seitlichen und rotatorischen Bewegungen. Diese sind nicht ganz so stark ausgeprägt, aber vorhanden.

Als Hilfsmittel wurde ein Gurt mit zwei Griffen und einer Decke gewählt. Der direkte Sitz auf dem Pferd ermöglicht dem blinden Kind, sich durch die größere Unterstützungsfläche und die Griffe besser zu spüren und sich räumlich zu orientieren. Die Wärme des Pferdes ist sicher angenehm für die Spastik, spielt aber eine untergeordnete Rolle, da es sich lediglich um eine Differenz bei Mensch und Pferd von 0,5–1 °C handelt. Durch den direkten Sitz auf dem Pferd ist der Hebel bei der Bewegungsübertragung geringer, somit sind die Bewegungsimpulse kleiner und die Muskulatur wird nicht zu schnell erschöpft.

## *Die Therapie*

Ziel der Hippotherapie bei Louis ist eine Verbesserung der symmetrischen Rumpfaufrichtung und eine Tonusregulierung, um den Sitz im

Rollstuhl zu stabilisieren und benötigte Hilfestellung beim Stehen weitgehend zu reduzieren. Die Einordnung des Kopfes in die Körperlängsachse (KLA) spielt eine untergeordnete Rolle, da aufgrund der Blindheit für Louis keine Veranlassung besteht, seinen Kopf auszurichten.

Die 20-minütige Therapie findet auf einem Feldweg mit leichtem Anstieg/Gefälle statt. Durch den Anstieg der Strecke wird der Impuls zur Aufrichtung mit jedem Schritt des Pferdes deutlich zum Patienten übermittelt. Die gerade Wegstrecke mit Wendepunkt ermöglicht ein langes, symmetrisches Rumpftraining und das Erfahren von Rhythmus.

### *Fazit*

Louis kommt seit 8 Jahren einmal wöchentlich in der Zeit von März bis Dezember zur Hippotherapie. Jeder Wachstumsschub brachte seinen erfolgreich trainierten Rumpf und das erlernte Körperschema wieder durcheinander. Die Hippotherapie ermöglichte ihm aber die Anpassung an die körperlichen Veränderungen des Erwachsenwerdens. Louis sitzt mit großer Ausdauer symmetrisch und aufrecht auf dem Pferd, für kurze Momente auch schon freihändig. Die ihn umgebenden Geräusche der Natur und im besonderen Maße die des Pferdes bereiten Louis große Freude. Seine geringen Sprachfähigkeiten haben sich in den letzten Jahren erweitert.

Da er kaum Interesse zeigt, das Pferd zu berühren und die körperliche Problematik immer im Vordergrund stehen wird, ist dies sicher ein Fall, der weiterhin hippotherapeutisch betreut werden wird.

## Fallbeispiel 2: Hippotherapie bei einem Erwachsenen mit erworbener Behinderung

Gabi D. erlitt bei einem Verkehrsunfall 1997 im Alter von 32 Jahren ein Schädelhirntrauma. Dabei kam es zu einer Lähmung der rechten Körperseite (Hemiparese) mit Gesichtsfeldausfall (Scheuklappenphänomen, besonders nach rechts) und Verlust der Sprache. Ebenso hat Gabi Schwierigkeiten, Handlungsabläufe in Zusammenhang zu bringen (Apraxie). Nach 1,5 Jahren intensiver Reha-Maßnahmen (Physio-, Ergotherapie, Logopädie) begann sie zusätzlich mit der Hippotherapie. Heute, im Alter von 42 Jahren, sitzt sie im Rollstuhl und ist mit Hilfe

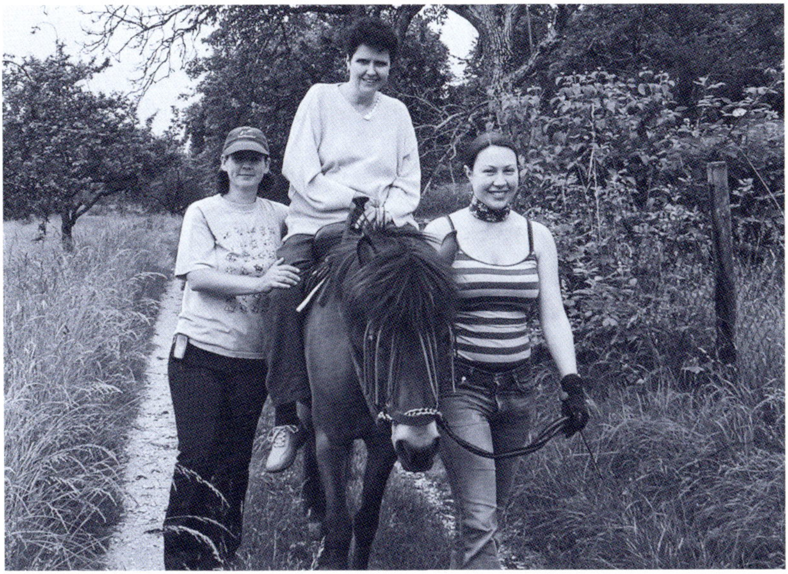

einer Begleitperson ca. 50 m gehfähig. Durch die Apraxie und starke Ängstlichkeit ist es ihr nicht möglich, mit einem Handstock zu laufen.

## *Der Befund*

Die Befundaufnahme ergab eine Schwäche der seitlichen rechten Rumpfmuskulatur, der unteren Bauchmuskeln und der umgebenden Muskulatur der rechten Hüfte. Gleichgewicht und Koordination sind eingeschränkt. Der Arm ist spastisch gelähmt ohne Funktion. Die Gelenkbeweglichkeit in Hüfte und Wirbelsäule ist ausreichend, um eine schmerzfreie Ausgangsposition auf dem Pferd einnehmen zu können. Gabi kann sich nach Aufforderung fast symmetrisch aufrichten (leichte Seitneigung nach links konkav) und ist in der Lage, diese Position länger als 30 Sekunden zu halten.

## *Wahl des Pferdes und der Hilfsmittel*

Littlatá, 13 Jahre alt, ist eine Isländerstute mit sehr viel Bewegungsübertragung von Rotation und Lateralflexion (Drehung und Seitnei-

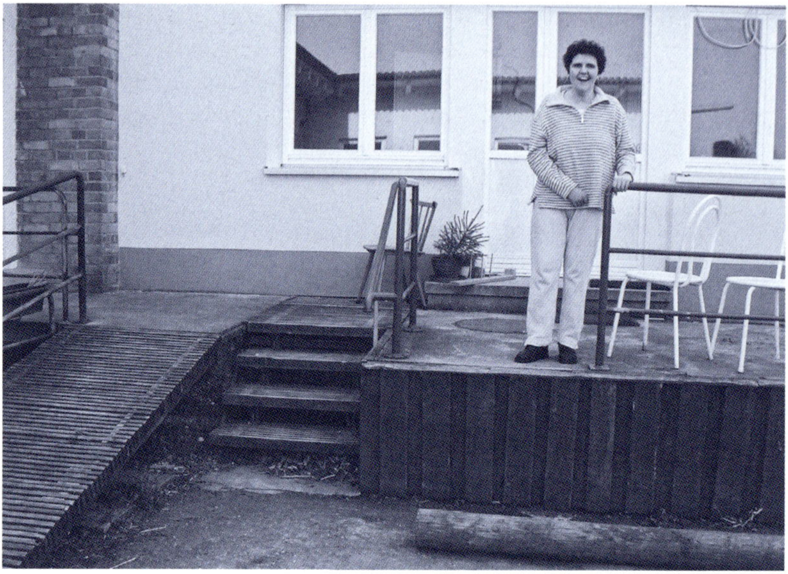

gung) auf den Patienten. Sie hat eine Schrittfrequenz von 100–120 Schritten/Minute. Mit einer Widerristhöhe von 1,38 m ist sie in der Lage Erwachsene bis zu 85 kg in der Therapie zu tragen. Durch ihr sehr ruhiges und ausgeglichenes Wesen steht sie während der Aufstiegsphase sehr still und geduldig, bis der Patient richtig sitzt.

Für Gabi wurde ein Westernsattel ausgewählt, da dieser durch den größeren Hebel (sie sitzt etwas über dem Rücken des Pferdes) die Bewegungsübertragung noch intensiviert und deutlichere Impulse durch die harte Oberfläche vermittelt. Ebenso ist das Gefühl von Sicherheit durch den Vorder- und Hinterzwiesel vergrößert. Auf Steigbügel wird verzichtet, um eine Tonuserhöhung zu vermeiden.

## *Die Therapie*

Durch das gangtypische, dreidimensionale Rumpftraining während der Hippotherapie soll im geschädigten Gehirn das bereits bekannte Bewegungsmuster abgerufen werden, um das Gangbild zu stabilisieren, das Gleichgewicht und die Koordination der Bewegung zu verbessern. Begleitend ist die Tonusregulation der rechten Körperhälfte, besonders die des Armes.

Das selbstständige Aufsteigen über die Therapierampe ermöglicht einen physiologischen Bewegungsübergang: das gesunde linke Bein wird als Standbein eingesetzt, während das plegische rechte Bein in Spielbeinfunktion trainiert wird, ebenso wie Gleichgewicht und Koordination.

Die Therapie findet im Freien auf einem Feldweg mit Gefälle/Anstieg für die Dauer von 20 Minuten statt. Die gerade Wegstrecke ermöglicht ein gleichbleibendes Tempo, ohne durch Kurven die erarbeitete Symmetrie aufzuheben. Durch manipulative Hilfe am Becken, am distalen Oberschenkel oder an der unteren Wirbelsäule (im thorakolumbalen Übergang) wird die Bewegungsübertragung vom Therapeuten kontrolliert, verstärkt oder korrigiert.

## Fazit

Gabi kommt inzwischen seit 9 Jahren zur Hippotherapie. Die Rumpf- und Hüftmuskulatur hat sich deutlich verbessert. Sie sitzt fast die gesamte Strecke freihändig auf dem Pferd. Gabi kann das Anreiten, Stoppen und die Wendungen während der Therapie vom Gleichgewicht her sehr gut ausgleichen. Ihr Gangbild hat sich über die Jahre stetig verbessert, die benötigte Hilfe konnte reduziert werden – Gabi läuft bis zu fünf Meter freihändig. Wenn sie allein in einem Raum ist, überwindet sie ihre Angst und läuft immer an der Wand oder an Möbeln gestützt entlang.

Leider ist sie generell noch sehr ängstlich und möchte auch keinen Kontakt zum Pferd aufnehmen. Sie grüßt Littlatá aber stets mit einem freundlichen „Hallo“ und winkt ihr zum Abschied zu.

## Fallbeispiel 3: Von der Hippotherapie in die Reittherapie

Kira M. ist nach einem Hirngefäßinfarkt 1998 im Alter von 33 Jahren linksseitig gelähmt, ist ohne Hilfsmittel gehfähig und ihr linker Arm ist schlaff gelähmt, ohne Funktion. Sie lebt mit ihrem Mann in eigener Wohnung, kann selber Auto fahren und ist als Reiseverkehrskauffrau tätig. Durch intensive Physio-, Ergo-, Hippotherapie und regelmäßige Reha – Maßnahmen kommt sie im Alltag sehr gut zurecht. Im Gangbild ist lediglich eine dezente Unregelmäßigkeit im Bewegungsablauf zu bemerken und die Funktion im linken Arm ist bisher nicht zurückgekehrt.

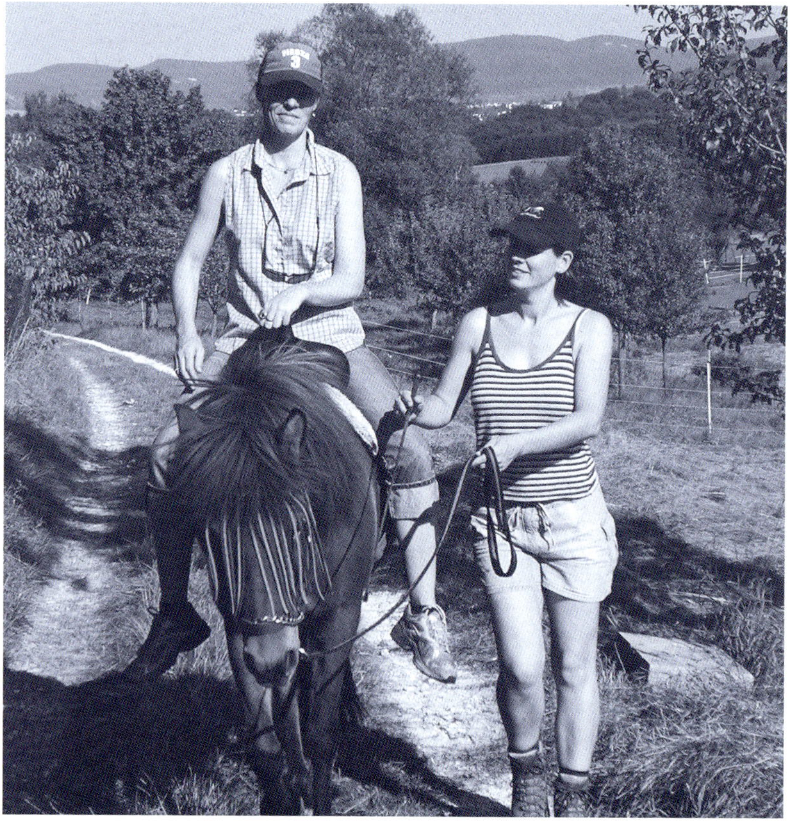

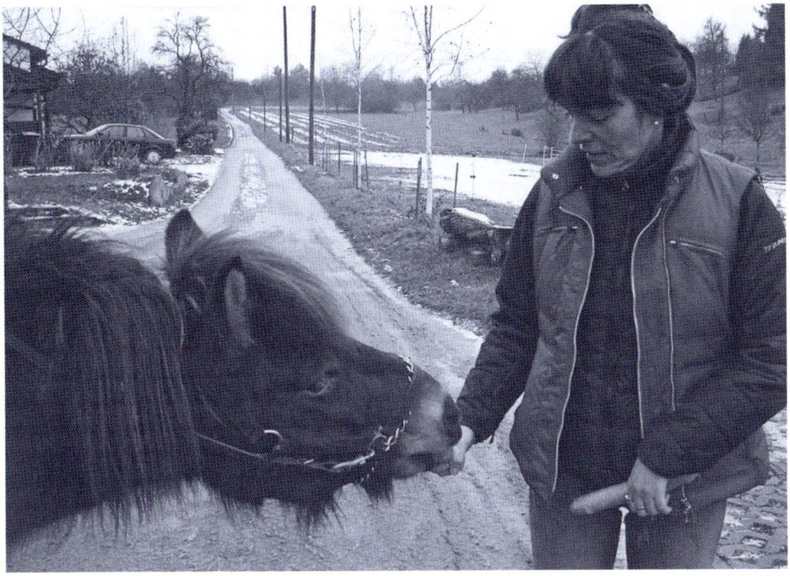

## Hippotherapie

Seit 2000 nimmt Kira einmal wöchentlich in der Zeit von März bis November an der Hippotherapie teil. Zu den spezifisch motorischen Zielen der Hippotherapie bei Kira zählte die Verbesserung der reaktiven Rumpfmuskulatur, um die Schulterproblematik zu verbessern. Gleichfalls sollten Symmetrie, Haltungs- und Gleichgewichtsreaktionen im Sitz verfeinert und somit das Gangbild verbessert werden. Von Anfang an wurde ein Westernsattel zur Verstärkung der Bewegungsimpulse verwendet. Kira wechselte von Littlatá (mit deutlicher dreidimensionaler Bewegungsübertragung) auf Gloa, bei der sie sich durch ihre höhere Schrittfrequenz mehr gefordert fühlte.

Nachdem die hippotherapeutischen Aspekte gut herausgearbeitet wurden und Kira sehr viel Freude an der Therapie mit dem Pferd zeigte, begannen wir 2006 mit der Reittherapie, um diese Fähigkeiten weiter auszubauen.

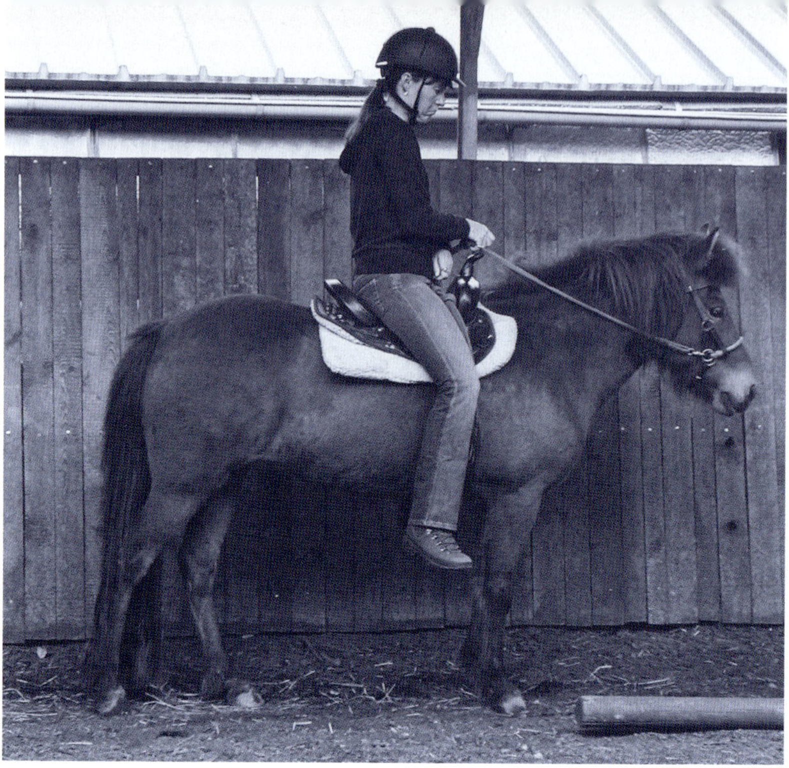

## *Reittherapie*

In der Reittherapie formulierten wir unsere gemeinsamen Ziele und Erwartungen:

- vertrauensvollen und angstfreien Umgang mit dem Pferd lernen,
- mehr Selbstvertrauen aufbauen,
- die Körperhaltung festigen,
- dem erlernten Nichtgebrauch des plegischen Armes entgegenwirken.

Im Umfeld des Pferdes lernte Kira das Putzen, Satteln und Führen sowie verschiedene Aufgaben aus der Bodenarbeit. Auf dem Pferd ging es aus der Hippotherapie heraus: von dem Geführtwerden ohne Helfer, über das selbständige Reiten in der Reithalle im Schritt bis zum Handpferdereiten im Gelände, ebenfalls im Schritt.

Bemerkenswert war zu sehen, dass Kira sich sehr bald angewöhnt hatte, bei allen Aktivitäten immer die betroffene linke Hand mit einzubeziehen. So hielt sie den Strick zum Führen mit beiden Händen,

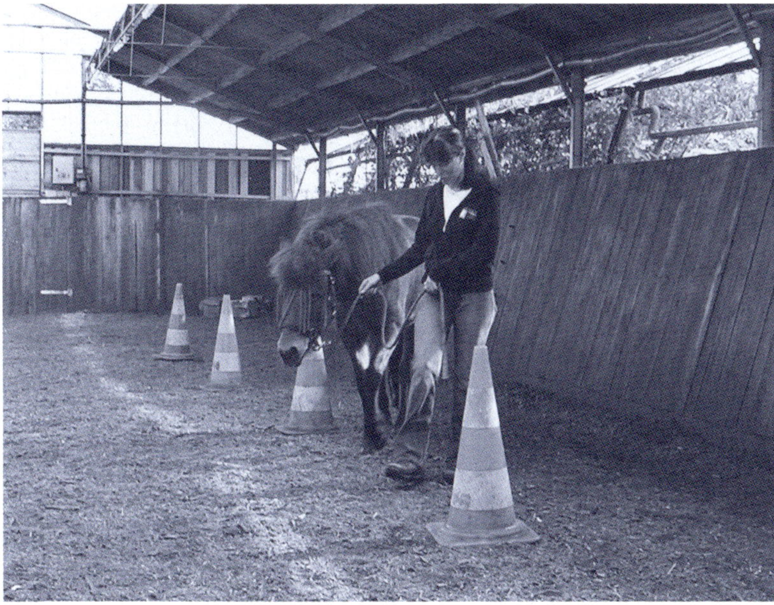

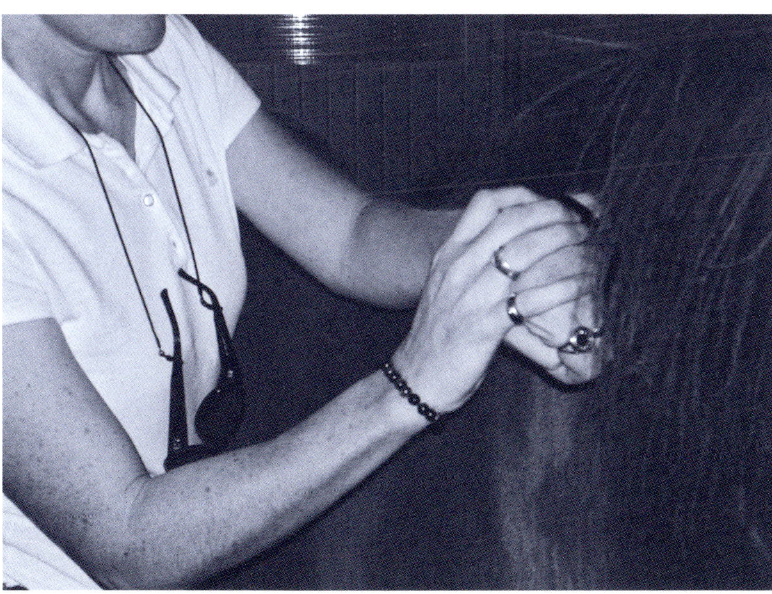

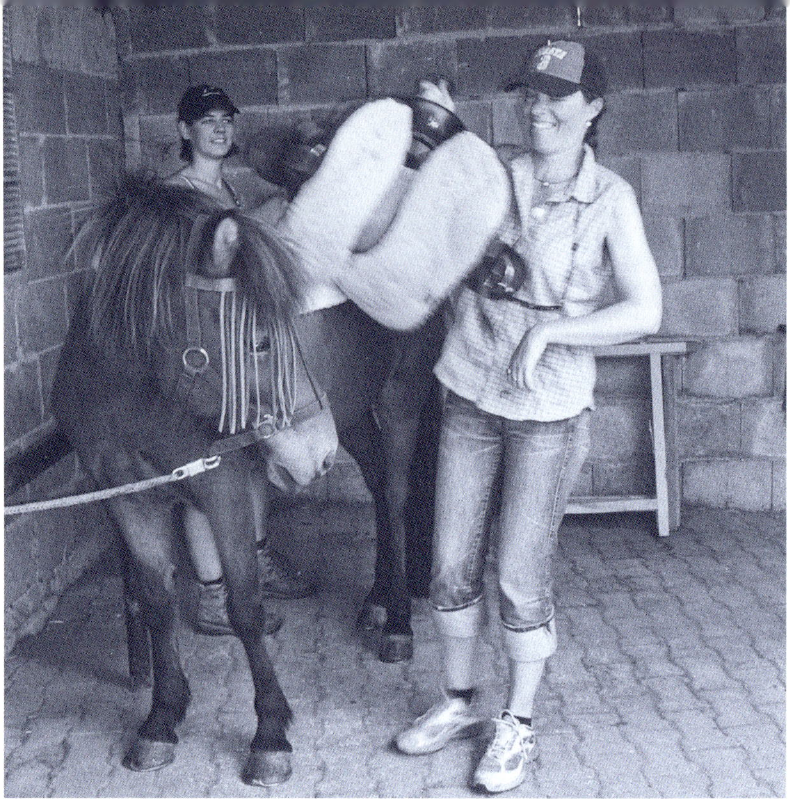

brachte die Karotte mit der betroffenen Hand und führte die Bürste mit Gummizug an der linken Hand zum Putzen gemeinsam mit der gesunden Hand. Beim Absatteln brachte Kira das gesamte Gewicht von Körper und Sattel auf das betroffene linke Bein, wo sie es gut ausbalancieren konnte, ohne dass es zu einer Zunahme der Spastik im linken Arm kam.

## Fazit

Kiras früheren Hobbies Wandern und Reisen sind durch die eingeschränkte Gehfähigkeit gewisse Grenzen gesetzt. Auch das Klettern in der freien Natur ist durch den Verlust der Armfunktion für sie nicht mehr möglich. Die Reittherapie bietet ihr nun eine neue Möglichkeit, ihren ursprünglichen Hobbies auf neuem Wege zu begegnen.

# Begleitende reittherapeutische Maßnahmen für einen Schädel-Hirn-Trauma-Patienten

## Bericht einer privat organisierten Förderung

*Von Martina Schur-Althaus*

> *„Lieber auf unbekannten Wegen stolpern,*
> *als auf bekannten Wegen auf der Stelle treten."*

Am 21. April 1997 verunglückte mein Mann Uwe bei einem Verkehrsunfall und erlitt eine lebensbedrohliche Gehirnverletzung. Mit komplizierten Schädelbrüchen sowie anderen Knochenbrüchen der linken Körperhälfte lag er viele Wochen im Koma auf der Intensivstation. Nach vier Wochen wurde er auf die Frührehabilitationsstation verlegt.

Da wir einen privaten Reitstall besitzen, und ich ausgebildete Reitpädagogin bin, lag es für mich nahe, mit Uwe parallel zu der Rehabilitation im Krankenhaus spezielle reittherapeutische Maßnahmen durchzuführen. Auch Uwe war vor dem Unfall, wenn auch nicht aktiv reitend, immer in das Geschehen mit den Pferden eingebunden. Er hatte den Stall und die Zäune gebaut und war für das Instandsetzen des Paddocks zuständig.

Ich möchte an dieser Stelle vorweg bemerken, dass sich die von mir durchgeführte therapeutische Maßnahme in dieser Form nicht ohne weiteres „eins zu eins" zur Übertragung auf andere Fälle mit Schädel-Hirn-Trauma eignet. Zuerst deswegen nicht, weil sich im Verlauf unserer gemeinsamen Arbeit herausstellte, dass häufige Änderungen meiner Pläne hinsichtlich der Vorgehensweise notwendig waren – meistens bedingt durch Uwes psychische und körperliche Verfassung. Ich musste sowohl bei der Planung als auch bei der Durchführung meines Vorhabens äußerste Flexibilität beweisen und konnte lediglich erste Erfahrungen auf diesem Gebiet sammeln – Erfahrungen, die ich hier gerne weitergeben möchte. Hinzu kommt die Tatsache, dass die Schulmedizin in solchen Fällen die Reittherapie oft (noch) nicht als Therapiemaßnahme anerkannte. Ich führte mein Vorhaben allein auf meine Initiative und auf meine Verantwortung hin durch und maß mir zu keiner Zeit an, in die Therapien der behandelnden Kliniken einzugreifen oder diese in Frage zu stellen. In ähnlichen Fällen muss unbedingt vorsichtig erwogen werden, welchen Weg man gehen möchte.

## Nach dem Erwachen aus dem Koma

Uwes psychische Verfassung war nach dem Erwachen aus dem Koma nicht stabil. Vor allem sein Erinnerungsvermögen war extrem beeinträchtigt. Zudem unterlag er starken Stimmungsschwankungen. So war er einerseits geistig abwesend, nicht aufnahmefähig und zeigte aggressive Tendenzen. Andererseits war er wiederum freundlich und liebevoll. Außerdem erkannte er phasenweise Personen aus seinem Umfeld, dann wiederum waren ihm nahe stehende Menschen völlig fremd.

Physisch war er ebenfalls sehr angeschlagen. Er trug einen Fixateur an seinem linken Unterarm und an der linker Hand, so dass der linke Arm noch nicht einsetzbar war. Brüche mussten noch ausheilen. Er benötigte weiterhin einen Urinschlauch und entsprechende Vorlagen. Zudem wurde er weiterhin künstlich ernährt und seine Atmung musste noch unterstützt werden.

Zur Veranschaulichung seines Zustandes fasse ich im Folgenden einige Notizen aus der Zeit zusammen:

5.6.1997: Allmählich spricht Uwe in vollständigen Sätzen. Das Sprachzentrum scheint zum Glück nicht geschädigt zu sein, und seine Gedanken sind zumindest zeitweise klar.

Seine Besucher erkennt er meistens nicht, mich verwechselt er oder erkennt mich nicht, er gibt mir fremde Namen. Auch seinen eigenen Nachnamen weiß er nicht, er nennt sich „Uwe Landsberg“ (früherer Nachbar aus seiner Kindheit).

Er erkennt nur unsere zwei jüngsten Kinder, die beiden älteren nicht. Unseren Hund erkennt er immer und benennt ihn sogar mit dem Spitznamen.

Fotos sieht er sich an, indem er sie auf den Kopf dreht und dazu meint: „Das ist Lebensphilosophie.“

13.6.1997: Uwe verlangt zum ersten Mal eine richtige Toilette, steht ganz allein davor, nur gesichert von der Schwester.

14.6.1997: Er spricht mich heute zum ersten Mal mit meinem Kosenamen an. Die Fußstützen des Rollstuhls werden entfernt. Er darf nun schluckweise aus einem Becher trinken.

16.6.1997: Ich muss Uwe nun täglich sagen, wo er ist und weshalb er dort ist. Er bekommt Appetit, verlangt Kuchen, den er aber leider noch nicht essen darf.

22.6.1997: Uwe übernimmt erste Verantwortung für unseren Hund. Er ruft ihn, möchte nicht, dass er sich im Park weit von uns entfernt.

## Uwes Gesundheitszustand vor Beginn der reittherapeutischen Maßnahme

Kurz vor Beginn unseres Vorhabens war Uwe zwar noch auf den Rollstuhl angewiesen, durfte aber bereits beide Beine für kurze Zeit voll belasten. So konnte er, von jemandem gesichert, kurzzeitig stehen und sogar wenige Schritte laufen. In der Klinik wurde er dennoch weiterhin regelmäßig im Rollstuhl sowie im Bett fixiert, um Unfälle zu vermeiden.

Bedingt durch eine starke Quetschung kam es allerdings in den letzten Wochen vor Beginn unserer gemeinsamen Arbeit zu einer Peronaeusnerv-Lähmung in seinem rechten Fuß. Deswegen konnte er den Fuß – vor allem aber die Großzehe – nur minimal bewegen und belasten. Um Fuß und Bändern Halt zu geben und so eine Überdehnung zu vermeiden, wurde ihm eine Stütze (Peronaeusnerv-Feder) angepasst, welche er ständig im Schuh tragen musste. Laut Aussage der Ärzte sollte es sich hierbei um eine bleibende Lähmung handeln.

Seine linke Hand war so weit einsatzfähig, dass er sie, zwar noch deutlich eingeschränkt, zum Festhalten benutzen konnte. Während und nach Belastungen klagte er allerdings über Schmerzen. Zudem musste er noch Vorlagen tragen, nachdem er seine Urinausscheidungen nicht immer kontrollieren konnte.

Inzwischen konnte Uwe allerdings selbstständig essen und trinken, der Tubus war nicht mehr notwendig. Auch die Brüche am Kopf waren geschlossen und weitgehend verheilt. Er klagte nicht mehr über Schmerzen. Sehkraft, Geruchssinn und Gehör waren aber nach wie vor unterschiedlich stark beeinträchtigt.

### *Motorik*

Seine gesamte Motorik verlief mit deutlich verlangsamtem Muskeltonus. Er war antriebsarm, schwer motivierbar und verweigerte meistens Aufforderungen, sich zu bewegen. Hinzu kam, dass sein linkes Bein und seine linke Hand noch beeinträchtigt waren. Deswegen bewegte er sich unsicher und war nach wie vor auf Hilfe angewiesen. Dennoch hatten sich seine feinmotorischen Leistungen im Laufe der Genesung derart verbessert, dass in diesem Bereich kaum Defizite zu erkennen waren. Insgesamt fehlten ihm aber jegliche Körperspannung und eine kräftigere Muskulatur, was seine Motorik unkoordiniert und kantig erscheinen ließen.

### Kognitive Fähigkeiten

Uwes Wortschatz war inzwischen ausgeprägter. Er sprach deutlich und überlegt und ließ weder in seiner Wortwahl noch im Satzbau Defizite erkennen. War er ausgeruht und entspannt, überraschte er mit dem Erfassen komplexerer Zusammenhänge, mit dem Erkennen und Hinterfragen von Situationen und deren Beschreibung. Seine Konzentrationsfähigkeit hatte sich zwar verbessert, die Gedächtnisfunktion schwankte jedoch stark nach Beanspruchungen. So brachte er Abläufe und Ereignisse wie auch personenbezogene Zusammenhänge durcheinander oder vergaß sie ganz. Zudem sprach er zeitweise leise, ohne Nachdruck, dann gelegentlich wieder klar und deutlich.

Durch seine starken Kopfverletzungen war die Sehfähigkeit seines rechten Auges bis auf eine Restsehkraft von ca. zwanzig Prozent stark beeinträchtigt. Farben konnte er mit beiden Augen nicht klar erkennen. Auch seine Hörfähigkeit schien nicht mehr vollständig vorhanden zu sein, zudem verfügte er nur noch über eine minimale Restfunktion des Geruchssinns.

### Sozialverhalten

Uwe war zu Beginn unseres Vorhabens stark introvertiert, gleichzeitig aber sehr auf meine Person, mein Verhalten und meine Reaktionen fixiert. Im Umgang mit mir passte er sich mir an und war sehr anhänglich. In unbekannten Situationen zeigte er sich zurückhaltend und verschlossen. In für ihn anstrengenden Situationen, z. B. im Umgang mit den Kindern, zeigte er manchmal sogar aggressive Tendenzen. In vertrauten und ihm angenehmen Situationen änderte er jedoch sein Verhalten und nahm sogar an Gesprächen aktiv teil. Dabei sprach er sicher, deutlich und zusammenhängend.

## Notwendige Vorüberlegungen und Vorarbeiten unserer reittherapeutischen Maßnahme

Von meinem Vorhaben versprach ich mir, Uwe in seinem Genesungsverlauf angemessen zu stimulieren. Ich hoffte, durch die gemeinsame Arbeit seine Erinnerungen anzuregen, ihn aktiver werden zu lassen und ihm zu helfen, sich erneut in die Familie zu integrieren. Da seine Wahrnehmung in manchen Situationen nach wie vor gestört war, erhoffte ich mir zudem, diese durch den Kontakt zu den Pferden zu fördern. Außerdem wollte ich ihn gerade durch die Arbeit in unserem eigenen Stall unterstützen, die durch den Unfall verloren gegangene Sicherheit im Alltag sowie das Vertrauen zu seinem ehemals vertrauten Umfeld wieder herzustellen.

## Auswahl der Örtlichkeiten

Ich suchte zwei unterschiedliche Orte für die Arbeit mit Uwe aus. Zunächst bot sich natürlich unser Stall mit dem angrenzenden Sandauslauf (Paddock) und der nahen Weide an. Nachdem Uwe die Anlage selbst geplant und gebaut hatte und ihm die Pferde sehr vertraut waren, hoffte ich, dass er sich hier heimisch und sicher fühlen würde. Auf diese Weise hoffte ich, seine Erinnerungsblockade lösen zu können. Ein weiterer Grund für diese Entscheidung war aber auch, dass ich unsere eigenen Pferde natürlich sehr gut kenne und somit ihre Vorlieben, Schwächen und Verhaltensweisen sicher einschätzen kann.

Außerdem entschied ich mich für den Hof von Freunden, die seit Jahren mit ihren ausgebildeten Islandpferden Therapeutisches Reiten durchführen.

## Aufstiegshilfe/Abstiegshilfe

Da Uwe noch im Rollstuhl saß, mussten noch vor Beginn unserer Arbeit feste, rollstuhlgerechte Wege bis zu den Pferden, zur Weide und in den Stall fertiggestellt werden. Zusätzlich sollten Auf- und Abstiegshilfen gebaut werden. Dabei stellte sich heraus, dass sie unterschiedlich konstruiert werden mussten.

Die Aufstiegshilfe musste relativ hoch sein, da Uwe noch nicht in der Lage war, das Bein aus einem tieferen Stand über das Pferd zu legen bzw. sich hoch zu stemmen oder zu ziehen. In seinem Fall hieß das, die Aufstiegshilfe so hoch zu bauen, dass Uwe von der obersten Plattform das Bein nur wenig anheben musste, um auf das Pferd zu gelangen. Danach brauchte er sich nur noch langsam nach unten in den Sitz gleiten lassen. Ebenso benötigte die Aufstiegshilfe einen festen Handlauf, um sicher auf die obere Plattform und zum Pferd zu gelangen.

Die Abstiegshilfe bereitete uns mehr Schwierigkeiten. Sie musste sehr viel niedriger als die Aufstiegshilfe konstruiert sein, da Uwe nicht die Kraft hatte, sich von dem niedrigeren Pferderücken auf die höher gelegene Plattform zu stemmen. Dabei stellte sich allerdings der Handlauf als gefährlich heraus. Er verleitete Uwe dazu, den festen Griff vom Pferd zu lösen und sich während des Abstiegs am Handlauf festzuhalten, was zu einem Unfall führen könnte. Schließlich stellten wir fest, dass es sicherer war, Uwe mit zwei Personen während des Abstiegs behilflich zu sein und ihn so zu stützen, dass er sicher auf die Abstiegshilfe gelangen konnte.

### *Auswahl des Pferdes*

Eine große Bedeutung in unserer gemeinsamen Arbeit hatte natürlich ein geeignetes und gut im TR ausgebildetes Pferd. Ich wählte den 19-jährigen Fuchswallach Phönix vom Hof unserer Freunde aus. Phönix ist seit Jahren regelmäßig im TR-Einsatz. Er ist kräftig, gedrungen und verfügt über einen starken Schopf und einen kräftigen Schweif, was auf Uwe vertrauenerweckend wirkte. Er hat einen kurzen, breiten Rücken und ist als Gewichtsträger ideal. Phönix hat eine ruhige und lange Schrittbewegung, wobei die Übertragung der Bewegung auf den Menschen deutlich spürbar, jedoch nicht unangenehm wird. Auf den Spazierritten ist er überaus sensibel und läuft sehr vorsichtig und bedächtig.

## Beginn der Arbeit mit Uwe

Mein Plan war, Uwe zunächst so weit wie möglich, v. a. durch seine Anwesenheit in unserem Stall, in den familiären Alltag einzubeziehen, damit er zuerst in bekannte Abläufe integriert werden konnte. Der Kontakt zu den Pferden sollte vorerst nicht im Vordergrund stehen. Uwe sollte sie vorläufig aus der Distanz betrachten, um zu erkennen, dass die Pferde sich ruhig verhielten und nicht dazu neigten, plötzliche und heftige Bewegungen zu machen, zu drängeln, zu beißen oder zu treten. Diese Phase der Beobachtung war besonders wichtig, weil gerade für Rollstuhlfahrer, die Pferde größer und mächtiger erscheinen. Den Gefahren der Bewegungen eines nicht immer berechenbaren Pferdes kann ein sitzender Mensch sehr schlecht oder gar nicht ausweichen.

Zu Beginn brauchte Uwe Zeit, um sich auf die neue Situation einzustellen. Erklärungen über Verhaltensweisen der Pferde waren für ihn besonders wichtig. Noch wichtiger aber war, meine eigenen Handlungen möglichst bewusst, ruhig und langsam auszuführen und ebenso bedacht zu sprechen. Zu vermeiden waren überhaupt hektische, schnelle und unruhige Situationen.

Menschen mit Gehirnverletzungen sind nämlich häufig nicht in der Lage, Situationen einzuschätzen und reagieren deswegen auch nicht „normal". Das liegt daran, dass sie Informationen nur sehr langsam verarbeiten, nachdem ihr Gehirn die verschiedenen Wahrnehmungseindrücke nicht genügend filtern und selektieren kann. Alle schnellen Bewegungen, Handlungen und Aufforderungen können sie deshalb überfordern. Wirkten also zu viele verschiedene Eindrücke gleichzeitig auf Uwe ein, konnte ein regelrechtes Chaos entstehen. Er wurde überfordert und wirkte dadurch verwirrt und verunsichert. Ich achtete also darauf, in schwierigen Situationen mit ihm alleine zu sein und gab ihm Zeit, auf die Bewegungen der Pferde oder auf mich zu reagieren.

Unsere Arbeit begann stets damit, Uwe in einem Gespräch auf die kommende Stunde vorzubereiten. Er war anfangs nicht in der Lage einzuschätzen, welche Aktivitäten an welchen Tagen und zu welcher Uhrzeit stattfinden sollten. Während dieser Gespräche bestärkte ich ihn darin, seine Ängste, Freuden, Zu- und Abneigungen zu verbalisieren. In der folgenden Zeit änderten sich allerdings diese gemeinsamen Vorüberlegungen dahingehend, dass wir eher eine vergangene Lektion besprachen. Dazu gehörten vor allem folgende Überlegungen:

- Was war schön, was hat ihm gefallen?
- Was hat Ängste in ihm ausgelöst?
- Wie hat das Pferd reagiert?
- Welches waren seine Empfindungen dabei?
- Wie ist das Pferd gelaufen, wie konnte er sitzen?
- War der Weg angenehm, unangenehm und weshalb?
- Wie waren die Übungen während des Reitens?

Nach und nach wollte ich dazu über gehen, Uwe zu angenehmen, ruhigen Arbeiten mit den Pferden anzuregen. Während ich z.B. mit Eimer und Handschuhen (leise und langsam) im Paddock arbeitete, konnte ich sein erwachendes Interesse beobachten. Tatsächlich äußerte er nach einiger Zeit den Wunsch, mir zu helfen. Es zeigte sich aber, dass dies vom Rollstuhl aus und in seinem momentanen körperlichen Zustand (nach wie vor komplizierte und offene Brüche des linken Armes und der linken Hand) noch nicht möglich war. Dennoch entschloss ich mich, eine Annäherung an die Pferde zu wagen.

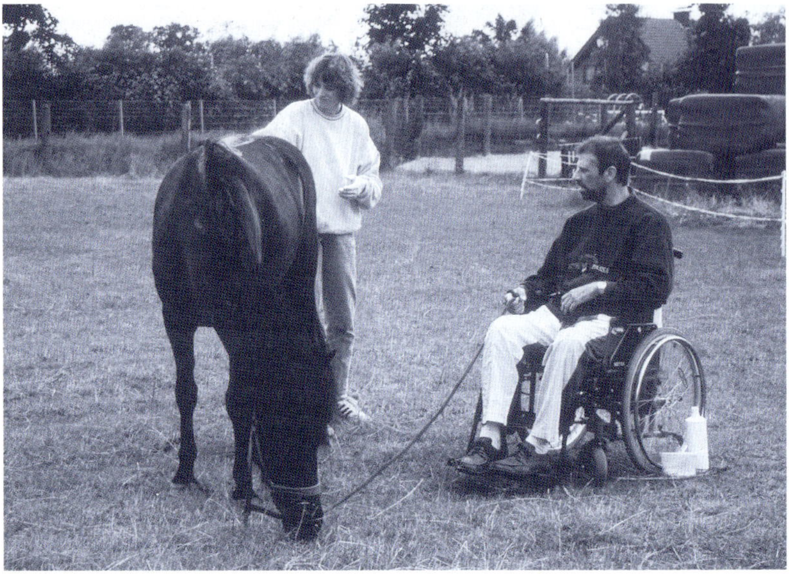

## Annäherung an die Pferde

Wir begannen unsere Annäherung an die Pferde auf unserer Weide, die an dem Stall angrenzt. Dort beobachteten wir zuerst eine Weile die ruhig grasenden Pferde. Erst danach näherten wir uns ihnen langsam. Etwas abseits stand unsere elfjährige Islandstute Nott, und wir gingen auf sie zu. Nott hat ein sehr freundliches Wesen und geht von sich aus auf Menschen zu, bleibt aber trotzdem vorsichtig und respektvoll. Schon früher konnte ich häufig beobachten, dass Uwe sich von Nott auffordern ließ, sie zu kraulen und zu massieren. Auch jetzt streichelte er sie, aber es war deutlich zu erkennen, dass er Angst hatte. Ihn hemmte die Angst, im Rollstuhl sitzend, der Situation und den Pferden ausgeliefert zu sein und nicht reagieren zu können. Demnach war es besonders wichtig, zunächst eine angstfreie Situation zu schaffen.

Dieses versuchte ich am Anfang mit Hilfe einer breiten, weißen Litze zu erreichen, die ihn und das Pferd trennte. Später verwendete ich dafür einen Führstrick, durch dessen Länge er einen „sicheren" Abstand zum Pferd einhalten konnte. Um ihm im weiteren Verlauf das Gefühl zusätzlicher Sicherheit zu geben, suchte ich die fachkundige Hilfe von zwei Personen sowie ein zuverlässiges, ruhiges und ausge-

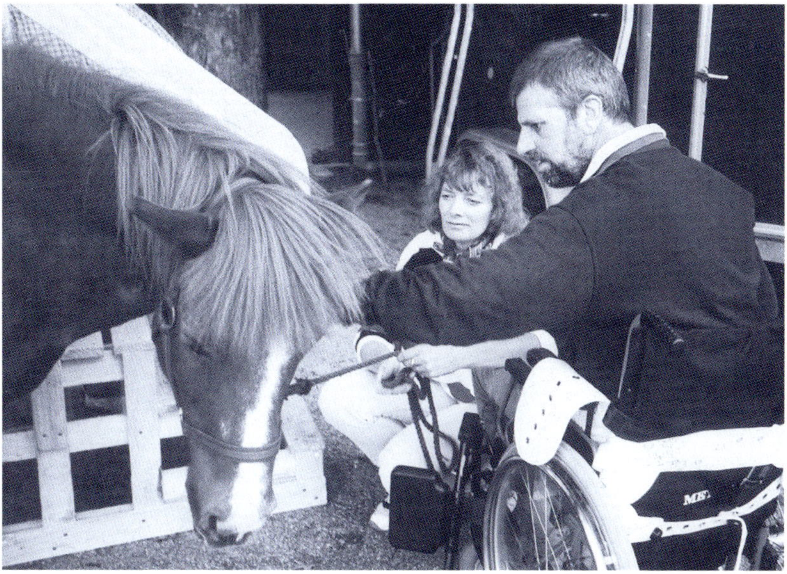

glichenes Pferd. Es sollte möglichst ein Islandpferd sein, da Uwe mit diesen Pferden vertraut war. Die Hilfe bekam ich von unseren beiden Freunden Annelie und Gerd.

## Auszüge aus einer Stunde

Ich wollte, bevor wir uns den Pferden und dem Stall zuwandten, die Begrüßung durch Annelie und Gerd als ein bleibendes Ritual etablieren. Uwe sollte auf diese Weise merken, dass er willkommen war. Dadurch hoffte ich, dass sich für ihn unsere gemeinsame Arbeit deutlich von den vielen noch laufenden Therapiestunden in der Klinik unterschied. Außerdem war es für mich besonders wichtig, den Ablauf der Stunde vorher detailliert mit Annelie und Gerd zu besprechen. Dadurch wollte ich einen um jeden Preis reibungslosen und für Uwe sicheren Ablauf der Stunde garantieren.

Während Uwe noch im Rollstuhl saß, beobachteten wir nach der Begrüßung ausgiebig gemeinsam die Pferde über den abgrenzenden Zaun von der offenen Remise zum Vorplatz des Stalles hin. Uwe konnte hier noch einmal in Ruhe sehen, dass die Pferde sich ruhig und ausgeglichen verhielten. Gerd holte anschließend mit Halfter und

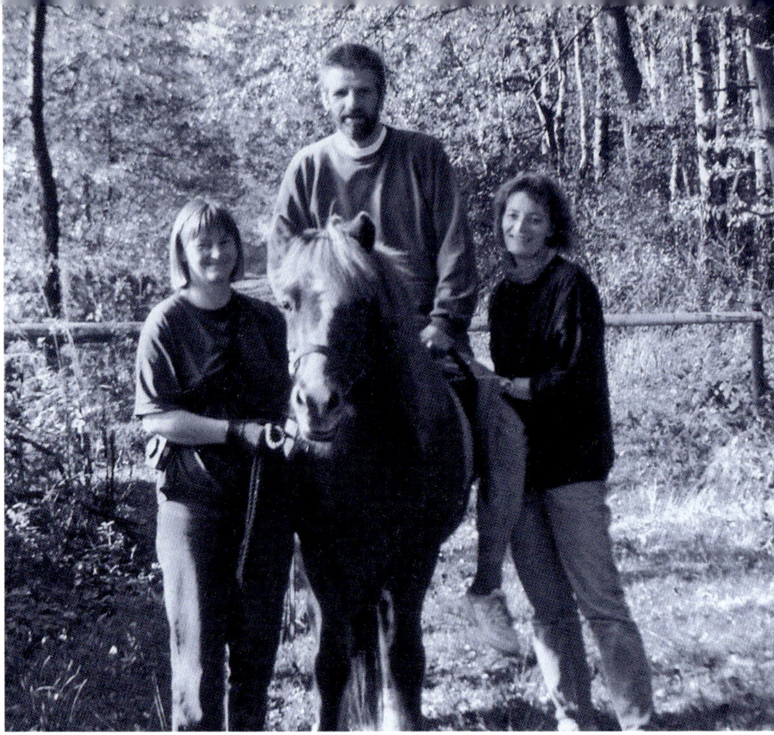

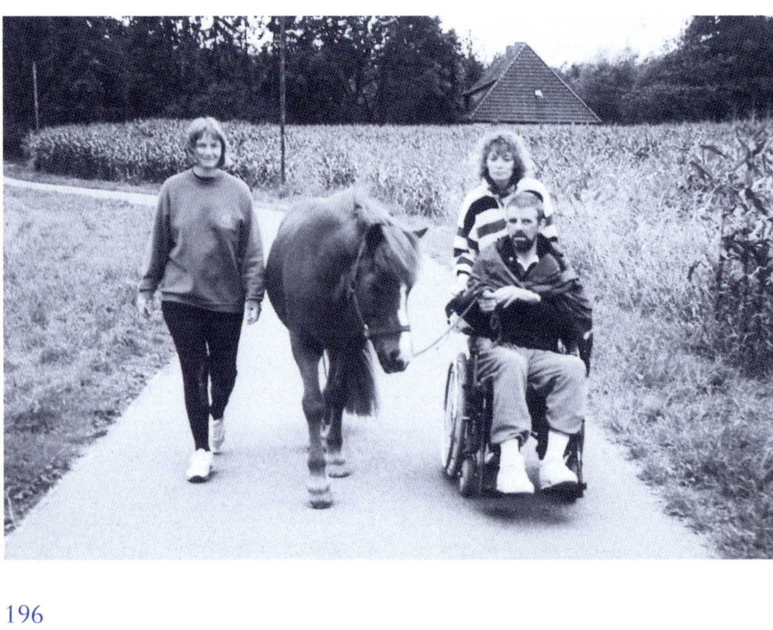

Führstrick Phönix durch das Tor in die Remise, wobei Uwe erneut die Gutmütigkeit dieses Pferdes erkennen konnte. Wir sahen beide zu, wie Gerd und Annelie das Pferd mit Unterlage und Gurt versahen und es einsprühten. Uwe beobachtete alles genau und mit Skepsis. Mit seiner Zustimmung fuhr ich ihn schließlich mit dem Rollstuhl nahe an Phönix heran, so dass beide Kontakt aufnehmen konnten. Auf meine Bitte hin, versuchte Uwe mit der linken Hand Kreise gegen den Uhrzeigersinn auf Phönix' Hals und Schultern zu streichen.

### Das Aufsteigen

Erst nach diesem einführenden Ritual fuhr ich Uwe zur Aufstiegshilfe (Treppe). Gerd sicherte das Pferd von der freiliegenden Seite. Von hier aus sollte er auch Uwe beim Aufsteigen helfen und ihn sichern. Die gesamte Situation war nach wie vor ruhig und ausgeglichen. Nachdem jeder seinen festen Platz eingenommen hatte, half ich Uwe Schritt für Schritt die Treppe hinauf auf die breite Plattform und von dort aus auf das Pferd. Mittlerweile hatte er große Angst. Dennoch war er fest entschlossen, auf das Pferd zu steigen und zu reiten. Schließlich klappte das Aufsteigen mühelos.

Nachdem er auf dem Pferd saß und sich sicher am Gurt halten konnte, blieben wir eine Weile in dieser Position stehen. So konnte sich sowohl Uwe auf dem bewegungslosen Pferd einfühlen als auch Phönix sich an das ungewohnte Gewicht auf seinem Rücken gewöhnen. Auf unsere Fragen nach seinem Befinden antwortet Uwe mit „ui, ui, ui"; er war stark verkrampft und sehr angespannt.

### Auf dem sich bewegenden Pferd

Mit Uwes Einverständnis ließ Annelie danach Phönix langsam im Schritt antreten. Ich legte währenddessen meinen rechten Arm um Uwes Gesäß. Dann legte ich meine linke und Gerd seine rechte Hand mit leichtem Druck auf Uwes Beine, um ihm so mehr Sicherheit zu vermitteln. Phönix ging ausgesprochen ruhig, als ahnte er die angespannte Situation.

Beim Reiten auf der ruhigen, kleinen lediglich landwirtschaftlich genutzten Straße fühlte Uwe sich unwohl. Er hatte Angst, dass Phönix sich vor dem Verkehr erschrecken könnte. Deswegen bogen wir von der Straße ab und steuerten auf den Wald zu. Trotzdem blieb er weiterhin stark angespannt. Vorsichtig riet ich ihm zu einer ruhigen Bauchatmung, um sich zu entspannen. Er nahm meinen Vorschlag an, die ängstliche Anspannung blieb aber bestehen. Seine Hände waren am Gurt festgekrampft, und er vermochte sie nicht zu lockern. Dennoch ließ ich ihn eine Weile ganz in Ruhe. Ich wollte ihm so die Möglichkeit geben, sich auf sich selbst zu konzentrieren, um diese Situation in Ruhe zu erfassen und die Eindrücke auf sich wirken zu lassen. Tatsächlich begann er allmählich, in der Bewegung mitzuschwingen. Daraufhin lockerte ich den Druck meines Armes um sein Gesäß, bis ich ihn schließlich ganz wegnahm.

Nach einer Weile wollte er allerdings absteigen, weil sein Gesäß stark schmerzte. Wir kehrten sofort um. Es wäre ihm nicht möglich gewesen, diese Strecke zu Fuß zurückzulegen. Während des Rückweges versuchte er, durch leichte Gewichtsverlagerungen den Druckschmerz zu verringern. Es gelang ihm leider nicht, weil er Angst hatte, sich nach vorne zu beugen. Mit etwas Ablenkung klappte der Rückweg dann aber doch ganz gut.

### Das Absteigen

Nachdem wir mit solchen Situationen noch keine Erfahrung hatten, gestaltete sich auch der Abstieg vom Pferd schwieriger als gedacht. Die Abstiegshilfe erwies sich in der Tat als wenig hilfreich. Uwe hätte sich dabei mit den Beinen zu stark hochstemmen müssen, ihm fehlte dazu aber die Kraft. Dadurch entstand eine sehr ungute Situation, weil er keine Geduld mehr hatte und sofort absteigen wollte. Schließlich konnten wir ihm helfen, ein Bein über die Kuppe des Pferdes zu heben und sich, von mir gestützt und gehalten, langsam herunter gleiten zu lassen. Das kostete ihn viel Überwindung und Kraft. Außerdem wurden dadurch seine Hände sehr belastet und schmerzten. Dennoch war Uwe danach in der Lage, noch einen Moment direkt beim Pferd stehen zu bleiben. Ich stand dabei als Halt direkt hinter ihm. So angelehnt und gestützt konnte er sich wieder etwas sammeln. Die Wärme und Ruhe des Pferdes schienen ihm gutzutun.

### Abschluss der Stunde

Wir halfen Uwe, sich in den bereitstehenden Rollstuhl zu setzen, von wo aus er Annelie beim Belohnen des Pferdes zusehen konnte. Auf

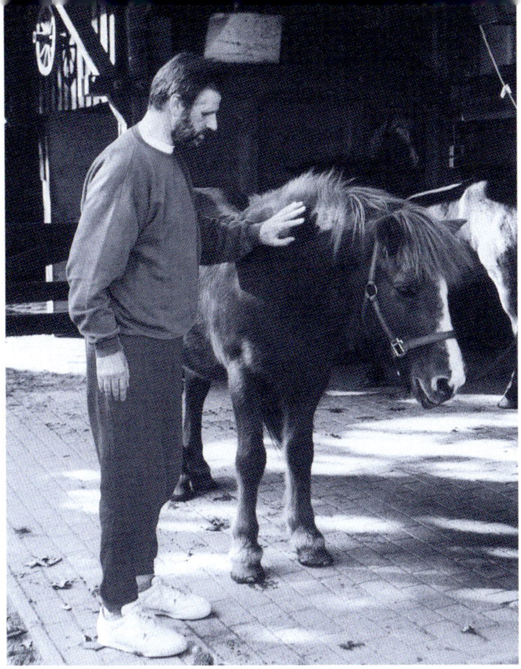

meine Frage hin, wie es ihm gehe, weinte er. Er war überwältigt von den vielen Eindrücken und brauchte Zeit und Ruhe, um wieder etwas Abstand zu gewinnen. Dennoch wollte er sich von Phönix verabschieden und tat das durch kreisendes Streicheln mit der rechten Hand. Wir beschlossen, uns noch etwas auf die Terrasse zu setzen und so die Stunde ausklingen zu lassen. Auf dem Weg dorthin sagte Uwe zu mir: „Es war wunderschön, aber sehr anstrengend."

Diese Stunde zeigte eine sofortige Wirkung. Uwe wurde es im Anschluss und während der gesamten nächsten Tage zum ersten Mal seit seinem Erwachen aus dem Koma am ganzen Körper warm. In all jenen sehr warmen Sommertagen fror er ansonsten ständig und benötigte Decken und Pullover. Abends wollte er endlich den Pullover ausziehen, und in der Klinik musste ich die dicke Bettdecke gegen eine dünnere austauschen.

## Rückschläge und Fortschritte

Während unserer Vorbereitung auf die zweite Stunde gestand Uwe, dass er eine fürchterliche Angst habe, sich auf das Pferd zu setzen. Also beschlossen wir, diesmal nur mit Phönix spazieren zu gehen, wobei Uwe ihn führen sollte. Zu meiner Überraschung führte er ihn (mit unserer Hilfe) auch dann weiter, als er leicht unruhig wurde. Er gab erst nach einiger Zeit den Führstrick ab. Diese Tatsache betrachtete ich als ein sehr gutes Ergebnis der so nicht geplanten Stunde. Ein weiterer Vorteil dieser Stunde war die Erkenntnis, dass für Uwe nicht nur das Reiten allein wichtig war, sondern schon allein die Nähe zum Pferd eine positive Wirkung auf ihn ausübte.

Nachdem sich Phönix auch in den weiteren Stunden etwas unruhig verhielt, und Uwe deswegen ängstlich war, wechselten wir das Pferd. Wir entschieden uns für Vikur, einem ebenfalls bewegungsstarken Pferd, allerdings ein ruhigerer und sanfterer Wallach vom Hof unserer Freunde. Der Wechsel sollte sich als eine gute Entscheidung erweisen. Uwe war sehr zufrieden und zeigte sich bereit, erneut zu reiten. Nachdem er in der Zwischenzeit keinen Rollstuhl mehr benötigte, war er physisch wesentlich flexibler, auch wenn noch etwas unsicher.

Auf dem Pferd sitzend bestimmte Uwe die Geschwindigkeit Vikurs diesmal selbst. Er entschied sich für eine langsame und gleichmäßige Bewegung, die wir während der ganzen Zeit beibehielten. Unterwegs betonte er wiederholt, dass ihm dieser Ritt gefiele. Nachdem ich beobachtete, dass seine Oberschenkel nicht locker herunter hingen, erklärte ich ihm, dass es wichtig sei, sich zu entspannen und die Knie hängen zu lassen. Nur wenn er unsicher sei, solle er die Oberschenkelmuskulatur anspannen. Das An- und Entspannen übte er danach zunächst während Vikur stand, dann während der Schrittbewegung.

Mit diesem Ritt verband ich eine weitere Übung: Nachdem es sehr wichtig war, Uwes Peronaeusnerv zu aktivieren, bat ich ihn, mit leichtem Druck den Punkt des Blasenmeridian-Anfangs im Winkel zwischen Nasenwurzel und Augenhöhle zu drücken. Gleichzeitig presste ich den Meridian-Endpunkt an der kleine Zehe. Dieser Meridian ist für den Peronaeusnerv zuständig. Ich erhoffte mir auf diese Weise eine zusätzliche Aktivierung des eingequetschten Nervs. Um eine bessere Durchblutung und seine allgemeine Beweglichkeit zu steigern, bat ich ihn, die Füße im Gelenk zu drehen und so weit wie möglich zu heben und zu senken.

Nach diesem Ausritt beschloss ich, Uwe in Zukunft mehr und mehr die Vorbereitung des Pferdes zu überlassen. So legten wir in der nächsten Stunde Vikur noch gemeinsam Decke und Gurt auf, später sollte er es aber alleine machen. Auch der Peronaeusnerv musste weiter gestärkt werden. Ich nahm mir vor, die entsprechenden Übungen so häufig wie möglich mit ihm durchzuführen.

Allmählich war Uwe in der Lage, das in seltenen Fällen unruhige

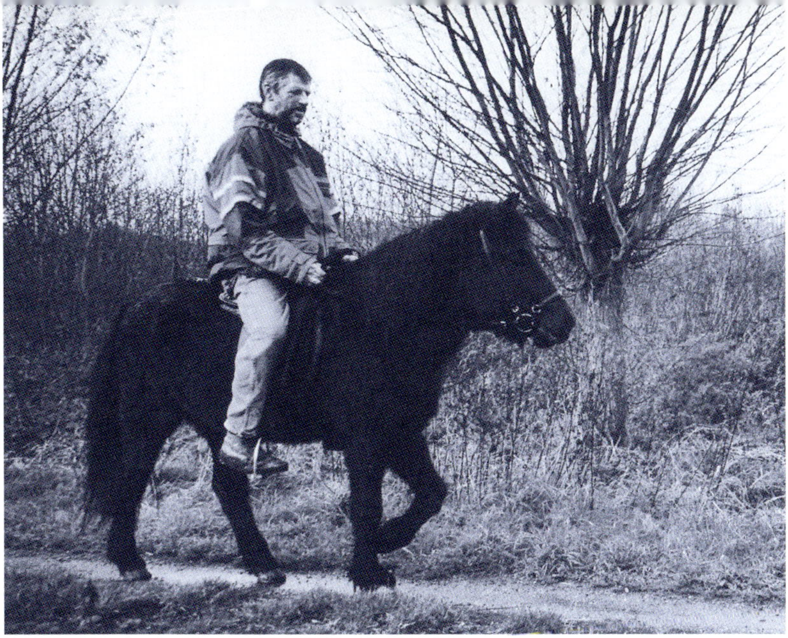

Pferd beim Ausreiten zu beruhigen ohne dabei das Gleichgewicht zu verlieren. Es gelang ihm dabei auch, sich im Verlauf des Rittes zu entspannen. Außerdem traute er sich zu, auch auf unebenen Wegen seine Übungen auf dem Pferd durchzuführen (z.B. die Beine abwechselnd anzuheben oder seinen Schwerpunkt in verschiedenen Richtungen zu verlagern). Auch bei den Vor- bzw. Nachbereitungen der Reitstunden wurde er zunehmend selbstständiger. Er konnte das Tor alleine öffnen und schließen, um das Pferd hindurchzulassen, er fütterte und belohnte es alleine oder band es an. Sehr erfreut waren wir schließlich über die Tatsache, dass er seine linke Großzehe bis zum Schuhdeckel anheben konnte. Das bedeutete, dass sein Päroneusnerv wieder aktiv war.

Während der Sommerferien der Kinder mussten wir leider sämtliche Ausritte unterbrechen. In dieser Zeit suchte Uwe fast nie den Kontakt zu unseren Pferden. Dennoch bereitete ihm der erste Ausritt im Herbst Vergnügen.

Inzwischen verrichtete er die entsprechenden Vorbereitungen fast ganz alleine und wirkte dabei ziemlich sicher. Er war sehr aufmerksam und hatte einen sehr guten Überblick über das Geschehen. So erkannte er z.B. beim Anbinden Vikurs, dass sich das Pferd in eine in der Nähe aufgehängten Wäscheleine verhaken könnte. Beim Aufgurten sowie bei der Lagerung der Sitzunterlage half ich ihm. Zu meiner Überraschung stieg er ohne Unsicherheit über die Aufstiegshilfe auf das Pferd.

Auch während des Rittes war er sehr locker und gelöst, saß sicher und meistens auch sehr gerade auf dem Pferd. Er löste sich ohne Aufforderung von den Gurtgriffen und nahm die Zügel, welche wir inzwischen auf seinen Wunsch hin zusätzlich benutzten, locker in die Hände – ohne sich dabei auf den Pferderücken zu stützen. Abgesehen von leichten Gleichgewichtsproblemen war er ausgeglichen, streichelte Vikur am Mähnenkamm und lobte ihn.

Zu seinem Geburtstag bekam Uwe von unseren Freunden einen Gutschein für einen Ausflug zu Pferd zum nahegelegenen Schloss Droste Hülshoff – inklusive Kaffee und Kuchen für zwei Personen. Wir nahmen das Geschenk dankend an und ritten diesmal gemeinsam dorthin. Jeder bereitete sein eigenes Pferd vor. Wir ritten nebeneinander, wobei Annelie Uwes Pferd am Führstrick festhielt. Es war eine ungewohnte und schöne Erfahrung, nebeneinander zu reiten. Außerdem war es das erste Mal, dass sich Uwe auf dem Pferd zwischen einer größeren Menschenmenge bewegte, und es ihm überhaupt nichts ausmachte.

Auch in den Herbstferien kamen wir nicht mehr dazu, die Stunden fortzusetzen. In dieser Zeit fiel mir verstärkt auf, dass es Uwe körperlich und geistig jetzt zwar viel besser ging, es uns aber nicht gelungen war, ihn in die Familie zu integrieren. Außerdem hatte ich mich in letzter Zeit so ausschließlich Uwe gewidmet, dass ich darüber hinaus kaum noch Zeit für die Kinder und für mich fand. Ich wünschte mir immer häufiger, mehr Zeit für die gesamte Familie zu haben. So entschloss ich mich, die Stunden auf dem Hof unserer Freunde nicht mehr fortzuführen. Ich machte also Uwe den Vorschlag, den Schwerpunkt unserer gemeinsamen Arbeit jetzt auf das Zusammenwachsen unserer Familie zu legen. Er war damit einverstanden, dennoch konnte er meine Gründe nicht richtig nachvollziehen. Uwe war offensichtlich noch nicht in der Lage, die emotionalen Schwierigkeiten unter denen die Kinder und ich in letzter Zeit litten, zu erkennen und nachzuvollziehen.

Nachdem ich wusste, dass schon der Umgang mit Pferden sehr viele Reize und Sinneswahrnehmungen bietet, beschloss ich, Uwe mehr und mehr in das Geschehen um die Pferde auf unserem Hof einzubinden. Es gelang, ihm Stück für Stück einfachste bis schließlich zunehmend komplexere Aufgaben zu überlassen. Ich hoffte, dass allein die Anerkennung, einen Teil der Arbeit gemacht zu haben, ihn anspornen und sein Selbstvertrauen stärken würde.

Nach und nach besserte sich sein gesundheitlicher Zustand so weit, dass er aus eigenem Antrieb einen Teil der Stallpflege sowie die Versorgung der Pferde übernahm. Nach einiger Zeit genoss er es sogar sichtlich, in Kontakt zu den Eltern der Reitkinder zu treten und während meiner TR-Stunden mit Kindern ein zweites Pferd zu führen. Letztlich überraschte er uns während des TR in der Adventszeit, indem er den Kindern als Weihnachtsmann begegnete – ein Weihnachtsmann mit erstaunlich viel Ausdauer.

Trotz dieser vielversprechenden Fortschritte litt Uwe wiederholt unter starken Ängsten beim Reiten. Schließlich gelang es ihm nicht mehr, sie zu überwinden. Es sollten einige Jahre vergehen, bevor wir wieder gemeinsam ausreiten konnten.

## Resümee

Auch wenn ich in der Arbeit mit Uwe wiederholt andere Wege einschlagen musste als ursprünglich von mir geplant, so blicke ich heute zufrieden auf meine Initiative zurück. Ich bin der Meinung, im Großen und Ganzen meine ursprünglich gesteckten Ziele erreicht zu haben – wenn auch nicht immer auf die geplante Art und Weise.

Die Arbeit mit den Pferden und die regelmäßige Konfrontation mit seiner früheren Umgebung in unserem Stall haben ihn noch während seiner Rehabilitationsmaßnahmen im Krankenhaus zusätzlich psychisch und motorisch stimuliert und ihn seiner Familie näher gebracht. Auch wenn sich diese Reintegration in die Familie schwieriger gestaltete als erhofft, so bin ich überzeugt, dass es wichtig war, ihn so früh und so intensiv wie möglich in unseren Alltag einzubinden.

Uwes Ärzte haben mir schließlich bestätigt, dass ein nicht unwesentlicher Anteil an seiner Genesung auf unsere gemeinsame Arbeit zurückzuführen sei.

Heute, einige Jahre später, ist Uwes Gesundheitszustand stabil. Er arbeitet selbstständig im Stall und übernimmt wichtige Arbeiten vollständig. So führt er z. B. die Pferde zur Weide und wieder zurück, er füttert und versorgt sie. Das selbstständige Reiten macht ihm aber nach wie vor Angst – dieses gesteckte „Ziel“ haben wir also noch lange nicht erreicht.

Unser gemeinsamer Weg bleibt folglich spannend und eine ständige Herausforderung. Wir nehmen sie an.

## Literatur


Clemens Hospital Münster: Umgang mit Schädel- und Hirnverletzten Patienten

Krebs, C., Brown, J. (1998): Lernsprünge – eine bahnbrechende Methode zur Integration des Gehirns. 2. überarb. Auflage. VAK/BRO, Kirchzarten

Moeller, M. L. (1995): Die Liebe ist das Kind der Freiheit. Rowohlt, Reinbeck

Swift, Sally (1989): Reiten aus der Körpermitte. Pferd und Reiter im Gleichgewicht. Band 1. 6. Auflage. Müller Rüschlikon/KNO, Zürich/Stuttgart/Wien

Tellington-Jones, L. (1997): Liebe Linda. Pferdefreunde fragen Linda Tellington-Jones. Kosmos/VVA, Stuttgart

# Reittherapie mit einer Jugendlichen im Rehabilitationszentrum

*Von Rahel Gehrig*

Im Rehabilitationszentrum Affoltern am Albis werden Kinder und Jugendliche behandelt und betreut, die an den Folgen von angeborenen oder erworbenen Krankheiten sowie Verletzungen leiden. Ziel des Aufenthaltes ist es, den betroffenen Kindern und Jugendlichen zu größtmöglicher Selbstständigkeit zu verhelfen und dadurch die Lebensqualität der ganzen Familie zu verbessern. Das Rehabilitationszentrum Affoltern a. A. gehört zum Kinderkrankenhaus Zürich und verfügt über 54 Betten für stationäre Patienten. Die Tagesklinik bietet 12 Plätze zur therapeutischen und schulischen Förderung an. Ein ambulanter Bereich (ärztliche Poliklinik) und eine Frühberatungsstelle ergänzen das Angebot des Zentrums.

Die Kinder und Jugendlichen leben in familienähnlichen, ihren Fähigkeiten und Bedürfnissen angepassten Wohngruppen. Sie besuchen die internen Schulen des Zentrums. Darüber hinaus werden sie nach einem individuellen Therapie- und Tagesplan behandelt. Der Einbezug der Eltern ist Bestandteil des Behandlungs- und Betreuungskonzeptes.

Die pädiatrische Rehabilitation erfolgt in Zusammenarbeit von Fachleuten aus den Bereichen Medizin, Pflege und Therapie, Heilpädagogik und Pädagogik. Mit den zwei hauseigenen Islandpferden ist es möglich, zusätzlich Reittherapie und Hippotherapie anzubieten.

## Beschreibung meiner Klientin und ihre Problemstellung

Lisa, 14 Jahre alt, kam im August 1999 in unser Rehabilitationszentrum. Der Grund der Einweisung war eine Hirnblutung im Juli sowie eine Aphasie (Sprache, Sprachverständnis, Rechtschreibung). Als vorbestehende Entwicklungsauffälligkeit wurde POS (psychoorganisches Syndrom) mit Teilleistungsschwäche, vor allem im sprachlichen Bereich, festgestellt.

Durch die Hirnblutung verstärkte sich Lisas schon bestehende Hyperaktivität. Man verordnete ihr das Medikament Ritalin, damit sie ruhiger wird und sich besser und länger auf eine Arbeit konzentrieren kann.

## Vorgeschichte

Lisa besuchte die fünfte Klasse, nach den Sommerferien war der Übertritt in die sechste Klasse geplant. Lisa ist eine eher schwache Schülerin mit POS. Im Juli 1999, während eines Ferienaufenthaltes in Italien, erwachte sie mit starker Übelkeit, Erbrechen und Müdigkeit. Ihr Zustand verschlechterte sich im Laufe des Tages (Sehschwierigkeiten, Probleme beim Gehen). Als die Eltern einen Notarzt konsultieren, wird das Mädchen in ein dortiges Krankenhaus eingewiesen und eine Hirnblutung festgestellt. Es folgt eine Notfall-OP, im August wird sie schließlich ins Krankenhaus St. Gallen verlegt. Danach kommt sie in unser Rehabilitationszentrum in die Abteilung für Frührehabilitation. Sie braucht zu Anfang viele Ruhepausen sowie Einzelbetreuung. Zu diesem Zeitpunkt verständigt sie sich durch Zeichen. Danach wird sie auf die Abteilung für Kinder und Jugendliche verlegt und in den Bereichen „Soziale Integration", „Stärkung des Selbstbewusstseins" sowie „Sprachliche Ausdrucks- und Konzentrationsfähigkeit" gefördert. Sie beteiligt sich dadurch vermehrt am Gruppengeschehen.

Zusätzlich bekommt Lisa Reittherapie verordnet. Mit dieser Therapieform besteht die Möglichkeit, Lisa weiter zu fördern und ihr neue Erfolgserlebnisse zu geben. Ebenso wird ihr Selbstvertrauen gestärkt.

Lisa soll versuchen, eine Beziehung mit dem Pferd einzugehen und lernen, was sie beim Pferd auslöst und umgekehrt das Pferd bei ihr. Zunehmendes Vertrauen zum Pferd fördert auch ihr Selbstvertrauen zu sich. Ihre Ausdrucksfähigkeit sowie ein sicherer und konzentrierter Umgang mit dem Pferd werden zusätzlich gestärkt. Als Ziele können zusammengefasst werden:

- Selbstvertrauen/Beziehungsaufbau fördern
- ruhiger werden durch konzentriertes Arbeiten
- bewussteres Wahrnehmen von sich und der Umwelt
- sich sprachlich besser ausdrücken können

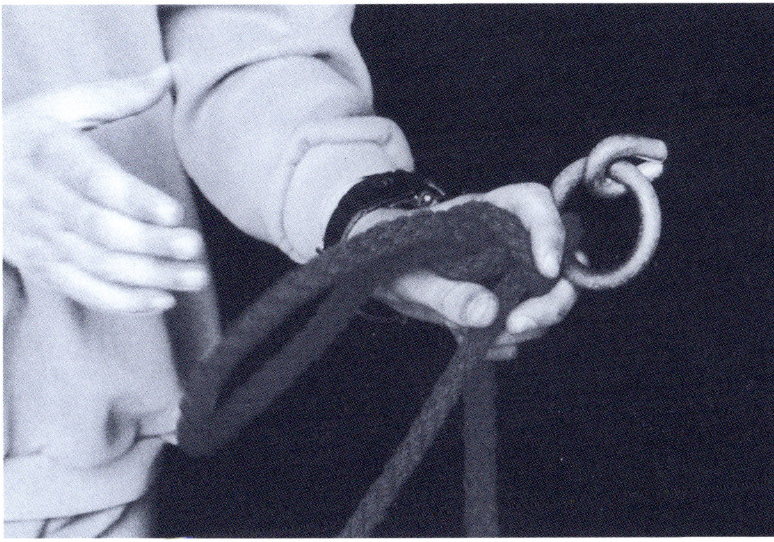

*Pferdewahl*

Moldy ist ein achtjähriger, kräftiger Wallach, der direkt von Island zu uns kam. Bei Begegnungen mit Menschen ist er abwechselnd zurückhaltend und neugierig. Immer wieder verschafft er sich eine gewisse Distanz.

Im Umgang mit Kindern ist er sehr aufmerksam. Er zeigt was ihm gefällt und was nicht, z.B. weicht er zurück, legt die Ohren an, hält den Kopf hoch, aber er zeigt auch sanftes Gebaren, drückt die Augen zu und genießt ausgiebig. Neben seinem täglichen Weidegang wird mit ihm folgendermaßen gearbeitet: Longieren, Zügelarbeit, Führarbeit, Handpferdreiten, Ausritte und Spaziergänge.

Durch seine natürliche Sensibilität und seine gute Ausbildung ist er das geeignete Therapiepferd für Lisa.

## Die Therapiestunden mit Lisa

Lisa bekommt insgesamt 16 Einheiten Reittherapie, die im November 1999 beginnen und im Juni 2000 enden. Im Folgenden werden ausgewählte Therapieeinheiten und deren Auswertungen dargestellt.

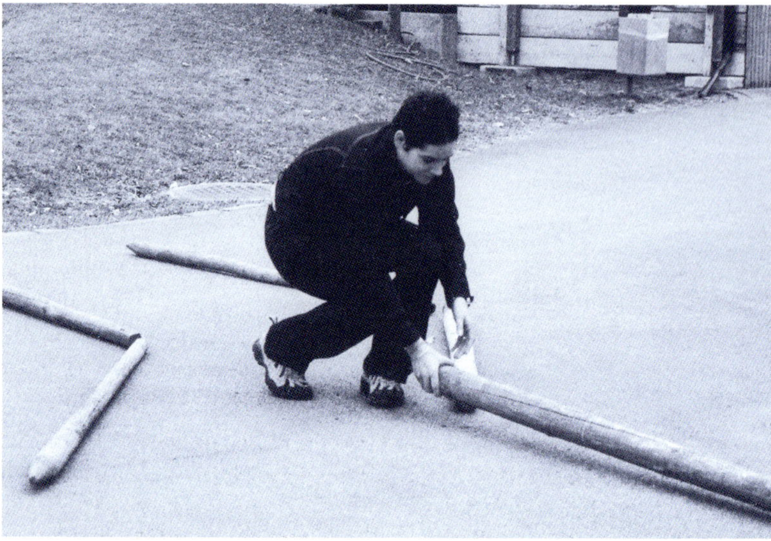

## 1. Therapieeinheit – Auswertung

Inhalt der ersten Einheit ist die Kontaktaufnahme. Lisa soll den Körper des Pferdes kennenlernen.

Gemeinsam gehen wir in den Paddock. Sie soll nach der Begrüßung das Pferd mit dem Strick am Halfter anbinden, es zum Ring führen und dort mit dem Knoten anbinden.

Lisa versucht Kontakt zu Moldy aufzunehmen und hat dabei Mühe, seine Aufmerksamkeit zu gewinnen. Sie bittet mich um Hilfe. Bei der Kontaktaufnahme am angebundenen Pferd haben beide ein wenig Schwierigkeiten. Lisas Verhalten ist nicht immer adäquat: Sie ist hektisch, teils unkontrolliert und ihre Stimme ist viel zu laut. Ich mache sie darauf aufmerksam, dass das Pferd durch ihr Verhalten erschrickt. Sie beginnt danach ruhiger zu werden, so dass sich beide aufeinander besser einlassen können. Beim Putzen (Kreisen, Auf- und Abwärtsbewegungen etc.) nimmt sie spontan beide Hände, weicht das Pferd jedoch zurück, macht sie sofort dasselbe. Bei der nächsten Berührung nimmt sie dann nur noch eine Hand. Um verschiedene Stellen, z.B. warme, kalte, harte und weiche am Pferd zu finden und diese zu benennen, braucht sie zum Teil Hilfe. Sie findet das entsprechende Wort nicht oder hat keine Idee, wo sich die Stelle befinden könnte.

## 2. Therapieeinheit – Auswertung

In dieser Therapieeinheit sollen die Inhalte der ersten Stunde gefestigt werden.

Gemeinsam gehen wir in den Paddock. Spontan geht Lisa auf Moldy zu und begrüßt ihn. Dies geschieht durch Berühren des Pferdekörpers mit beiden Händen. Sie beginnt vorne am Kopf und arbeitet sich so bis nach hinten. Danach geht sie auf die andere Seite und macht dasselbe.

Gemeinsam machen wir den Strick am Halfter fest und führen das Pferd zum Ring. Sie kann sich an den Knoten erinnern, nicht aber an den genauen Ablauf. Ich helfe ihr dabei durch teilweises Führen.

Erneute Kontaktaufnahme am angebundenen Pferd: Spontan beginnt sie, das Pferd mit beiden Händen überall zu putzen. An die verschiedenen Stellen kann sie sich nur schwach erinnern, findet diese aber mit meiner Hilfe und berührt sie. Es ist ihr teilweise möglich, die Augen dabei zu schließen. Sie äußert, dass sie so das Pferd besser spüren kann.

Da wir gut voran kommen, beginne ich mit ersten Führübungen. Diese bereiten ihr große Freude, aber verunsichern sie auch. Sie kommt an ihre Grenzen. Klare Kommandos wie „aller" und „hoo" zu erteilen, sind für sie fast unmöglich. Ich sage ihr die Worte vor, teilweise sagen wir sie gemeinsam. Am Schluss kann sie das Anhalten fast selbstständig. Ihr Tonfall hat sich verändert, die Kommandos werden lauter, klarer und sicherer.

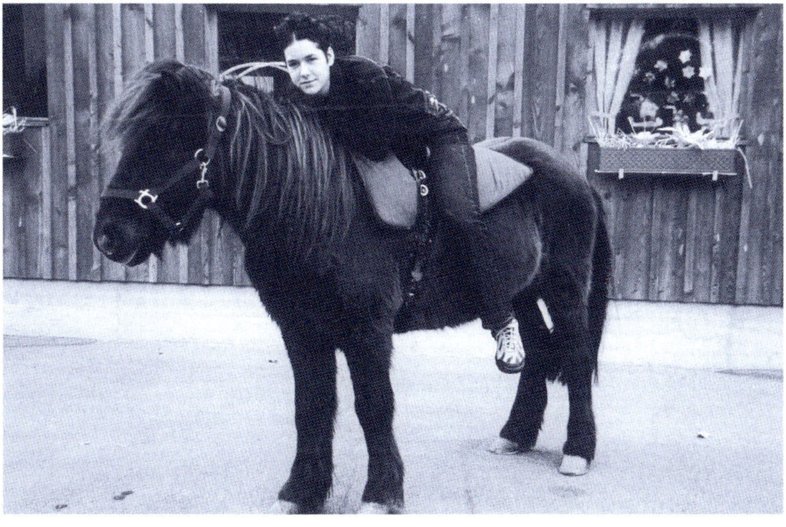

## 4. Therapieeinheit – Auswertung

Sie geht in den Paddock und begrüßt dort das Pferd. Nachdem die Kontaktaufnahme am freien Pferd abgeschlossen ist, führt sie ihn zum Ring. Den Knoten schafft sie bis auf einen Handgriff allein.

Als neue Aufgabe soll Lisa heute Labyrinthe legen. Sofort hat sie eigene Ideen und voller Eifer geht sie an die Aufgabe. Gemeinsam holen wir das Pferd und wiederholen kurz die Übungen von der letzten Stunde. Sie kann sich an alles erinnern, gibt klare Kommandos und weiß, was sie will.

Sie kann drei Labyrinthmöglichkeiten legen. Bei der letzten Variante braucht sie Hilfe. Der Weg, den sie geplant hat, ist zu eng und eckig. Ich zeige ihr, wie sie es verändern kann. Sie macht dann das Pferd durch ihre Körperhaltung und Sprache genügend auf sich aufmerksam, um so gemeinsam ans Ziel zu kommen.

Am Schluss der Stunde ist sie zufrieden mit sich und Moldy und bringt dies sowohl dem Pferd wie auch mir gegenüber zum Ausdruck.

## 5. Therapieeinheit – Auswertung

Der Stundenablauf verändert sich, da wir starken Schneefall haben. Anstelle des Parcours machen wir einen längeren Schneespaziergang. Nach der freien Kontaktaufnahme führt Lisa das Pferd zum Ring, um es dort anzubinden. Der Knoten gelingt ihr heute nicht richtig. Sie wird unruhig, und ich helfe ihr.

Auf dem Spaziergang führt Lisa das Pferd völlig selbstständig, ich gehe neben ihr. Sie achtet stets darauf, dass das Pferd schön regelmäßig geht und nur anhält, wenn es das soll. Sie unterstützt dies mit Kommandos. Das Pferd und sie harmonieren miteinander. Wieder zurück im Stall, verabschiedet sie sich herzlich von Moldy.

## 14. Therapieeinheit – Auswertung

Lisa ist kompetent geworden. In den letzten zehn Therapieeinheiten hat sich vieles gefestigt: Bei der Begrüßung des Pferdes, dem Anbinden und den Berührungen verhält sich Lisa sehr ruhig. Labyrinthe zu legen, Ausritte und verschiedene Reitübungen, z. B. Seitensitz, sich nach vorne beugen, auf den Rücken legen, Schneidersitz und auf dem Pferd knien, machen ihr viel Freude.

Heute geht Lisa sofort in den Paddock und überblickt die Situation. Von der Kontaktaufnahme bis zur Vorbereitung für den Ausritt übernimmt Lisa alles selbstständig: Sie holt das Halfter und zieht es dem Pferd an. Daraufhin nimmt sie den Strick und bindet das Pferd mit dem Knoten an. Es folgt die Kontaktaufnahme, anschließend das Putzen. Selbstständig bereitet sie das Pferd für den Ausritt vor.

Während des Ausritts legt sie sich auf das Pferd. Zuerst in Bauchlage, anschließend in Rückenlage. Dabei spricht sie viel, teilt mir immer wieder mit, wie es ihr geht und was sie sieht.

Wieder im Stall, räumt sie unaufgefordert das Material weg. Gemeinsam führen wir die Pferde auf die Weide. Sie verabschiedet sich dort von Moldy.

### *16. Therapieeinheit – Auswertung*

Lisa kommt motiviert zur Stunde. Vor dieser Stunde machten wir uns einige Gedanken zur vorläufigen Beendigung der Reittherapie. Wir einigten uns darauf, dass Lisa die letzten beiden Stunden selbst plant. Für heute steht ein Picknick an. Wir machen uns auf den Weg, um dafür einzukaufen.

Wieder zurück im Stall, macht Lisa vom Anfang bis zum Ende alles selbst: Begrüßung, Putzen, Schabracke und Gurt auflegen. Voller Stolz setzt sie sich auf Moldy und wir machen uns auf den Weg zum Weiher.

Dort angekommen, suchen wir uns ein nettes Plätzchen. Moldy ist stets bei uns und während er gemütlich sein Gras kaut, essen wir das Mitgebrachte. Lisa ist sehr zufrieden und erzählt von zu Hause. Nach einiger Zeit packen wir unsere Sachen zusammen und machen uns auf den Rückweg. Sie führt Moldy wie immer sehr sicher.

## Gesamtauswertung aller Stunden

### *Selbstvertrauen/Beziehungsaufbau fördern*

Am Anfang hatte Lisa Mühe, das freilaufende Pferd zu begrüßen. Sie konnte Moldys Aufmerksamkeit fast nicht gewinnen und wurde dadurch unsicher. Die Kontaktaufnahme am angebundenen Pferd war für beide nie ein Problem.

Die Beziehung der beiden begann mit jeder Stunde zu wachsen. Lisas Verhalten wurde freier, spontaner. Nach einer Weile fing sie an, ihn auch mit Worten zu begrüßen. Im Laufe der Stunden verabschiedete sie sich immer liebevoller von ihm. Sie gab ihm Belohnungswürfel und überhäufte ihn mit Streicheleinheiten.

Beim Führen lernte sie, sich durchzusetzen und Entscheidungen zu treffen. Lisa und Moldy wurden so zu einem Team, sie lernten, aufeinander Rücksicht zu nehmen. Ebenso waren die Ausritte wichtiger Bestandteil der Therapie. Lisa saß locker und zufrieden auf dem Pferd und ließ sich von ihm tragen. Mit der Zeit fing sie spontan an, sich auf das Pferd zu legen, manchmal schloss sie dabei ihre Augen.

### *Ruhiger werden durch konzentriertes Arbeiten*

In den ersten zwei Stunden zeigte sich Lisa hektisch, teils unkontrolliert. Moldy reagierte auf ihr Verhalten entsprechend.

Durch meine Erklärung, dass Moldys Verhalten durch ihres ausgelöst wird, änderte sich ihr Verhalten grundlegend: Sie ging ruhig und konzentriert auf Moldy zu und konnte sich daraufhin leichter durchsetzen.

### *Bewussteres Wahrnehmen von sich und der Umwelt*

Arbeit am Pferd: Sie lernte den Pferdekörper durch ihre Hände kennen. Wenn sie dabei die Augen schloss, konnte sie sich noch intensiver spüren.

Beim Führen konnte sie erkennen, was sie mit ihrer Körperhaltung beim Pferd auslöste: Dass es wichtig ist, wo sie zum Pferd steht, wie sie ihn hält, wie und was für Kommandos sie gibt. Denn nur korrekt gegebene Kommandos kann Moldy verstehen und ausführen. Bei Aufgaben, z. B. die des Labyrinths, merkte sie, dass sie zwar alleine durchkam, aber nicht unbedingt mit Moldy zusammen. Vielleicht weil es zu eng oder für das Pferd schwer zu verstehen war? Sie musste sich darüber bewusst werden und dem Pferd die richtige Hilfestellung geben. Sie erfuhr ihre eigenen Grenzen und lernte dabei, ruhig zu bleiben und eine Lösung zu finden.

Arbeit auf dem Pferd: Bei den verschiedenen Sitzpositionen lernte sie angenehme wie auch unangenehme Gefühle kennen. Beim Reiten bemerkte sie den Unterschied zwischen hartem oder weichem Gurt, mit oder ohne Schabracke zu reiten sowie die unterschiedliche Bodenbeschaffenheit.

Sie hatte gelernt, auf die jeweiligen Situationen mit der für sie bestehenden Möglichkeit zu reagieren, sich ihnen anzupassen oder sie zu meistern.

### *Sich sprachlich besser ausdrücken können*

Lisas gesamtes Verhalten beeinflusste auch ihre Sprache. War sie unruhig und hektisch, hatte sie Probleme, die Worte zu finden. Das Pferd mit einem „Hallo" zu begrüßen, war für sie dann nicht möglich. Ebenso konnte sie bei der Führarbeit keine Kommandos wie „aller" oder „hoo" sagen.

Je sicherer und ruhiger sie wurde, desto eher war es ihr möglich, sich zu artikulieren. Sie begann, mit dem Pferd zu sprechen, es zu begrüßen und Kommandos zu geben. Auch konnte sie sich mir gegenüber besser ausdrücken. Sie sagte mir in ganzen Sätzen, wie es ihr in den verschiedenen Momenten ging, und teilte mir Empfindungen mit.

Die Beziehung zu Moldy gab ihr stets das nötige Vertrauen. Durch ihre zunehmende Ruhe und Konzentration zeigten sich auch Fortschritte im sprachlichen Bereich.

### *Ausblick*

Für Lisa wäre es gut, weiterhin einige Therapieeinheiten im Rehabilitationszentrum Affoltern a. Albis zu erhalten. Nach einer Pause von ca. zwei Monaten sollte das bereits Gelernte in vier bis fünf Stunden wiederholt werden. Schließlich sollte Lisa, als Vorbereitung für das spätere selbstständige Reiten, mit dem Signalreiten anfangen. Danach müsste Lisa zu einem Reitlehrer, falls sie die Freude und das Interesse am Pferd behält.

## Literatur

Gäng, M. (Hrsg.) (2003): Ausbildung und Praxisfelder im Heilpädagogischen Reiten und Voltigieren. 3. Aufl. Ernst Reinhardt, München/Basel

– (Hrsg.) (2004): Heilpädagogisches Reiten und Voltigieren. 5. Aufl. Ernst Reinhardt, München/Basel

# Reittherapie mit einem Jugendlichen mit schizophrener Psychose

*Von Claudia Baumann*

Von Beruf bin ich Pflegefachfrau mit Schwerpunkt und derzeit tätig in einer Wohngruppe für Menschen mit psychischen Behinderungen. Mein Arbeitsbereich umfasst die Betreuung junger Patienten mit schizophrenen Psychosen, Depressionen, Zwangsstörungen etc. In meinem Privatbereich bin ich als Reittherapeutin tätig und arbeite vorwiegend mit jugendlichen Patienten aus dem klinischen Bereich.

Vor der Darstellung des Therapieverlaufs, möchte ich das Krankheitsbild einer schizophrenen Psychose erläutern: Einerseits führen genetisch-organisch-biochemische und andererseits psycho- und soziogene Faktorenbündel in wechselnder Kombination zu verletzlichen, prämorbiden Persönlichkeiten, welche dazu neigen, auf Belastungen überdurchschnittlich stark mit Spannung, Angst, Verwirrungen, Denkstörungen, Derealisations- und Depersonalisationserlebnissen, bis hin zu Wahn und Halluzinationen zu reagieren. Nach (einer oder mehreren) akut-psychotischen Phasen ist die weitere Entwicklung in Wechselwirkung mit der Persönlichkeit wahrscheinlich vorwiegend durch psycho-soziale Faktoren bestimmt, woraus die enorme Vielfalt der Verläufe zwischen völliger Heilung, Residualzuständen verschiedenen Ausmaßes und schwerster Chronifizierung resultiert (Ciompi 1998).

Bei einer schizophrenen Psychose handelt es sich um eine Ich-Störung. Grenzen verschwimmen und der Betroffene lebt in seiner eigenen Welt. Die Wahrnehmung seiner selbst und die seiner Umwelt entsprechen nicht mehr der Realität. Wir unterscheiden zwei Typen von schizophrenen Psychosen:

1. Positivsymptome: Halluzinationen, Wahnideen, Gedankenabreißen, Haltungsstereotypie, Katatonie bis hin zum Stupor
2. Negativsymptome: Apathie, Sprachverarmung, verflachter inadäquater Affekt, sozialer Rückzug, verminderte soziale Leistungsfähigkeit

## Eignung der Reittherapie für Patienten mit schizophrenen Psychosen

Das Pferd als Co-Therapeut spricht den Patienten in all seinen Wahrnehmungsbereichen an. Dies ermöglicht dem Patienten, seine krankhafte Wahrnehmung in eine reelle umzuformen. Das Pferd ist ein Lebewesen, welches ebenfalls in einem sozialen Umfeld lebt und funktioniert. Es sucht von Natur aus Aufmerksamkeit und Zuwendung. Durch seine Neugier und sein Verhalten ermöglicht es dem Patienten, in einem neuen Umfeld tätig zu werden und sich zu integrieren. Es fordert gleichzeitig in der Arbeit rund um das Pferd und mit ihm viel Aufmerksamkeit, Konzentration, Struktur und Einfühlungsvermögen. Mit einem Pferd umzugehen heißt, sich mit seinen eigenen Grenzen und Ressourcen auseinanderzusetzen. Hier sollte unbedingt bedacht werden, dass Patienten mit schizoformen Störungen dazu neigen, überstimuliert zu werden. Ihre Vulnerabilität ist um einiges höher, und als Therapeut ist man immer wieder dazu gezwungen, die Lektionen langsam und vorsichtig zu gestalten. Ich arbeite prinzipiell nicht mit Patienten, welche sich in einer akut-psychotischen Phase befinden, da das Risiko einer Verschlechterung ihres Zustandes zu hoch ist. Bei der reittherapeutischen Arbeit ist es mir wichtig, ressourcenorientiert zu arbeiten. Dabei können durch Psychosen verursachte Defizite zu einem großen Teil wieder aufgearbeitet werden. Während der Therapie sollte der Patient soviel wie möglich in die Gestaltung der Therapiestunde mit einbezogen werden. So kann seine Entscheidungsfähigkeit gefördert werden. Es ist in der Reittherapie mit psychisch Kranken nicht möglich, jede Lektion strukturiert vorauszuplanen, da der Krankheitsverlauf sehr arbiträr ist und die Lektionen somit immer wieder angepasst werden müssen. Dennoch konnte ich sehr positive Erfahrungen mit zielorientiertem Arbeiten machen.

### *Infrastruktur*

Unsere Pferde stehen in Haldenstein im Kanton Graubünden, 3 Kilometer von der Hauptstadt Chur entfernt. Haldenstein ist mit den öffentlichen Verkehrsmitteln der Stadt Chur erreichbar. Der Hof befindet sich am Dorfrand, ca. 100 m vom Dorf entfernt, und ist umgeben von großen Weiden inmitten der Natur. Auf dem Hof leben verschiedene Pensionspferde. Jedes besitzt eine Box mit direktem Zugang zum Auslauf oder den Weiden. Es steht ein Arbeitsplatz auf

Naturboden zur Verfügung und ein Reitplatz bzw. eventuell eine Reithalle ist in Planung. Ansonsten arbeite ich vorwiegend draußen in der Natur.

### Unsere Pferde

Don Juan ist ein spanischer Zuchthengst, geboren 1992, Stockmaß 157 cm. Der Apfelschimmel hat ein sehr sensibles Wesen, ist äußerst intelligent und sucht immer wieder seine Grenzen. Er wird neben der Reittherapie auch zur Zucht und im Dressur- und Freizeitreiten eingesetzt. Außer Don besitze ich noch eine Schweizer Warmblutzuchtstute, geb. 1996, und ihr Hengstfohlen. Zudem steht uns auch noch eine CH-Schimmelstute, geb. 1992, zur Verfügung. Mit den Zuchtstuten arbeite ich sehr gerne, da sie über einen ausgeprägten Mutterinstinkt verfügen.

### Patientenanamnese

Lucien wurde am 04.05.1981 in einem freiburgischen Dorf geboren. Er ist das jüngste von drei Kindern. Er hat eine Schwester (1970) aus der ersten Ehe seiner Mutter und noch eine weitere Schwester (1979) aus der zweiten Ehe. Lucien war eine Frühgeburt. Er entwickelte sich weitgehend normal. Im Kindergarten hatte er sprachliche Probleme, welche von einem Logopäden behandelt wurden. Lucien berichtet, während der Schulzeit, Beziehungsprobleme gehabt zu haben. Nach der Hauptschule begann er eine Elektrikerausbildung. Schon im ersten Schuljahr hatte er in einigen Fächern Schwierigkeiten. Zu diesem Zeitpunkt verließ sein Ausbildungsverantwortlicher die Schule. Lucien fühlte sich hintergangen und verlassen. Zu dem neuen Vorgesetzten konnte er keinen gleichwertigen Kontakt herstellen. Lucien stellte selber fest, dass seine Arbeitsqualität und Motivation nachgelassen hatten. Er klagte zu diesem Zeitpunkt vermehrt über Ohrenschmerzen. ORL-Tests ergaben keinen Befund. Lucien zog sich immer mehr zurück. Er bevorzugte es, alleine zu sein und fühlte sich oft müde. Er beschreibt seine Gefühle wie folgt: Er habe sich bizarr und nicht normal gefühlt. Es sei ihm vorgekommen, als ob er seinen Körper nicht kontrollieren könne, als ob sein innerer Zustand anders wäre als der äußere. Er habe den Eindruck gewonnen, dass seine Mitschüler sich lustig über ihn machten und ihn hänselten.

Er suchte daraufhin einen Psychologen auf. Nachdem sich sein Zustand nicht besserte, wandte sich seine Mutter an unsere Klinik. Lucien wurde zuerst für sechs Monate in eine Jugendabteilung (DITPA) eingewiesen, bevor er auf die Rehabilitationsabteilung verlegt wurde. Beim Eintritt in die DITPA zeigte Lucien vor allem Negativsymptome (Sprachverarmung, Apathie, sozialer Rückzug). Es wurden folgende Diagnosen gestellt:

- F 20.3: undifferenzierte Schizophrenie
- F 41.2: instabiles Gefühlsleben
- F 60.9: depressive Symptome

Sein Zustand wurde mit Neuroleptika und Antidepressiva stabilisiert. Als er auf die Rehabilitation verlegt wurde, litt er unter Stimmungsschwankungen, schien gedanklich abwesend und motorisch unruhig, er war unkonzentriert und schweifte im Gespräch oft ab. Er äußerte öfter, sein Handeln und Denken nicht kontrollieren zu können und zeigte massive Defizite in der Selbstwahrnehmung.

Die aktuelle Diagnose beschränkt sich auf eine charakteristische psychotische Struktur mit schizophrenen Gedanken. Sein IQ beträgt 109 und bewegt sich damit im mittleren Bereich.

### *Ziele der Reittherapie*

- Förderung der Selbstwahrnehmung
- Beziehungsfähigkeit fördern
- Selbstbestimmung und Selbstbewusstsein fördern
- Konzentration fördern

## Indikationen und Verlauf der Reittherapie

Zusammen mit Luciens Bezugsperson wurde ein Gespräch zwischen dem Patienten und mir vereinbart, in welchem ich ihm das Grobkonzept der Reittherapie erklärte. Er hörte aufmerksam zu. Er sagte, er habe bis jetzt noch nie Kontakt mit Pferden gehabt, möchte es aber gerne ausprobieren. Also vereinbarten wir eine Schnupperstunde.

Während ich Lucien die Infrastruktur zeigte und ihm die verschiedenen Pferde vorstellte, stellte er mir viele Fragen und machte sich Notizen. Ich gab Lucien die Möglichkeit, sich ein Pferd auszusuchen,

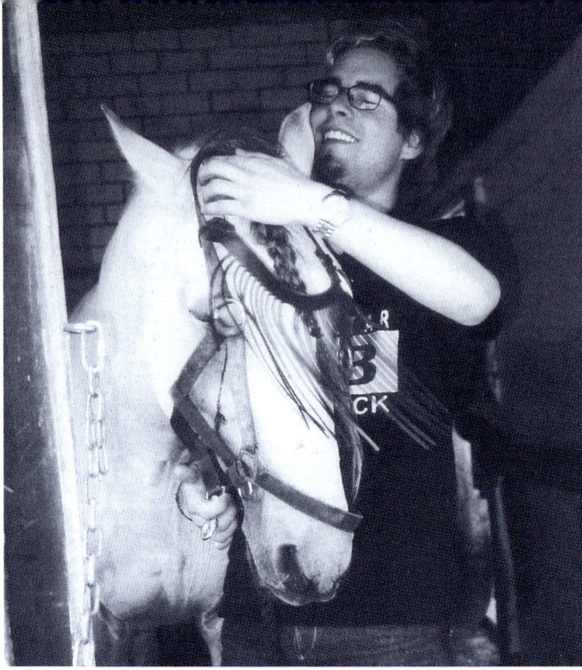

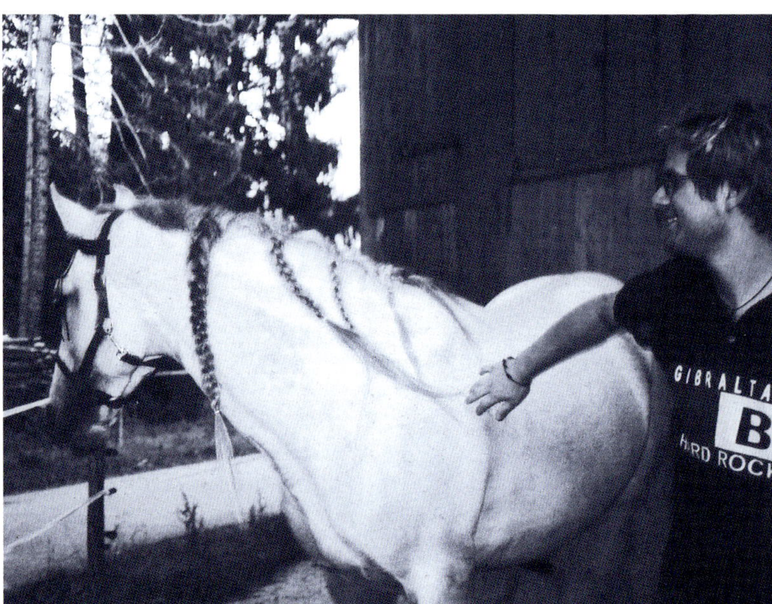

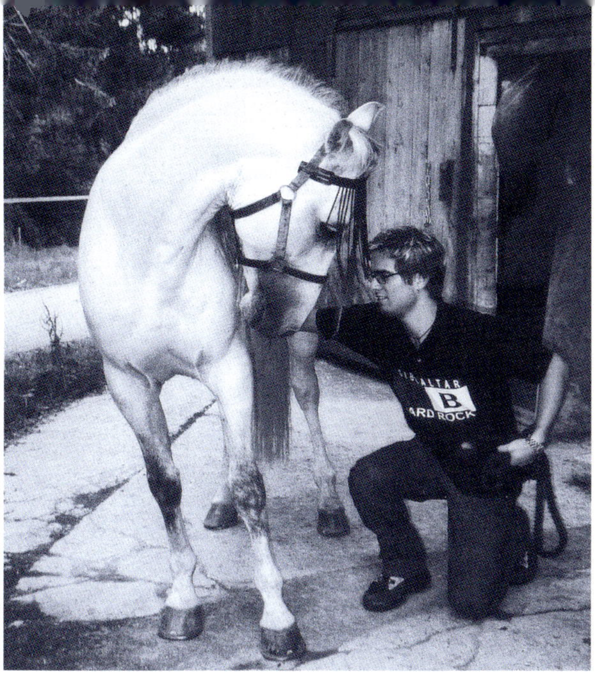
B
HARD ROCK

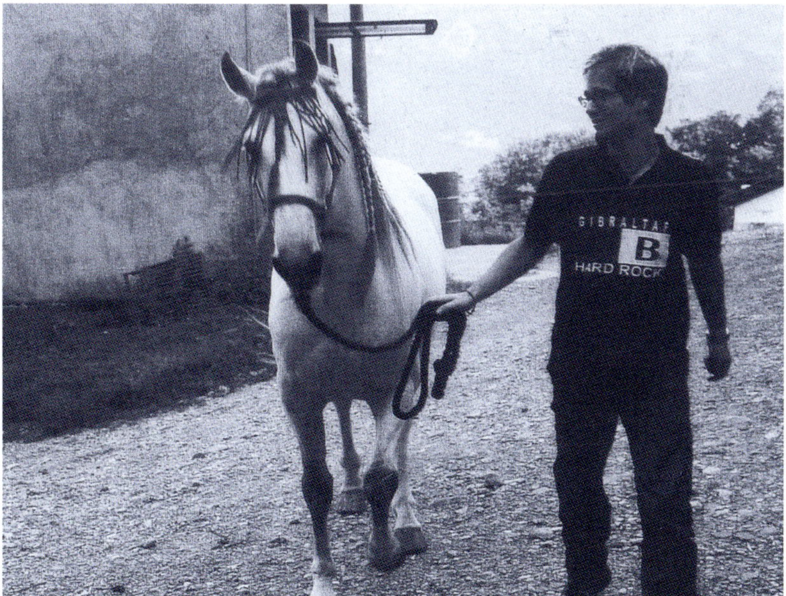
B
HARD ROCK

mit dem er später arbeiten möchte. Er entschloss sich spontan für Don Juan.

In den ersten Lektionen arbeitete ich auf der Beziehungsebene zwischen Don Juan und Lucien. Dies geschah im Umgang mit einer ausgiebigen Begrüßung, beim Putzen, beim Spazierenführen, Füttern und bei der Verabschiedung. Das Pferd erprobte immer wieder Luciens Grenzen, indem er auf freche Art und Weise seine Nähe suchte. Lucien lernte durch Beobachtung, seine Körperhaltung und seine Stimme so einzusetzen, dass Don Juan ihn als Partner anerkannte.

Don Juan ließ Lucien beim Spazierengehen keinen Raum, mit seinen Gedanken abzuschweifen, da das Pferd in solchen Fällen sofort die Gelegenheit wahrnahm, zu Lucien zu kommen oder sogar stehen zu bleiben.

Bei der Pflege war mir besonders wichtig, dass Lucien sich auf das Pferd konzentrierte. Ich versuchte, Lucien in einer Struktur mit immer gleichem Ablauf zu unterstützen. Bei den Putzübungen kristallisierte sich deutlich heraus, wie konzentriert und präsent Lucien sein konnte. Auch gab ihm diese Übung die Möglichkeit, den Umgang mit einem Zeitrahmen zu lernen. Anfangs schweifte Lucien vielfach in seine Traumwelt ab. Zunehmend konnte ich jedoch feststellen, dass Lucien begann, Don Juans Verhaltensweisen wahrzunehmen. Wenn das Pferd z. B. seinen Hals nach unten streckte, teilte mir Lucien seine Schlussfolgerung mit, dass Don Juan sich wohl fühle.

Mit den Führübungen begannen wir zuerst auf weiten Straßen in der Natur. Dort lernte Lucien, Don Juan anzuhalten, rückwärts zu richten, antreten zu lassen und Schlangenlinien zu gehen. Zu einem späteren Zeitpunkt steigerten wir diese Übungen, indem wir sie auf Wiesen, danach auf Waldwegen und schließlich querfeldein praktizierten. Dies verlangte Lucien hohe Konzentration ab.

Nach mehreren Lektionen äußerte er dann auch den Wunsch, sich von Don Juan tragen zu lassen. Ich sah darin die Möglichkeit, Lucien nun vermehrt auf der Ebene der Selbstwahrnehmung zu fördern. Also begannen wir damit, dass ich das Pferd führte und Lucien mit einem Voltigiergurt ausgestattet auf ihm saß. Die ersten zwei Male gefiel Lucien dies gut. Er konnte die Bewegungen adäquat wahrnehmen, hatte jedoch Mühe, nicht mit seinen Gedanken abzuschweifen. Er verfiel gerne ins Pfeifen und Singen und vergaß dabei, dass er auf Don Juan saß.

Daher beschlossen wir, die Langzügelarbeit auszuprobieren. Meine Absicht dabei war es, den Kontakt zu Don Juan wieder in den Vordergrund zu rücken, da ich mich als Therapeutin hinter das Pferd zurückziehen wollte. Diese Maßnahme wurde von Lucien positiv empfunden, da seine mentale Anwesenheit wieder gefordert war.

Wir begannen nun auch mit Longenerlebnisstunden, in denen Lucien die Bewegungen des Trabes und Galopps erfahren konnte. Lucien konnte sich diesen Bewegungen erstaunlich gut anpassen und zeigte sich davon fasziniert. Er erlebte diese Bewegungungsabläufe mit vollem Bewusstsein, was ihm ermöglichte, das Hier und Jetzt reell wahrzunehmen. Inzwischen war eine enge Beziehung zwischen Lucien und Don Juan entstanden. Ich beschloss, das Pferd nur noch zu begleiten und Lucien somit einen großen Anteil an der Verantwortung zu übergeben, um sein Selbstvertrauen zu stärken. Lucien ließ sich stark davon beeindrucken, wie das Pferd auf seine Hilfen reagierte.

Wir machten nun kleine begleitete Ausritte oder Geschicklichkeitsparcours, die sehr viel Feingefühl erforderten. Parallel zur Reittherapie nahm Lucien seine Ausbildung wieder auf und erhöhte fortlaufend sein Arbeitspensum. Es gelang ihm immer wieder, Parallelen zwischen seinem Arbeitsalltag und der Reittherapie zu ziehen. Nach jeder Lektion wurde ein Auswertungsgespräch mit Lucien geführt. Darin wurden positive Ereignisse wie auch Probleme aufgegriffen und die Zielsetzungen für die nächste Stunde notiert. Dieses Auswertungsgespräch ist für Psychiatriepatienten sehr wichtig, da es ihnen erlaubt, ihre eigene Wahrnehmung und die Reaktionen des Pferdes zu reflektieren.

Don Juan spiegelte mir während dieser Zeit Luciens psychische Verfassung adäquat wider. Don Juan ist ein äußerst sensibles Pferd, welches mir in der Arbeit mit Lucien sehr viel Geduld und Vertrauen entgegenbrachte. Man konnte sehr gut beobachten, wie die beiden zusammenwuchsen und sich gegenseitig förderten.

Lucien hat die Klinik vor kurzem auf eigenen Wunsch verlassen. Er ist in seinen Berufsalltag wieder voll integriert und wird die Ausbildung zu Ende führen. Die Reittherapie schlossen wir nach einer Dauer von sieben Monaten ab.

### *Die Eignung des Pferdes Don Juan für die Therapie mit Lucien*

Don Juan wurde so ausgebildet, dass er auf feinste Hilfegebungen reagiert, sei es während der Pflege oder beim Reiten. Bei der Arbeit mit Lucien zeigte sich Don Juan souverän. Er bewies die Fähigkeit, Lucien immer wieder in die Realität zurückzuführen, manchmal auf sanfte, manchmal auf eher brüske Art und Weise. Er gab Lucien einen Teil seines Selbstbewusstseins zurück, was deutlich in Luciens Strahlen zum Ausdruck kam, wenn er hoch zu Ross eigene Übungen machte. Dadurch, dass Don Juan immer wieder Luciens Nähe suchte, wurde dessen Fremd- und Selbstwahrnehmung ebenfalls deutlich gefördert.

Zum Schluss der Therapie konnte festgestellt werden, dass Lucien bezüglich aller Zielsetzungen große Fortschritte gemacht hatte. Die Reittherapie als Komplementärtherapie ist in der Psychiatrie eine exzellente Hilfe, den Patienten wieder in ein normales Leben zurückzuführen.

## Literatur

Ciompi, L. (1998): Affektlogik. Über die Struktur der Psyche und ihre Entwicklung. Ein Beitrag zur Schizophrenieforschung. 5. Aufl. Klett-Cotta, Stuttgart

# Reittherapie mit einem entwicklungsverzögerten Kind drei Jahre nach der Frühgeburt

*Von Tanja Meul*

## Benita

Benita ist dreieinhalb Jahre alt und bisher das einzige Kind der Familie. Da ihre Mutter ganztags als Krankengymnastin und Kindertherapeutin in eigener Praxis arbeitet, und ihr Vater aus beruflichen Gründen oft nur am Wochenende zu Hause sein kann, wird Benita tagsüber von einer Kinderpflegerin betreut.

Benita wurde in der 28. Schwangerschaftswoche mit 560 g geboren. Schon auf der Kinderintensivstation betreute ich sie als Kinderkrankenschwester in ihren ersten vier Lebensmonaten. Mit einem Gewicht von 1800g konnte sie frühzeitig nach Hause entlassen werden. Bis sie zweieinhalb Jahre alt war, begleitete ich sie zu Hause weiter. Wir haben ein inniges Verhältnis zueinander, was später den Aufbau des Vertrauens zum Pferd begünstigt hat.

Benita ist immer noch recht klein und mit 10 kg für ihr Alter sehr leicht. Oft sieht sie blass aus. Mit zwei Jahren begann sie zu laufen, erste Wörter konnte sie mit zweieinhalb Jahren sprechen. Motorisch hat sie sich sehr gut entwickelt. Da Benitas Mutter konsequent mit ihr übte, merkt man ihre anfängliche Halbseitensymptomatik nicht mehr, sie ist flink und geschickt in ihren Bewegungen und benötigt nur noch phasenweise Krankengymnastik. Seit mehreren Wochen besucht sie stundenweise einen Regelkindergarten auf Probe.

## Mogli und seine Umgebung

Mogli ist ein siebenjähriges Dülmener Wildpferd (1,35 m groß, Falbe). Sein erstes Lebensjahr verbrachte er in der Wildbahn im Merfelder Bruch bei Münster, wo noch heute über 200 Wildpferde leben. Von dort brachte ich ihn als mageren, zotteligen Jährling mit. Zu ihm habe ich ebenfalls ein sehr inniges Verhältnis, da er bei mir groß wurde und Vertrauen zu Menschen fassen lernte. Er hat ein freundliches und auf-

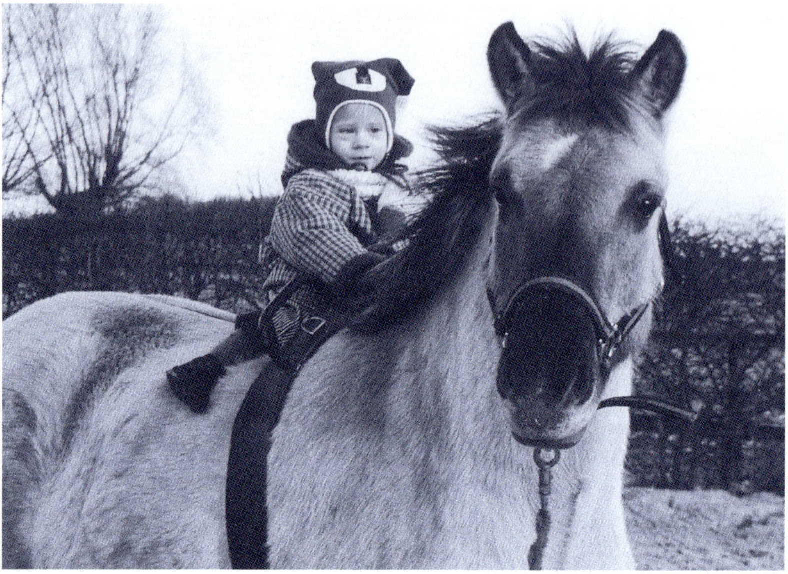

merksames Wesen. Da er im Umgang sehr ruhig und absolut zuverlässig ist, kann er gerade einem kleinen Kind die erforderliche Sicherheit geben.

Mogli steht mit 14 anderen Ponys und Pferden im Herdenverband auf der Weide. Der Hof, auf dem wir wohnen, liegt in Alleinlage inmitten von Feldern. Es gibt einen Außenplatz und ein großes, abwechslungsreiches Ausreitgelände ohne Autoverkehr.

## Ziel der Reittherapie

Benita war schon vor Beginn der Reittherapie mit Pferden und Hunden vertraut, da sie von anderthalb Jahren an den Hof und unsere Tiere kennt. Gelegentlich hatte sie mir schon beim Misten und Füttern geholfen. Ihr Verhalten gegenüber den Tieren war eher zurückhaltend und ängstlich, doch schien sie, den Kontakt zu ihnen zu mögen, was sich im Nachspielen von erlebten Situationen zu Hause äußerte. Im Kontakt zu anderen Kindern war sie jedoch sehr ängstlich und zog sich schnell zurück.

Da für Benita der Kindergartenbesuch im Sommer anstand, war es mein Ziel, ihr über den Kontakt zum Pferd Mut und Selbstsicherheit zu geben, um auch auf andere Menschen leichter zugehen zu können. Vielleicht war es für sie erst einmal einfacher, den Kontakt zum Pferd als den zu Menschen anzunehmen. Möglicherweise würde es ihr gelingen, ein erlebtes Vertrauen zum Pferd auch auf Menschen zu übertragen und neue Schritte zu wagen.

Benita fehlten drei Monate im schützenden Mutterleib, daher gibt ihr die Nähe zum Pferd die Möglichkeit zum Nacherleben. Sie wird auf dem Pferd gewiegt und getragen und kann Wärme und Berührung spüren. Auf diese Weise könnte sie die Bedürfnisse aus ihren ersten Lebensmonaten nachholen.

Durch massiven Stress auf der Intensivstation ist ihre Schmerzwahrnehmung vermutlich gestört. Das Pferd kann ihr die Möglichkeit geben, ihre Eigenwahrnehmung zu verbessern.

## Verlauf der Therapie

Da Benita zu Beginn der Therapie noch sehr klein und ängstlich war, übernahm ihre Kinderpflegerin die sichernde Helferrolle.

In den ersten Stunden war Benita sehr zurückhaltend gegenüber den Pferden. Sie ließ mich Mogli begrüßen und schaute mir aus einer sicheren Distanz bei der Begrüßung und Kontaktaufnahme zu. Vom Zaun aus beobachtete sie die Pferde auf dem Paddock, zeigte mir Pferde mit unterschiedlichen Farben und ließ sich von mir die Namen der Pferde nennen. Ich schien für sie ein Vorbild im Umgang mit den Pferden zu sein.

Der feste Ablauf der Stunden mit verschiedenen Ritualen (z.B. Begrüßung und Füttern) war von Anfang an von großer Bedeutung für sie. Dieser feste Rahmen schien ihr Sicherheit und Halt zu bieten, innerhalb dessen sie Freiraum zur individuellen Gestaltung hatte. Das Zubereiten von Futter wurde schnell zum „Kochritual“. Benita wählte die Zutaten (Möhren, Äpfel, Brot, Müslifutter) aus, zerkleinerte sie und rührte daraus anschließend Moglis Mahlzeit. Schon zu Beginn der Stunde fragte sie nach „Futtermachen“ und eilte in den Stall zu den Futtertonnen. Oft brachte sie von zu Hause getrocknetes Brot mit und begann alles, was Mogli bekam, auch zu essen. Zu Hause verlangte sie nach Haferflocken, um das „Kochritual“ nachzuspielen. Die Stunden bei Mogli schienen sich auf ihren Appetit positiv auszuwirken.

Das Aufschütteln von Heu und Stroh in Moglis Box gehörten im Winter ebenso zu den beliebten Aufgaben. Mogli nahmen wir hierzu mit in den Stall, damit Benita ihn aus der Nähe beobachten konnte. Sie bemerkte sein Schnauben, Kauen und Scharren, fragte mich: „Was macht er da?“ und spielte das Gesehene mit mir gemeinsam nach. So konnte sie das Tempo bei der Kontaktaufnahme selbst bestimmen und Mogli aus der Entfernung kennen lernen.

Schon bald begann sie, Mogli zu rufen und winkte ihm zur Begrüßung zu. Nach und nach traute sie sich, verschiedene Körperstellen von Mogli abzutasten (z. B. fuhr sie den Aalstrich mit den Fingern entlang oder wärmte sich die kalten Hände unter seiner warmen Mähne). Ab der vierten Stunde putzte sie Mogli von oben auf seinem Rücken sitzend und kuschelte sich in seine Mähne. Benita begann, eigene Ideen zu entwickeln, wie z. B. das „Heiaspiel“, aus dem sich ein Entspannungsritual mit Schlafenlegen auf der Kruppe entwickelte, das zu einem festen Element in den Stunden wurde.

Die ersten zehn Stunden fanden im Gelände statt. Beim Schrittreiten auf ebenen Wegen mit Singen von Pferdeliedern entspannte sie sich schnell und genoss das Getragenwerden in der Natur. Anfangs waren die Reitphasen maximal zehn Minuten lang, da Benita schnell ermüdete; später waren sogar 30-minütige Ausflüge möglich.

Ihr Vertrauen zu Mogli schien ebenfalls sehr schnell zu wachsen. In der achten Stunde wühlte sie von sich aus mit beiden Händen in seinem Fell herum, zupfte Heu aus Mähne und Schweif und legte sich bäuchlings auf die Kruppe. Sie wurde im Umgang mit Mogli zusehends sicherer und selbstständiger. Sie begrüßte Mogli bald alleine auf dem Paddock, lief zu ihm hin und ließ sich beschnüffeln. Inzwischen führt sie Mogli mit meiner Hilfe aus der Herde von der Wiese, kratzt ihm die Hufe aus und spritzt ihn nach der Stunde mit Wasser ab. Sie bereitet selbstständig Futter zu, holt Utensilien, die wir für die Stunde brauchen aus dem Stall und zeigt dabei viel Eigeninitiative. In der 12. Stunde äußerte sie überraschend den Wunsch, allein ohne Hilfsperson reiten zu wollen, was ihre gewonnene Selbstsicherheit widerspiegelt. Ich habe den Eindruck, dass sie seit dieser Stunde sehr viel sicherer auf Mogli sitzt und sich mehr zutraut. Sie reitet auf dem Reitplatz über Stangen und um Kegel herum, rutscht sogar über die Kruppe herunter und äußert eigene Wünsche, die ich in die Stunden einbaue.

Beispielsweise wollte sie unbedingt einmal auf der großen Fleur, meiner Vollblutstute, reiten. Vielleicht fühlte sie sich von ihrem Aussehen und der Größe angezogen. Ich erfüllte ihr den Wunsch und sie saß strahlend auf ihr. Danach entschied sie sich aber doch wieder für den kleineren Mogli, den sie bequemer zum Sitzen fand.

Einem vierjährigen Mädchen, das zu Besuch auf dem Hof war, zeigte sie stolz, was sie schon alles konnte. Als wir die beiden zusammen auf

Mogli setzten, zeigte sie jedoch Berührungsängste und wollte wieder absteigen. Eine gewisse körperliche Distanz zu anderen Kindern scheint sie noch zu brauchen. Das zeigt sie auch im Kontakt zu meinem einjährigen Sohn, den sie schon seit seiner Geburt kennt.

## Ausblick

Bis jetzt sind 21 Therapieeinheiten in acht Monaten vergangen. Benita fühlt sich auf dem Pferd und in seiner Nähe sicher, zeigt Eigeninitiative und genießt offensichtlich den Kontakt mit dem Pferd. Immer wieder baue ich Entspannungsphasen zur Verbesserung der Eigenwahrnehmung in die Stunden ein, oder plane Ausflüge in die Natur, auf denen sich Benita einfach tragen lassen kann. Dabei versuche ich die jahreszeitlichen Gegebenheiten zu nutzen. Auf dem herbstlichen Stoppelfeld konnten wir beispielsweise verschiedene Untergründe und Geräusche beim Führen und Reiten wahrnehmen. Bei einem Ausflug im Sommer zum kühlen Bach mit Picknick lernte sie das Bergauf- und Bergabreiten kennen.

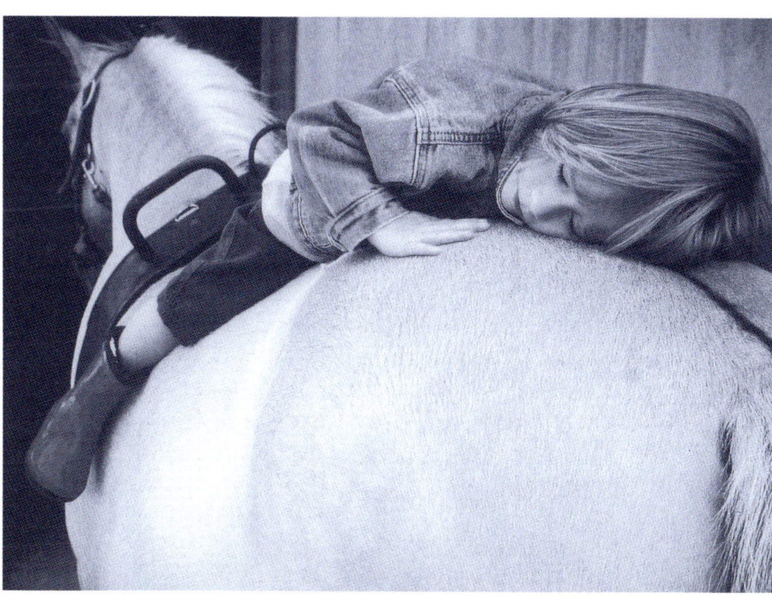

Wenn möglich, möchte ich ein weiteres Mädchen mit in die Stunden aufnehmen, um den Kontakt zu anderen Kindern vorsichtig anzubahnen. Vielleicht lässt sich sogar ein Kind aus ihrer Kindergartengruppe dafür gewinnen, die Benita seit zwei Wochen bis mittags besucht. Sie fühlt sich dort wohl und erzählt von den anderen Kindern.

Abschließend kann ich sagen, dass Benita dank des großen Engagements ihrer Mutter und der sich ergänzenden Therapien einen guten Übergang in den Kindergarten erleben durfte.

# Therapeutisches Reiten als ganzheitliche Förderung der Entwicklung und Integration eines Kindes in seine Pflegefamilie

*Von Gerd Dreisbach*

Im Sommer 1996 besuchte mich ein mir seit vielen Jahren bekanntes Ehepaar mit ihrem 4-jährigen Pflegesohn Heini, der erst seit wenigen Wochen bei ihnen wohnte. Sie fragten mich, ob ihr Pflegesohn bei mir eine Fördermaßnahme HPR bekommen könne. Heini sei von Pferden begeistert und schon mehrmals auf einem geführten Leihpony geritten.

Meine Motivation für die Arbeit mit Heini erwuchs in starkem Maße aus den ganz persönlichen Erfahrungen, die meine Frau und ich mit unserer Pflegetochter, später Adoptivtochter, gemacht haben. Sie kam, gerade 3-jährig, mit traumatischen frühkindlichen Erfahrungen in unsere bis dahin kinderlose Familie. Von Anfang an fühlte sie sich sehr zu unseren Islandpferden hingezogen und baute zu einem damals 25-jährigen Wallach eine ganz besondere, wechselseitige Beziehung auf. Schon bald nahmen wir unsere Pflegetochter auf gemeinsamen Ausritten mit. Durch das Getragenwerden auf dem Handpferd konnte sich das ansonsten hyperaktive Mädchen entspannen und zur Ruhe kommen. Bei diesen gemeinsamen Ausritten baute sich jeweils für ca. eine Stunde eine entspannte und kommunikativ wirksame Nähe auf, die oft ganz bedeutsame Gespräche herbeiführte. Obwohl wir als Pflegeeltern damals keine Vorstellung von HPR hatten, spürten wir doch, dass der Umgang mit den Pferden einen besonderen therapeutischen Einfluss auf die Persönlichkeitsentwicklung und Integration unserer Pflegetochter in unsere Familie hatte. Diese privaten Erfahrungen, gepaart mit den späteren beruflichen im HPR nutzte ich, um das Pflegekind Heini bei seiner Neuorientierung in der Pflegefamilie fördernd und unterstützend zu begleiten. Im folgenden Bericht möchte ich meine therapeutische Arbeit mit Heini und seinen Pflegeeltern vorstellen.

Im Falle des Pflegekindes Heini handelte es sich um einen erst wenige Monate zuvor begonnenen dauerhaften Aufenthalt in der Pflegefamilie mit der Perspektive einer möglichen späteren Adoption. Daraus leitete sich der Wunsch der Pflegeeltern ab, zu Heini eine stabile Eltern-Kind-Beziehung aufzubauen.

Bei der folgenden Darstellung zur Thematik „Pflegekind" beziehe ich mich auf die Ausführungen zweier Psychologen Nienstedt und Westermann, die auf gemeinsame langjährige Praxiserfahrungen mit Pflegekindern und ihrer Sozialisation in Ersatzfamilien zurückblicken können. „Die meisten Pflegekinder haben, wenn sie nicht schon als Neugeborene in Pflegefamilien gegeben werden, vielfältige negative Erfahrungen in ihrer Ursprungsfamilie gemacht, die ihr Erleben und Verhalten nachhaltig beeinflußen und ihr Verhältnis zu anderen Menschen und zur Umwelt auch dann noch prägen, wenn sie nicht mehr in ihrer Ursprungsfamilie leben." (Nienstedt/Westermann 1989, 93).

Laut der oben genannten Autoren lassen sich bei Pflegekindern in Folge traumatischer Erfahrungen, vor allem in der frühen Kindheit, häufig Symptome beobachten, die ich hier in Stichworten benennen möchte (1989, 93ff.):

- Distanz- und Beziehungslosigkeit
- mangelnde Frustrationstoleranz
- mangelnde Entwicklung der Autonomie, der Selbstständigkeit und der Initiative
- negatives Selbstwertgefühl
- Identifikation mit dem Aggressor

Die Relevanz dieser Ausführungen zur Problematik „Pflegekind" für den hier zu behandelnden Einzelfall werde ich an späterer Stelle differenzierter darlegen. Beim Prozess der Integration eines Kindes in eine Pflegefamilie lassen sich idealtypisch drei Phasen beobachten:

**Phase der Anpassung und Annahme:** Während dieser ersten Phase, die seitens des Kindes von Neuorientierung, Unsicherheit, sogar Angst geprägt sein kann, passt sich das Kind scheinbar den Normen, Werten und elterlichen Erwartungen an.

**Phase der Wiederholung früherer Beziehungsformen in der Übertragungsbeziehung:** Wenn das Kind an Sicherheit gewonnen hat, kann es Konflikte und Probleme aus seinen früheren Erfahrungen auf die jetzige Familiensituation übertragen und bestenfalls mit den neuen Eltern ausleben und verarbeiten.

**Phase der Entwicklung persönlicher Beziehungen durch regressive Beziehungsformen:** Durch das erneute regressive Durchleben frühkindlicher Entwicklungsphasen mit allen dazugehörigen Bedürfnissen, Beziehungsformen und Verhaltensweisen baut das Kind aktiv eine neue Eltern-Kind-Beziehung auf. Erfolgt dies als Prozess einer positiv verlaufenen Integration, gewinnt das Kind die notwendige Basis, um sich seinen Möglichkeiten entsprechend ganzheitlich entwickeln zu können. Es wird an späterer Stelle zu klären sein, in welcher Phase des Integrationsprozesses sich das Pflegekind Heini befindet (Nienstedt/Westermann 1989, 45f).

Unter dem Begriff „ganzheitliche Entwicklungsförderung" möchte ich pädagogische und therapeutische Maßnahmen verstanden wissen, die den ganzen Menschen bezüglich seiner körperlichen, geistigen, sozialen und emotionalen Entwicklung fördern und unterstützen. In dem speziellen Fall eines Pflegekindes, das sich in der Integrationsphase befindet, kann ganzheitliche Entwicklungsförderung nur unter Berücksichtigung dieses Bedingungszusammenhanges erfolgen. Es empfiehlt sich nicht, einzelne Symptome oder Auffälligkeiten isoliert zu therapieren, ohne sie in ihrer Wechselwirkung mit dem Prozess des Beziehungsaufbaus wahrzunehmen und zu berücksichtigen.

Kinder, die zu früh aus der Ursprungsfamilie herausgestoßen werden, leiden häufig an einer Urvertrauensstörung. Primärbeziehungen zu Eltern wurden entweder gar nicht aufgebaut oder aus verschiedenen Gründen abgebrochen. Die Beziehungsfähigkeit als Grundlage ganzheitlicher Entwicklung hat daher bei Pflegekindern in der Regel Schaden genommen. „Hier ist die Möglichkeit des HPR in der Kompensation und im Nachholen vor allem auf dem emotionalen Gebiet (Körperkontakt, Wärme, Aggressionsabbau) zu sehen." (Gäng 1998a, 122). Regressive Bedürfnisse nach rhythmischem Getragenwerden, Kuscheln und Schmusen können in einer Atmosphäre des Angenommenseins, der Geborgenheit und Stille befriedigt werden. Besondere Bedeutung muss dabei dem Medium Pferd zugeschrieben werden, das dem Kind vorurteilsfrei Beziehungsinhalte anbietet, ohne gleichzeitig Beziehungsansprüche zu stellen, die das Kind überfordern könnten. „Das Pferd vermittelt seine Beziehungsinhalte in Zuwendungen und Abgrenzungen, durch seine Eindeutigkeit und Offenheit" (Gäng 1998b, 160). Dabei zeigt es dem Menschen gegenüber eine angemessene Distanz, es biedert sich nicht an, sondern lässt sich umwerben (Gäng 1998b, 22). Das Selbst wird in seiner Aktivität gefordert und kann dabei sozusagen exemplarisch lernen, sich in ein anderes sensibles Lebewesen einzufühlen. Darüber hinaus lässt das Pferd es zu, dass das Kind zu ihm eine Übertragungsbeziehung aufbaut, die ihm hilft, alte Erfahrungen aufzuarbeiten. „Die Einbeziehung der Adoptivfamilie in das

HPR ist zumindest durch entsprechende Informations- und Reflexionsgespräche zu gewährleisten“ (Gäng 1998a, 122). Das Pferd kann auch Medium sein für die Beziehungsarbeit zwischen Kind und Eltern. In meiner praktischen Arbeit mit Heini möchte ich daher den Versuch unternehmen, seine Pflegeeltern einzeln oder auch gemeinsam in das heilpädagogische/therapeutische Geschehen einzubeziehen. Die Interaktion im Beziehungsgeflecht Kind – Pferd – Eltern müsste dann eine zentrale Bedeutung gewinnen, wobei ich mich als Reitpädagoge weitgehend auf Planung, Begleitung, Beobachtung und Reflexion der HPR-Stunden beschränken möchte.

## Vorgeschichte des Kindes Heini

Heini, zu Beginn der Therapie fünf Jahre alt, kam als zweiter Sohn nach unauffälliger Schwangerschaft und Geburt zur Welt. Auch bei den Vorsorgeuntersuchungen wurden keine Defizite bezüglich der körperlichen Entwicklung festgestellt. Die Ehe seiner leiblichen Eltern war jedoch von Anfang an durch Gewalt und Lieblosigkeit geprägt. Laut Aussage der Mutter wurde die Ehe nur aufgrund der ersten Schwangerschaft geschlossen. Der bereits nach zwei Jahren geborene zweite Sohn Heini sei aus einer ehelichen Vergewaltigung hervorgegangen. Er wurde als weitere Belastung der schon stark zerrütteten Beziehung zwischen den Eltern angesehen. Die Mutter selbst gestand, Heini nie geliebt zu haben. Sie habe keine emotionale Beziehung zu ihm aufbauen können.

Nach Aussagen von Mitarbeitern des Amtes für soziale Dienste (ASD) stellte sich die Familiensituation folgendermaßen dar: Während der Vater sich so gut wie gar nicht um seine Kinder kümmerte, fühlte sich die Mutter mit den Erziehungs- und Versorgungsaufgaben völlig überfordert. Die Kinder, selbst häufig Zeugen von Streit- und Gewaltszenen zwischen ihren Eltern, stritten ständig miteinander und waren unfähig, allein oder zu zweit zu spielen. Die Erziehungsversuche der Eltern beschränkten sich auf völlig ungeeignete Methoden: Die Kinder wurden eingesperrt, sich selbst überlassen, angeschrien, geschlagen etc., was eine emotionale und soziale Verwahrlosung zur Folge hatte.

Als Heini eineinhalb Jahre alt war, zog der Vater aus der gemeinsamen Wohnung aus. Die Situation der nun völlig überforderten allein erziehenden Mutter verschlechterte sich weiterhin. Aufgrund einer Einweisung der Mutter ins Krankenhaus bewirkte der Vater eine vorübergehende Unterbringung beider Kinder in einem Kinderheim. Nach der Entlassung der Mutter kehrten die Kinder zunächst in die Wohnung zurück. Bei gemeinsamen Gesprächen zwischen den Eltern und dem zuständigen Jugendamt wurde dann eine feste Einweisung der Kinder in ein Kinderheim mit dem Ziel der Vermittlung in Dauerpflegefamilien beschlossen. Heini war beim ersten Sichtkontakt mit seinen jetzigen Pflegeeltern zweieinhalb Jahre alt. Wöchentliche Besuchskontakte schlossen sich an, bis er im Alter von fast vier Jahren ganz in die Pflegefamilie aufgenommen wurde. Heini wurde als einziges Kind vorwiegend von seinem Pflegevater (Erziehungsurlaub) versorgt und betreut, da seine Pflegemutter aus beruflichen Gründen erst am späten Nachmittag nach Hause kam.

Bezüglich des Entwicklungsstandes und der emotionalen Befindlichkeit Heinis erhielt ich von den Pflegeeltern folgende Informationen: Seine körperliche und kognitive Entwicklung ist altersgemäß und zeigt keine besonderen Auffälligkeiten. Das Gleiche gilt auch für die Entwicklung der Grob- und Feinmotorik. Er zeigt einen starken Bewegungsdrang. Im sprachlichen Bereich lässt sich beobachten, dass Heini bei emotionaler Erregung seine Sprechgeschwindigkeit schlecht steuern kann und dadurch zum Stottern neigt.

In seiner emotionalen und sozialen Entwicklung sind Defizite zu beobachten. Fremden Menschen gegenüber verhält sich Heini häufig distanzlos. So spricht er z. B. ihm unbekannte Menschen mit „Mama" oder „Papa" an, nähert sich ihnen auch körperlich und lässt den Eindruck von Vertrautheit entstehen. Auf dichtere und emotional bedeutsame Beziehungen zu seinen Pflegeeltern kann er sich dagegen noch kaum einlassen. Des Weiteren zeigt er eine mangelnde Frustrationstoleranz. Bei Unzufriedenheit reagiert er oftmals durch aggressives Verhalten gegenüber Dingen und Personen, hier vor allem gegenüber Kindern. Heinis Spielverhalten ist geprägt von Unselbstständigkeit und geringer Eigeninitiative. Er kann sich nur dann einer spielerischen Aktivität zuwenden, wenn sich der Pflegevater oder die -mutter im gleichen Raum mit ihm aufhalten und er sich deren jeweiligen Aufmerksamkeit sicher sein kann. Beim gemeinsamen Spiel zieht Heini sich häufig auf die Rolle des Beobachters zurück. Sein Tun und Handeln ist von Sprunghaftigkeit, geringer Ausdauer und mangelnder Konzentration geprägt. Heini kompensiert sein schwaches Selbstwertgefühl durch unrealistische Größenphantasien. Ohnmachtgefühle überspielt er durch „Herumkaspern" oder hyperaktives Verhalten. Inwieweit Heini aggressives Verhalten als Folge einer Identifikation mit dem Aggressor in der Ursprungsfamilie für sich selbst als Möglichkeit der Angstabwehr nutzt, kann zu diesem Zeitpunkt noch nicht interpretiert werden. Im Rahmen der Integration in die Pflegefamilie hat er die Phase der Anpassung und Annahme durchlaufen und damit begonnen, frühere Beziehungsformen in der Übertragungsbeziehung vor allem zur Pflegemutter zu wiederholen. Darüber hinaus zeigt er bereits regressive Verhaltensweisen wie „Matschen“ mit dem Essen und gelegentliches Einkoten, was jedoch auch ein Zeichen psychischer Anspannungen sein kann.

## Rahmenbedingungen

Eingebunden in die westfälische Parklandschaft des Münsterlandes steht unser Wohnhaus in Alleinlage unmittelbar am Waldrand. Das vorhandene Wegenetz ist sehr vielfältig in seiner Beschaffenheit.

Unsere drei Islandpferde (zwei Wallache, eine Stute) leben gemeinsam in Offenstall und Ausläufen auf dem Grundstück unseres Hauses. Der größte der Ausläufe mit einem Maß von 15 mal 15 Metern dient u. a. als Longier- und Spielplatz für die heilpädagogische Arbeit. Neben dem Offenstall befindet sich eine geräumige Remise, in der die Pferde angebunden werden können, um mit ihnen vielfältige Beschäftigungen wie Wahrnehmungsübungen, Striegeln oder die Vorbereitung für das Reiten durchzuführen. Weiterhin sind hier Materialien für die pädagogische Arbeit, die Sattelkammer und Futtermittel untergebracht. In einer Entfernung von 600 Metern stehen den Pferden sechs Morgen Weideland zur Verfügung. Auch diese Flächen werden für die HPR-Arbeit genutzt.

Die Auswahl des Therapiepferdes traf Heini während der ersten Lektion selbst. Bei der Begegnung mit den Pferden auf der Weide begrüßte er den Wallach Phönix als „Papapferd“ und die Stute Dyrgja als „Mamapferd“, ohne von uns zuvor über das jeweilige Geschlecht informiert worden zu sein. In einer anderen Situation dieser Lektion streichelte er Dyrgja, woraufhin diese ihn mit ihrem Maul vorsichtig an Kopf und Schulter abtastete. Hocherfreut rief er aus: „Die hat mich gestreichelt!“ Nachdem Heini während der ersten Lektion eine klare Präferenz für Dyrgja gezeigt hatte, stellte ich mir die Frage nach ihrer Eignung und Einsatzmöglichkeit als Therapiepferd für die Arbeit mit Heini. Da der Schwerpunkt in seiner ganzheitlichen Entwicklungsförderung, insbesondere der Entwicklung von Beziehungsfähigkeit und Integration liegt, muss ein Therapiepferd ausgewählt werden, das Voraussetzungen für die Beziehungsarbeit mitbringt.

In Anlehnung an Voßberg zu diesem Thema (1998, 164–166) möchte ich Dyrgja in Stichworten beschreiben und charakterisieren. Ihr Exterieur spricht die Kinder ganz besonders an. Sie ist dunkelbraun, schmal gebaut, feingliedrig, hat einen relativ langen Rücken, einen zierlichen, weiblich wirkenden und ausdrucksstarken Kopf. Mähnen- und Schopfhaar sind dicht und lang. Sie ist eine Fünfgängerin mit weichen, geschmeidigen Bewegungen. Wenig Raumgriff im Schritt bewirken eher geringe Bewegungsimpulse für den Reiter. Die Einfühlung in den „Bewegungsdialog" (Gäng 2004, 80ff) wird hierdurch für das kleine Kind erleichtert. Dyrgja zeigt in ihrem Verhalten Neugierde, Kontaktfreudigkeit, Aufmerksamkeit, Lernfähigkeit und -willigkeit. Sie ist leistungsbereit, sensibel, vertrauensvoll, ausgeglichen, den Menschen zugewandt, gehorsam, manchmal jedoch eigensinnig und wenig distanziert. Sie zeigt eine besondere Vorliebe für kleine Kinder. Sie sucht und genießt ihre Nähe. Dabei verhält sie sich ihnen gegenüber äußerst behutsam, fast zärtlich.

Abschließend möchte ich zusammenfassen, dass es sich bei Dyrgja um eine körperlich, psychisch und geistig gesunde Stute handelt, die als durchaus geeignet für die Beziehungsarbeit im HPR mit dem Klienten Heini eingeschätzt werden kann.

## Therapieplanung

Nach einigen informativen und klärenden Gesprächen mit den Pflegeeltern bin ich mit ihnen zu folgenden Entscheidungen hinsichtlich der Durchführung der therapeutischen Maßnahme mit Heini gekommen: Beide Pflegeeltern sind grundsätzlich bereit, ihr Kind bei den einmal wöchentlich stattfindenden Lektionen zu begleiten. Alle drei sind gleichermaßen unerfahren im Umgang mit Pferden, betreten daher gemeinsam ein neues Erfahrungsfeld unter gleichen Voraussetzungen. Der Beziehungsaufbau zum Pferd kann sich bei allen Familienmitgliedern weitgehend vorurteilsfrei und individuell vollziehen. Da die Pflegemutter berufstätig ist, wird sie allerdings nur gelegentlich an den Lektionen teilnehmen. In der Regel wird der Pflegevater zugegen sein.

Interaktionen werden zwischen allen Beteiligten wechselseitig erfolgen, wobei ich in der Rolle des Reitpädagogen weitgehend in den Hintergrund treten möchte. Sollte es die Situation erfordern, interveniere ich zum Zwecke der Bewusstmachung, Reflexion, Spiegelung oder Anregung. Dabei bin ich mir meiner Modellwirkung bewusst. Die Interaktionsstruktur bietet den Pflegeeltern die Möglichkeit, gleichermaßen Nähe und Distanz zu ihrem Kind zu erleben. Sie können jederzeit helfend und unterstützend direkt mit ihm in Kontakt treten oder sich in eine Beobachterrolle zurückziehen. „Manche erleben das Mitgehen neben dem Pferd und die zeitgleiche räumliche Distanz zu ihrem Kind als Entlastung für sich und Chance zur affektiven Distanzierung sowie einem Wechsel zwischen Anspannen und Loslassen. Die Eltern lernen beim Zusehen, dass Lernen für ihr Kind ‚Erfahrungen' machen bedeuten kann und können das auch im Alltag wieder erkennen und beschreiben." (Gäng 2003, 85)

Diese Konstellation bietet dem Pflegekind Heini folgende Entwicklungschancen:

- die Beziehungsfähigkeit im Dialog mit dem Medium Pferd und seinen Pflegeeltern zu entwickeln und intensivieren
- seine Emotionalität wahrzunehmen und auszuleben
- regressive Bedürfnisse zu befriedigen
- psychische Spannungen in Übertragungssituationen abzubauen
- eigenes Autonomiebestreben zurückzunehmen zugunsten der Bereitschaft, sich helfen und tragen zu lassen
- Frustrationstoleranz und Selbstbewusstsein aufzubauen u.v.m.

Selbstverständlich lassen sich die hier angeführten Therapieziele nur über einen längeren Zeitraum von mindestens einem Jahr verwirklichen.

Für das Gelingen des Bindungs- und Beziehungsaufbaus stellen Nienstedt/Westermann (1995) zehn fördernde Haltungen von Pflege- und Adoptiveltern zusammen, die als Orientierungshilfe für die Arbeit mit Heini zugrunde gelegt werden sollen.

1. Haltung: Das Kind mit seiner Geschichte annehmen können.

2. Haltung: Nicht erziehen, sondern sich aufmerksam, fragend, forschend und geduldig verhalten können. „Sich von dem Kind an die Hand nehmen lassen können."

3. Haltung: Dem Kind erlauben, die Pflege- und Adoptiveltern durch die Brille seiner früheren Erfahrungen sehen zu dürfen.

4. Haltung: Die Übertragungssituation des Kindes als Chance nutzen und sie zulassen können.

5. Haltung: Dem Kind ein realistisches Bild seiner Geschichte vermitteln.

6. Haltung: Dem Kind gestatten, unabhängig von seinem Alter Baby sein zu dürfen (sich regressiv verhalten zu dürfen).

7. Haltung: Dem Kind Sicherheit und Zuverlässigkeit vermitteln können.

8. Haltung: Die Trauer des Kindes zulassen, annehmen und ertragen können.

9. Haltung: Sich bemühen, eigene Möglichkeiten und Grenzen zu sehen und zulassen zu können.

10. Haltung: Den Aufbau neuer Beziehungen und Bindungen als Wachstumsprozess begreifen und annehmen können („Eltern werden braucht Zeit").

Im Folgenden nenne ich die Pflegeeltern Heinis ‚Anne' und ‚Rolf'.

## Zielsetzungen

Die Zielsetzungen der ersten zehn Lektionen der Therapiemaßnahme sollen in Kurzfassung dargestellt, die erste Lektion exemplarisch beschrieben werden.

1. Heini soll durch das Beobachten und Deuten verschiedener Reaktionen und Verhaltensweisen des Pferdes dieses als Individuum kennen lernen und zu einem vertrauensvollen Umgang mit ihm finden. Durch die vom Pferd, den Pflegeeltern und dem Reitpädagogen ausgehenden Beziehungsinhalte (z. B. Offenheit, Eindeutigkeit, Wertschätzung, Zuverlässigkeit, Abgrenzung und Zuwendung) soll eine Atmosphäre geschaffen werden, die Heini hilft, seine Beziehungsfähigkeit zu entwickeln. Praxiselemente:

- Beobachten des Pferdes/der Pferde aus diversen Distanzen, einzeln sowie im Herdenverband (Weide, Offenstall, Paddock)
- Begrüßung, Beobachtung und Verabschiedung des sich frei bewegenden/des angebundenen Pferdes

**2.** Heini soll mit verschiedenen Sinnen den Körper des Pferdes kennen lernen. Im direkten Körperkontakt zum Pferd und zu den Pflegeeltern soll er Vertrauen entwickeln, Wärme, Nähe und Geborgenheit zulassen und erleben. Praxiselemente:

- Körperteile von Pferd und Mensch erkennen, benennen und berühren
- mit den Händen selbsttätig und mit Handführung Kontakt zum Pferdekörper herstellen und Unterschiede ertasten (harte, weiche, kalte, warme, feuchte, trockene Körperstellen, Fell und Langhaar)
- Körpergeräusche hören (Verdauung, Kauen, Schnauben u. a.)
- Pferdekörper beriechen
- mit dem ganzen Körper den Pferdekörper wahrnehmen (umarmen, „wiegen und schaukeln“, „messen“, verschiedene Sitzpositionen)
- Pflege des Pferdes mit Händen und entsprechenden Utensilien

**3.** Bei Spaziergängen im Gelände soll Heini die Bewegungen des Pferdes im Stand und Schritt aus verschiedenen Positionen wahrnehmen und begleiten. Durch das rhythmische Getragenwerden sollen regressive und emotionale Bedürfnisse befriedigt werden mit dem Ziel, Vertrauen zu entwickeln sowie Entspannung und Wohlgefühl zu fördern. Praxiselemente:

- Bewegungen am geführten Pferd beobachten
- in verschiedenen Führpositionen beim Führen des Pferdes helfen
- Übertragung von Bewegungen des Pferdes im Stand und Schritt auf den eigenen Körper zulassen, mitschwingen
- Gleichgewicht auf dem Pferd stabilisieren durch Gangarten-, Tempo- und Richtungswechsel sowie verschiedene Bodenbeschaffenheiten
- Vergleichen und Nachvollziehen der Zweibeiner-/Vierbeinerlage

## Lektion 1

- Beobachten der Pferde aus diversen Distanzen
- Kontaktaufnahme (Begrüßung/Abschied)
- Bewegungen des geführten Pferdes im Schritt begleiten

Da ich aus den Vorgesprächen mit Heinis Pflegeeltern weiß, dass der Junge aufgrund seiner Beziehungsstörung im Umgang mit Distanz und Nähe Probleme zeigt, möchte ich die Kontaktanbahnung zwischen Kind und Pferd sowie zwischen Pflegeeltern und Pferd besonders behutsam gestalten. Für beide Seiten, Pferd und Mensch, müssen Rahmenbedingungen geschaffen werden, die ihnen Distanz/Nähe ermöglichen.

Für das Pferd bietet sich der Aufenthalt auf der Weide im Herdenverband an, da es sich dort sicher und wohl fühlt. Es kann sich aus freiem Willen dem Gegenüber Mensch nähern oder sich ihm entziehen. Das Pferd kann Aktion und Reaktion frei zeigen. Ebenso muss der Mensch die Möglichkeit erhalten, sich auf frei gewählte, individuelle Weise aus verschiedenen räumlichen Distanzen dem Pferd/den Pferden zu nähern. Ein Rückzug muss dabei jederzeit möglich sein.

Da die Pflegemutter Anne Heini begleiten wird, kann dieser bei ihr oder beim Reitpädagogen Schutz und Sicherheit in Anspruch nehmen. Die Pferdeweide liegt 600 Meter vom Haus entfernt. Der Spaziergang schenkt Heini die Möglichkeit der langsamen Annäherung und inneren Vorbereitung auf die Begegnung mit den Pferden. An der Weide angekommen, können Heini und Anne sich ihnen auf individuelle Weise verbal und/oder räumlich nähern. Nach der Kontaktaufnahme ist ein gemeinsamer Rückweg mit einem von Heini ausgewählten Pferd geplant. Heini und Anne sollen Gelegenheit bekommen, auf zwanglose Weise das Pferd in der Schrittbewegung zu begleiten oder mitzuführen und dadurch ein vertrauensvolles Miteinander zu entwickeln. Die anderen beiden Pferde werden von einem Helfer nach Hause geführt. Für die Abschiedssituation am Stall wünsche ich mir eine behutsame Vergrößerung der Distanz zu den Pferden mit der Möglichkeit, diese zuletzt wieder frei in ihrem Lebensraum Stall/Auslauf zu beobachten.

Durch Gespräche mit seinen Pflegeeltern war Heini auf die Begegnung mit den Pferden vorbereitet. Dennoch war sie auf dem Spaziergang zur Weide nicht das bewegende Thema für ihn, sondern er ließ sich stark von den Reizen der Umgebung ansprechen und lebte so seine Bedürfnisse nach aktiver Auseinandersetzung mit der Umwelt aus. Der fehlende Körperkontakt zu Anne deutet möglicherweise auf eine bisher noch schwache Bindung hin. Erstaunlicherweise nahm Heini zeitweise meine Hand, obwohl ich ihm noch relativ fremd war. Zeigte sich hier seine Distanzlosigkeit? Während er die Hufspuren auf dem Weg nicht wahrnahm und auch auf meinen Hinweis darauf nicht reagierte, erblickte er die Pferde bereits aus einiger Entfernung, die von da an im Mittelpunkt seiner Aufmerksamkeit standen. Am Weidezaun zeigte Heini innere Anspannung, Unruhe, Ungeduld. Der neue Reiz „Pferde“ stimulierte ihn. Mit fast allen Sinnen nahm er Kontakt zu den Pferden auf und sprach dabei mit ihnen. Er fühlte sich besonders zu Dyrgja hingezogen. Im Umgang mit den Pferden zeigte er keinerlei Angst und suchte keinen Schutz bei Anne oder mir. Auf dem Rückweg waren Autonomiebestreben und Omnipotenzverhalten deutlich an ihm zu beobachten. In der Abschiedssituation zeigten Heini und Dyrgja ein gegenseitiges Interesse.

## Realisierung der Zielsetzungen

Nach der Durchführung der zehn Lektionen soll überprüft werden, inwieweit die formulierten Ziele realisiert wurden.

Zielsetzung 1: Die Entwicklung der Beziehungsfähigkeit befindet sich noch im Anfangsstadium. Heinis Ichbezogenheit ist so dominant, dass er sein Gegenüber nur eingeschränkt wahrnehmen kann. Die Verhaltensweisen des Pferdes/der Pferde nahm er eher peripher als durch gezielte und konzentrierte Beobachtung wahr. Heini konnte die Begrüßung und Verabschiedung Dyrgjas zwar ritualisieren, seine Gesten und Worte wirkten jedoch stereotyp. Differenzierte Gefühle und Projektionen brachte er dem Pferd gegenüber noch nicht zum Ausdruck. Als bemerkenswert empfand ich in diesen Situationen das entgegenkommende Verhalten Dyrgjas, welches Heini in Erstaunen versetzte. Eine beziehungsfördernde Atmosphäre wurde durch sie stark mitgeprägt. Hinsichtlich der Beziehung zwischen Heini und seinen Pflegeeltern konnte ich während des Therapiezeitraumes eine deutliche Entwicklung beobachten. Heini ließ sich zunehmend auf gemeinsame Tätigkeiten ein, akzeptierte die von den Pflegeeltern gesetzten Grenzen, auch wenn er aufgrund seiner Sprunghaftigkeit oft an sie erinnert werden musste. Hilfen und Anregungen konnte er immer besser annehmen und umsetzen.

Insgesamt ist es allen Beteiligten gelungen, während der Lektionen eine Atmosphäre gegenseitiger Akzeptanz, Offenheit und Zuwendung zu schaffen, die es Heini ermöglichte, sich in kleinen Schritten auf das Geschehen einzulassen und die Beziehungsinhalte aller Beteiligten anzunehmen.

Zielsetzung 2: wurde in allen Details realisiert, nur hinsichtlich der Intensität mussten Abstriche gemacht werden. Zwar wurden alle geplanten Übungen zur Wahrnehmung des Pferdekörpers mit den verschiedenen Sinnen durchgeführt, doch Heini konnte sich meist nur kurzzeitig auf sie einlassen, so dass sie kaum in die Tiefe wirkten. Das Putzen mit Putzzeug sowie das Säubern der Hufe dagegen konnte Heinis Aufmerksamkeit länger fesseln und einen relativ ausdauernden Kontakt zu Dyrgjas Körper herstellen. Stille und intensive Wahrnehmungsübungen im direkten Körperkontakt zum Pferd konnte er nur für kurze Momente aushalten. Möglicherweise machten sie ihm Angst. Im Umgang mit seinen Pflegeeltern war die behutsame Entwicklung von Vertrauen zu beobachten. In zunehmendem Maße konnte Heini trotz gelegentlicher Rückschritte Wärme, Nähe und Geborgenheit zulassen. Immer wieder musste er sich rückversichern, die Situation unter Kontrolle zu haben, d. h. Nähe und Distanz selbst bestimmen zu können.

Zielsetzung 3: Beim Führen des Pferdes lernte Heini, sich dem Tempo und den Bewegungen des Pferdes anzupassen. Es gelang ihm ansatzweise, auf das Verhalten Dyrgjas zu reagieren und auch aktiv zu beeinflussen. Dabei bediente er sich zunehmend der Sprache. Das Reiten auf Dyrgja trug wesentlich zur Entspannung Heinis bei. Das rhythmische Bewegtwerden sowie die eingeschränkte Eigenaktivität auf dem Pferderücken ließen ihn körperlich wie auch psychisch zur Ruhe kommen und lösten ein nachhaltiges Wohlgefühl aus. So veränderte sich sein Kommunikationsverhalten, er wirkte ausgeglichener, konnte besser zuhören, sein Sprechverhalten wurde positiv beeinflusst und er konnte besser verstanden werden. Im Laufe der Therapie gewann Heini ein großes Maß an Sicherheit und Gelöstheit auf dem Pferderücken.

Abschließend möchte ich festhalten, dass nach meiner Beobachtung alle für die zehn Lektionen gesetzten Ziele mit unterschiedlicher Intensität verwirklicht wurden. Eine Vertiefung in allen drei Zielbereichen scheint mir bei der weiteren Arbeit mit Heini geboten zu sein, bevor neue Ziele anvisiert werden können.

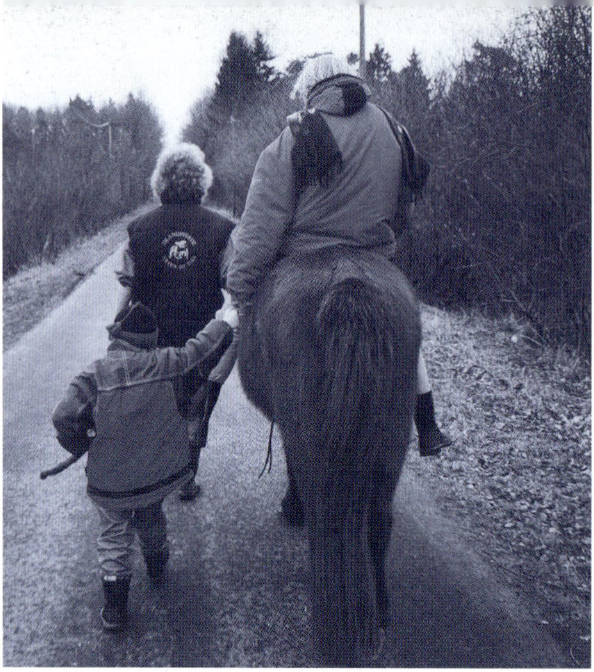

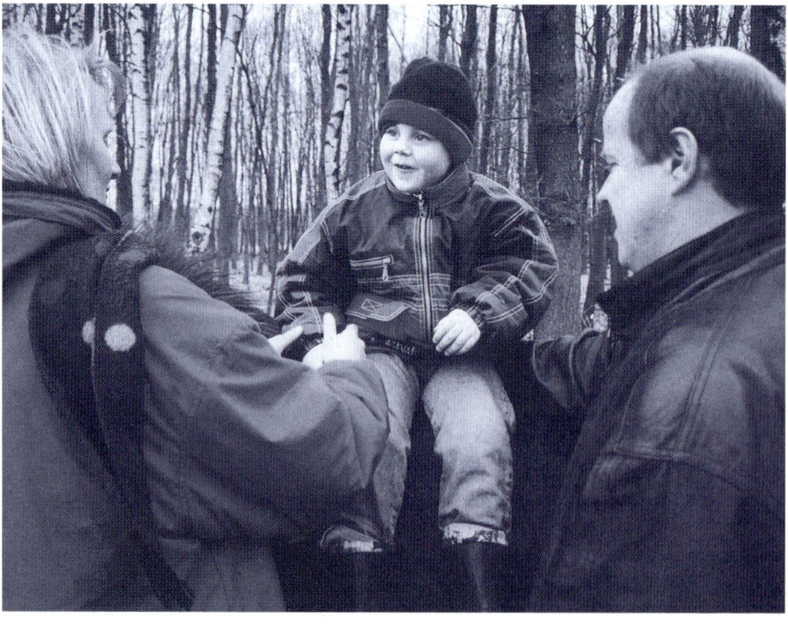

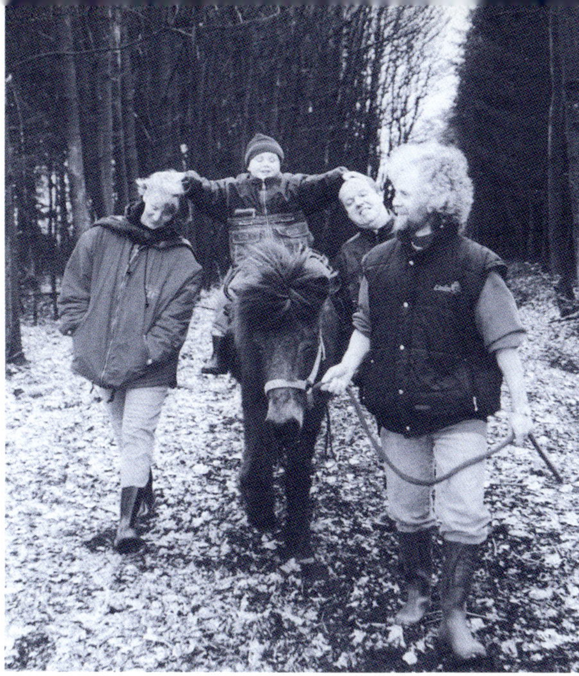

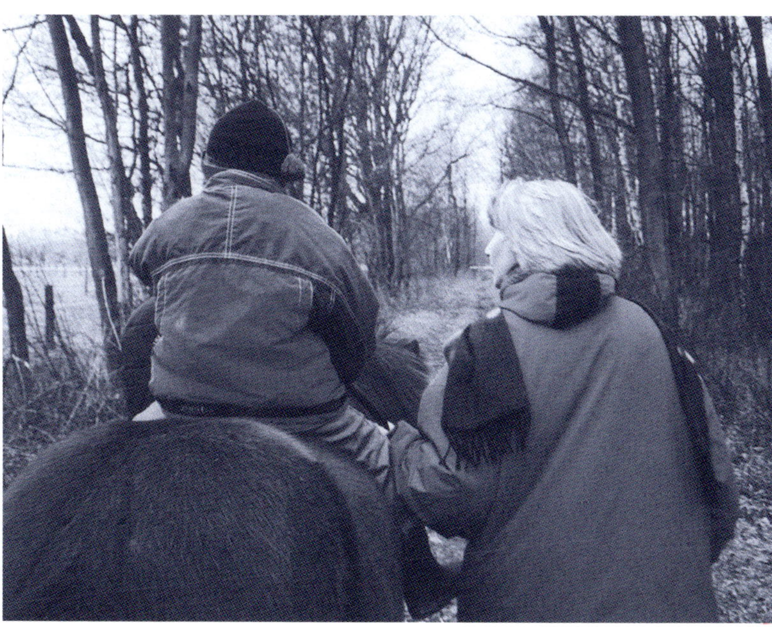

## Reflexionsgespräche mit den Pflegeeltern

Für eine erfolgreiche Therapiemaßnahme mit Heini waren nicht nur intensive Vorgespräche zwischen den Pflegeeltern und mir notwendig, sondern es sollte auch begleitend zu den Lektionen ein regelmäßiger Gedankenaustausch stattfinden. 14-tägige Gesprächsabende boten uns Raum für kritische Auseinandersetzung und gegenseitiges Feedback, um die Effizienz der Maßnahme zu sichern und zu erhöhen. Bei der besonderen Problematik „Integration eines Kindes in die Pflegefamilie" kann dieser Austausch nicht hoch genug eingeschätzt werden. Er wurde von den Beteiligten als sehr fruchtbar und förderlich bewertet.

Die Pflegeeltern empfanden die wöchentlichen Lektionen für sich selbst als Möglichkeit der Entspannung und der affektiven Distanzierung, indem sie Heini aus einer anderen Perspektive wahrnehmen und einen Teil der eigenen Verantwortung für kurze Zeit abgeben konnten. Es war für sie eine gute Erfahrung, zu spüren, dass ich als Reitpädagoge ihr Pflegekind mit all seinen Defiziten, Problemen und positiven Eigenschaften ganzheitlich wahrnahm und akzeptierte, ohne mich zu sehr als Bezugsperson für Heini einzubringen. Hinsichtlich ihrer persönlichen Erfahrungen mit der Reittherapie merkten sie an, dass sie selbst einen vertrauensvollen Zugang zu Dyrgja aufbauen konnten und im Umgang mit ihr viel über das Wesen Pferd gelernt hätten. Für Heini sei das Reiten ein wichtiges Thema geworden und habe einen hohen Stellenwert in seinem Alltag eingenommen (häufiges Nachfragen, Vorfreude). Nach den Lektionen sei er auffallend ausgeglichen, entspannt und zufrieden gewesen. In der Regel habe diese Grundstimmung bei ihm bis zum Einschlafen angehalten und ein harmonisches Miteinander in der Familie ermöglicht.

Die Pflegeeltern konnten während der drei Monate einen deutlichen Fortschritt hinsichtlich Heinis Integration in ihre Familie miterleben. Die Wirksamkeit der Reittherapie als Einflussgröße lässt sich dabei nicht genau abschätzen. Außer Frage steht für die Pflegeeltern und mich jedoch, dass eine langfristige Fortsetzung nur förderlich für die weitere Integration sein kann.

## Ausblick

Für das nächste Quartal haben die Pflegeeltern und ich eine Fortführung und Intensivierung der Reittherapie in der gewohnten Konstellation vorgesehen. Im Anschluss könnte Heini ohne seine Pflegeeltern mit einem weiteren Kind gemeinsam am HPR teilnehmen, um so an das Miteinander in einer Kindergruppe (bevorstehender Eintritt in den Kindergarten) herangeführt zu werden.

Abschließend möchte ich Heini und seinen Pflegeeltern für die wirklich gute Zusammenarbeit danken. Für die Zukunft wünsche ich ihnen, dass sie weiterhin als Familie zusammenwachsen.

Im Jahr 2008 besuchte der mittlerweile 16-jährige Heini die 9. Klasse einer Hauptschule. Er lebt immer noch in der Pflegefamilie, die sich im Jahr 2003 durch die Geburt von Lena vergrößert hat. Heini hat vor, ein sechswöchiges Praktikum in einer Tierklinik für Pferde zu absolvieren. Pferde scheinen Heini wohl positiv beeinflusst zu haben.

## Literatur


Bundesverband der Pflege- und Adoptiveltern (Hrsg.) (1986–89): Handbuch für Pflege- und Adoptiveltern. Eigenverlag, Münster

Gäng, M. (Hrsg.) (1998a/2003): Ausbildung und Praxisfelder im Heilpädagogischen Reiten und Voltigieren. 2. u. 3. Aufl. Ernst Reinhardt, München/Basel

– (Hrsg.) (1998b/2004): Heilpädagogisches Reiten und Voltigieren. 4. u. 5. Aufl. Ernst Reinhardt, München/Basel

Nienstedt, M., Westermann, A. (1988): Aufsatz aus Pflegeelternseminar in Coesfeld, Kurzzusammenfassung der Referate zur Integration des Kindes in die neue Pflegefamilie

–, – (1989): Pflegekinder. Votum, Münster

–, – (1995): Thesenpapier. Pädagogikseminar Uni Münster

Voßberg, J. (1998): Anbahnung und Gestaltung positiver Beziehungen mit Kleinpferden. In: Gäng, M. (Hrsg.): Heilpädagogisches Reiten und Voltigieren. 5. Aufl. Ernst Reinhardt, München/Basel

# Förderung der psychischen Gesundheit und Resilienz durch das Therapeutische Reiten

*Von Annette Gomolla*

Kinder mit Pferden stark machen. Buchtitel sowie reittherapeutische und -pädagogische Angebote bedienen sich dieser Formulierung und meinen damit die Stärkung und Festigung der kindlichen Persönlichkeit und Psyche durch verschiedene positive Erlebnisse mit Pferden. Als psychologisches Konzept im Hintergrund dieser Formulierungen lässt sich die Resilienz und psychische Gesundheit heranziehen, welche in diesem Buchbeitrag näher ausgeführt werden soll. Zudem wird die Verbindung zum Therapeutischen Reiten aufgezeigt und anhand eines Fallbeispiels die Wirkung der Reittherapie zur Förderung der Resilienz dargestellt.

Die Gesundheitsdefinition der Weltgesundheitsorganisation (WHO) erachtet neben der körperlichen ebenso das psychische, soziale und subjektive Befinden eines Menschen als bedeutsam. Die Förderung eines gesunden Lebens und die Unterstützung von Schutzfaktoren wurde in der Ottawa-Charta festgeschrieben (WHO 1986). Wie nun ist psychische Gesundheit definitorisch zu fassen? Eine Person wird dann als psychisch gesund angesehen, wenn sie in der Lage ist, das eigene Leben für sich selbst befriedigend und sozial verantwortlich und autonom zu gestalten, Belastungen zu bewältigen und – soweit es die somatischen und ökologischen Bedingungen zulassen – psychisches Wohlbefinden zu erleben (Stephan 1983). Die Einschätzung aufgrund dieser Sichtweise kann nur einen Status Quo bedeuten, wenn von lebenslanger Entwicklung ausgegangen wird. Insbesondere bei Kindern kann psychische Gesundheit nicht als langfristig erreichter Zustand angesehen, sondern muss als Prozess begriffen werden, welcher auf die Optimierung von Schutzfaktoren und psychischer Stabilität angelegt ist – denn Kinder sind innerhalb ihrer Entwicklung durch äußere und innere Umstände verschiedenen Krisen ausgesetzt. Diese Krisen können in Stressfaktoren des familiären Umfeldes, der Peerbeziehungen oder im schulischen Kontext begründet sein. Scheidung, Todesfälle, das Zusammenbrechen erster Freundschafts- und Liebesbeziehungen und Leistungsdruck in der Schule sollen als „alltägliche“ Beispiele genügen, als schwerwiegendere Belastungsfaktoren sind Gewalt in der Familie, psychische Erkrankung eines Elternteils oder Suchtverhalten zu nennen.

Sind Kinder massiven und langfristigen Belastungen ausgesetzt, überstehen sie diese jedoch psychisch stabil, ohne Auffälligkeiten im Verhalten und ohne psychische Störung, so wird vom Begriff der Resilienz gesprochen (Scheithauer/Petermann 1999). Salutogenetische Ansätze und Konzepte (Salutogenese bedeutet in etwa „Gesundheitsentstehung“ oder „Ursprung von Gesundheit“) fragen nach den Bedingungen, unter welchen Personen trotz potentiell gesundheitsgefährdender Einflüsse gesund bleiben (Antonovsky 1987).

Forschungsbefunde zeigen, dass Resilienz kein angeborenes Persönlichkeitsmerkmal darstellt, sondern eine Kapazität ist, die im Laufe der Entwicklung erworben wird (z.B. Rutter 2000). Zudem konnte aufgezeigt werden, dass Kinder zu einem Zeitpunkt resilient, zu einem anderen wieder verletzbar erscheinen können. Ausschlaggebend hierfür sind unter anderem Entwicklungsübergänge, bei denen Kinder mit neuen Entwicklungsaufgaben konfrontiert werden, z.B. beim Übergang vom Kindergarten in die Grundschule oder in die Pubertät.

Neben familiären und sozialen Faktoren (Bindung zu einer Bezugsperson, Erziehungsqualität, außerfamiliäre Betreuung, ökonomische Situation etc.) konnten verschiedene individuelle Charakteristika von Kindern, die aus Krisenzeiten psychisch gesund hervorgehen, herausgefiltert werden (Masten/Reed 2002). Zu diesen individuellen Merkmalen gehören interne Kontrollüberzeugung, Herausforderung und Verpflichtungsgefühl. Unter interner Kontrollüberzeugung versteht sich die Annahme, selbst Kontrolle über Situationen ausüben und daher Ereignisse lenken zu können. Dies geht mit aktiver Selbstbestimmung und der Suche nach Problemlösungen einher. Die Suche nach Herausforderungen umfasst die positive Einstellung bezüglich Veränderungen und neuen Aufgaben. Mit Verpflichtungsgefühl wird die Eigenschaft resilienter Kinder beschrieben, Bedeutung und Wert im eigenen Tun erleben zu wollen. Sie suchen nach Verpflichtungen und Zielen, für welche sie positive Rückmeldungen erhalten und sich als wertvoll erleben können. Basiskompetenzen resilienter Kinder sind: ein positives Selbstkonzept, ein Gefühl von Selbstwirksamkeit, die Fähigkeit zur Selbstregulation, die Fähigkeit, sich zu entscheiden und zu organisieren sowie Kreativität und Explorationslust. Diese Basiskompetenzen können gefördert werden und es bieten sich Angebote von Freizeitaktivitäten bis hin zu therapeutischen Settings, um auf diese Merkmale der Persönlichkeit zu fokussieren.

Im Weiteren soll nun die Reittherapie als eine Möglichkeit der Förderung der psychischen Gesundheit und Resilienzstärkung beschrieben werden. Das Zusammensein mit dem großen und starken Lebewesen Pferd stellt für Kinder ein besonderes Erlebnis dar. Erlebnisse sind stark emotional gefärbte Situationen, die für den Einzelnen besonders erscheinen und sich aus dem Alltag herausheben. Mit und auf dem Pferd die Natur zu erleben, ist eine besondere Herausforderung, die uns immer wieder Neues lernen lässt. Lernprozesse sind dann besonders intensiv, wenn die Situation stark emotional besetzt ist, denn Emotionalität stellt einen bedeutenden Aspekt in der Gedächtnisbildung dar (Markowitsch 1997). Der Kontakt mit Pferden beinhaltet so gut wie immer eine emotionale Beteiligung bis hin zu starken Gefühlen, so dass die Reittherapie für die Vermittlung neuer Kompetenzen prädestiniert erscheint. Nachbesprechungen der Situationen mit dem Kind heben Erlebnisse auf eine höhere kognitive Verarbeitungsebene und unterstützen das explizite Gedächtnis zu diesen Erlebnissen.

In Anlehnung an bestehende Förderprogramme für Kinder (z.B. Fröhlich-Gildhoff et al. 2007) kann ein reittherapeutisches Angebot zur Resilienzförderung folgende Komponenten beinhalten:

1. Selbstwahrnehmung,
2. Selbststeuerung,
3. Selbstwirksamkeit,
4. soziale Kompetenz und
5. Umgang mit Problemen und Stress.

Zu den einzelnen Komponenten lassen sich verschiedene Umsetzungsmöglichkeiten ausarbeiten, welche den Einsatz von Pferden auf sehr natürliche Weise mit sich bringt. Das Berühren des Pferdekörpers schon beim Putzen schult Kinder in allen Sinnesmodalitäten. Beim Reiten und sich Bewegen auf dem Pferderücken wird insbesondere die Balance und das propriozeptive System angesprochen, so dass sich die Kinder selbst und ihre Körperlichkeit in intensiver Weise spüren können. Das Führen des Pferdes durch den Wald oder durch einen gemeinsam erdachten Parcours fordert klares Auftreten, Durchsetzungskraft und Mut. Ein gemeinsamer Ritt in den Wald verlangt Orientierung, das Erkunden der Umgebung unterstützt die Explorationslust der Kinder, Spiele mit und auf dem Pferd schulen Körperbewusstsein und Kreativität. Eingebunden in die Handlungsabläufe rund um das Pferd lernt das Kind, sich und seine Verhaltensweisen zu organisieren und zu steuern. Es erlebt beim Führen des Pferdes sowie beim selbstständigen Reiten die direkte Rückmeldung der Wirksamkeit des eigenen Tuns. Eigenwillige Reaktionen des Pferdes oder auch Misserfolge beim Reiten können zu negativen Gefühlen führen, welche in der Interaktion mit dem Reittherapeuten konstruktiv geklärt werden können. Die Selbstwertstärkung ist im Weiteren als ein Grundpfeiler jeglicher reittherapeutischen Arbeit zu sehen. Die Arbeit rund um die Pferde und selbstverständlich das Reiten auf dem Pferd macht Kinder stolz und sie können dabei regelrecht über sich hinauswachsen. Zudem erleben Sie das Gefühl von Kontrolle. Es beginnt mit dem Lernprozess, das Pferd selbstständig anzuhalten und wieder anzureiten. Ein weiterer Schritt ist das selbstständige Reiten, bei dem die Kinder die Zügel in die Hand bekommen und das Pferd vorsichtig lenken lernen. Kontrolle und Selbstwirksamkeit werden so körperlich und emotional erfahrbar. Eine kindzentrierte Herangehensweise in den reittherapeutischen Stunden unterstützt die Eigenaktivität der Kinder und begleitet sie bei selbst gewählten Problemlösungen von Aufgaben oder Situationen mit dem Pferd. Wenn die Sicherheitsanforderungen es zulassen, sollte den Kindern möglichst viel Freiraum und Entscheidungskompetenz überlassen werden.

Als abschließendes Beispiel soll die Arbeit mit Kindern im Kontext häuslicher Gewalt vorgestellt werden. Diese Kindern haben potentiell traumatische Situationen in der Familie erlebt, da sie in der Vergangenheit Zeuge und eventuell auch selbst Opfer körperlicher Übergriffe wurden (zumeist miterlebte Gewalt gegenüber der Mutter durch den Lebenspartner). Das Aufwachsen in einer solchen Familie bedeutet Unsicherheit, Kontrollverlust und das häufige Erleben von Hilflosigkeit. Einige dieser Kinder gehören in psychotherapeutische Behandlung, da sie diagnostizierbare psychische Erkrankungen, wie eine Posttraumatische Belastungsstörung oder Depression, aufweisen. Ein anderer Teil der betroffenen Kinder leidet unter vereinzelten Symptomen, ist jedoch im Alltag wenig auffällig. Diese Kinder benötigen Stabilität und die Stärkung und den Aufbau von Ressourcen, so dass hier sekundär präventiv die Resilienz dieser Kinder unterstützt werden sollte. Die nachfolgende Beschreibung zeigt die reittherapeutische Arbeit mit einer Gruppe von Kindern, die häusliche Gewalt erlebt haben.

Die vier Mädchen und Jungen waren zwischen sechs und zehn Jahren alt und hatten zwischen zwei und sechs Jahre häusliche Gewalt miterlebt. Sie wohnten zum Zeitpunkt des Programms mindestens seit 6 Monaten im Frauenhaus oder bereits mit der Mutter und den Geschwistern in einer eigenen Wohnung. Die Kinder hatten selbst keine Volldiagnose einer psychischen Störung, wiesen jedoch einzelne Symptome einer posttraumatischen Belastungsstörung auf. Insbesondere Unkonzentriertheit wurde von den Müttern und Kindern genannt sowie Angespanntheit, Angst und Wutausbrüche. In den ersten zwei Stunden ging es um die Heranführung an das Pferd und die Vertrauensbildung zur Reittherapeutin, zum Tier und zur Umgebung. Kinder mit Erfahrungen häuslicher Gewalt sind häufig sehr vorsichtig im Kontakt mit Fremden. Die Stunden wurden zum Kennenlernen der Kinder genutzt sowie zur Beobachtung der Pferde auf der Weide, dem Streicheln und Putzen des Pferdes und ersten Führversuchen. Ab der dritten Stunde wurden Ausflüge in die Natur unternommen. Jedes Kind durfte seinem Wunsch folgend reiten, das Pferd in Begleitung führen oder als Vorhut den Weg festlegen. Diesen Kindern eröffnete sich eine völlig neue Lebenswelt. Zwei Kinder berichteten, so gut wie noch nie im Wald gewesen zu sein, und sie genossen die Ausflüge, in denen sie mit und auf dem Pferd nach „Waldwesen“, Tieren und Gegenständen suchten. Nach der gemeinsamen Vorbereitung der Pferde wurde die Strecke im Wald als Gruppenaufgabe festgelegt, so dass die Kinder Kontrolle in ihrem eigenen Handeln und über ihre Umgebung erleben konnten. Phantasiespiele, in denen das Pferd zum verwunschenen Einhorn wurde oder nur auf ihm in die Welt der Zwerge und Elfen eingetreten werden konnte, regten von Mal zu Mal mehr die Kreativität der Kinder an.

In einer zweiten Phase der Reittherapie nach sieben Sitzungen wurde die Parcoursarbeit auf dem Platz eingeführt. Stangen, Pylonen, Planen und Bälle wurden von den Kindern eigenverantwortlich auf dem Platz verteilt und die einzelnen Hindernisse wurden gemeinsam mit dem Pferd bewältigt. Hierzu bedurfte es der Fähigkeit in der Planung und Umsetzung, Kreativität und motorische Geschicklichkeit. Besonders Stunden unter dem Motto „Zirkus“ bewährten sich in dieser Arbeit, denn die Kinder konnten hier auf unterschiedlichen Fähigkeitsstufen Kunststücke erproben. Rückwärts freihändig Reiten, Knien und Stehen auf dem Pferd stellten sich als bevorzugte Übungen heraus, auch das Pferd durch Reifen treten und auf ein Podest steigen zu lassen, wurde gerne versucht. Mit dem Pferd zusammen das Podest zu erklimmen und damit in wirkliche Höhen zu gelangen, war für einzelne Kinder Mutprobe und im wahrsten Sinne des Wortes Höhepunkt der Reittherapie. Die Kinder mussten sich bei allen Aktivitäten gegenseitig helfen, andere Ideen und Meinungen akzeptieren und sich auf die anderen und das Pferd einstellen.

Die reittherapeutischen Stunden, welche sich innerhalb eines Projektrahmens in wöchentlicher Frequenz über einige Monate hinzogen, wurden von den Kindern sowie ihren Müttern und anderen Betreuungspersonen als stabilisierend erlebt. Innerhalb der Reittherapie wurde deutlich, dass sich die Kinder sehr kooperativ zeigten und Probleme in der Gruppe zügig gelöst wurden. Eine Rollenverteilung zwischen den Geschlechtern in körperlich stark und schwach kam in der Interaktion mit dem Pferd nicht zum tragen, da hier Einfühlungsvermögen und Geschicklichkeit nötig sind. Mädchen und Jungen waren in den Aufgaben mit dem Pferd somit gleichberechtigt und nicht selten wurden die Fähigkeiten besonders der Mädchen mit den Pferden deutlich. Die Kinder wurden über die Monate hinweg zunehmend kompetenter, selbstständiger und selbstsicherer im Umgang mit den Pferden. Die Rückmeldung der Mitarbeiterinnen des Frauenhauses sowie einzelner Mütter zeigte, dass auch im Alltag eine Veränderung merklich wurde. Die Kinder waren nach den reittherapeutischen Stunden ruhiger und ausgeglichener und ließen sich auch im häuslichen Kontext eher auf Absprachen ein. Insbesondere einzelne Kinder, welche im Vorfeld in der Gemeinschaft eher durch Aggression oder Wut auffällig wurden, schienen von dem Angebot zu profitieren und sich in ihren emotionalen Lagen besser regulieren zu können.

Leider können die dargestellten Erfahrungswerte nicht durch wissenschaftliche Befunde untermauert werden, doch sollen die Ausführungen einen Hinweis darauf geben, dass Effekte der Persönlichkeitsstärkung und Unterstützung der psychischen Gesundheit im Rahmen reittherapeutischer Maßnahmen möglich sind. Das Konzept der Resilienz und seiner Förderung kann als theoretischer Hintergrund einer weiteren Theoriebildung reittherapeutischer Wirkung angesehen werden und Forschungsbestrebungen in diese Richtung unterstützten.

## Literatur

Antonovsky, A. (1987): Unraveling the mystery of health. How people manage stress and stay well. Jossey-Bass, San Francisco

Fröhlich-Gildhoff, K., Dörner, T., Rönnau, M. (2007): Prävention und Resilienzförderung in Kindertageseinrichtungen – PRiK. Trainingsmanual für ErzieherInnen. Ernst Reinhardt, München/Basel

Markowitsch, H. J. (1997): Varieties of memory; systems, structures, mechanisms of disturbance. Neurological Psychiatry of Brain Science, 5, 37–56.

Masten, A. S., Reed, M.-G. J. (2002): Resilience in development. In: Snyder, C.R., Lopez, S.J. (Hrsg.): The handbook of positive psychology. University press, Oxford

Rutter, M. (2000): Resilience reconsidered: Conceptual considerations, empirical findings, and policy implications. In: Shonkoff, J.P., Meisels, S.J. (Hrsg.): Handbook of early childhood intervention. Cambridge University Press, Cambridge

Scheithauer, H., Petermann, F. (1999): Zur Wirkungsweise von Risiko- und Schutzfaktoren in der Entwicklung von Kindern und Jugendlichen. Kindheit und Entwicklung, 8, 3–14

Stephan, E. (1983): Versuch einer theoretischen und normativ fundierten Definition „Psychischer Gesundheit". In: Bundesvereinigung für seelische Gesundheit: Seelische Gesundheit möglich machen – mehr als Krankheit verhindern. Berichte über 73 Tagungen der Bundesvereinigung für seelische Gesundheit in den Jahren 1980/81. M + R Druckladen, Hamburg

WHO (1986): Ottawa-Charta zur Gesundheitsförderung. Weltgesundheitsorganisation, Ottawa

# Anhang

# Die Autorinnen und Autoren

Christina Bär
Diplom-Psychomotorik-Therapeutin ASTP/EDK
Diplom-Reittherapeutin (SG-TR)
Tränkebachstr. 7
CH-8712 Stäfa
E-Mail: christina.baer@gmx.ch

Claudia Baumann
Diplom-Psychiatriekrankenschwester (Diplom Niveau II)
Aeulilöserweg 2
CH-7023 Haldenstein
E-Mail:
claudiabaumann@romandie.com

Susanne Blume
Logopädin
Diplom-Reittherapeutin (SG-TR)
Dorfstraße 24
D-56587 Oberh.-Gierend
E-Mail: info@hippologo.de
www.hippologo.de

Dr. med. Georgina Brandenberger
Spezialärztin für Kinder- und Jugendpsychiatrie FMH
Diplom-Reittherapeutin (SG-TR)
Auee
CH-8618 Oetwil am See
E-Mail:
brandenberger@bluewin.ch

Annette Breiter
Diplom-Pädagogik
Supervisorin DGSv und Organisationsberaterin
Wolbecker Str. 70
D-48155 Münster
E-Mail:
annette.breiter@t-online.de
www.annette-breiter.de

Ruth Brühwiler Senn
Diplom-Reittherapeutin (SG-TR)
Personzentrierte Prozessbegleiterin (GFK)
Dorfstr. 23
CH-8596 Scherzingen
E-Mail: r.senn@wanadoo.fr

Gerd Dreisbach
Diplom-Sozialpädagoge
Diplom-Reitpädagoge (SG-TR)
Schonebeck 96
D-48329 Havixbeck
E-Mail:
ag-dreisbach@t-online.de

Marianne Gäng
Diplom-Sozialpädagogin
Heilpädagogin
Hofackerstraße 6
CH-4118 Rodersdorf

Rahel Gehrig
Diplom-Reittherapeutin (SG-TR)
Rottenwilerstr. 3
CH-8918 Unterlunkhofen

Annette Gomolla
Diplom-Psychologin
Institut für Pferdegestützte
Therapie, IPTh
Weiterbildungs- und Therapie-
institut
Holdersteig 5
D-78465 Konstanz
E-Mail: info@ipth.de
www.ipth.de

Sabine Häuser
Diplom-Reittherapeutin (SG-TR)
Diplom-Pädagogin
St. Nikolausstraße 4
D-86500 Kutzenhausen

Gundula Hauser
Diplom-Physiotherapeutin
Sonderschullehrerin, Lebens-
beraterin
Reittherapeutin
Hietzinger Hauptstraße 60
A-1130 Wien
E-Mail: g.h.hauser@gmx.at

Christiane Herda
Ergotherapeutin
Diplom-Reittherapeutin (SG-TR)
Bahnhofstr. 22
99885 Wölfis
E-Mail: c.herda@gmx.de

Tanja Meul
Kinderkrankenschwester
Heilpädagogin
Diplom-Reittherapeutin (SG-TR)
Am Zännloch 24
D-52223 Stolberg

Bernhard Ringbeck
Diplompsychologe
Diplompädagoge
Waltrup 54
D-48341 Altenberge
E-Mail:
ringbeckb@stadt-muenster.de

Fritz Rüegsegger
Diplom-Reittherapeut (SG-TR)
Ausbilder für Reiten als Sport für
Menschen mit Behinderung
(SVPS)
Hildegardstraße 18
CH-3097 Liebefeld

Monika Schölch
Physiotherapeutin
Grund- und Hauptschullehrerin
Reittherapeutin (SG-TR)
Martin-Schleyer-Straße 28c
D-78465 Konstanz
E-Mail: mschoelch@web.de
www.reithof-trab.de

Dorothee Schütte
Physiotherapeutin
Hippotherapeutin-K®
Diplom-Reittherapeutin (SG-TR)
Hagäcker 3
D-72770 Reutlingen
E-Mail: doro.schuette@gmx.de

Martina Schur-Althaus
Erzieherin
Zusatzausbildung Gestalttherapie
Diplom-Reitpädagogin (SG-TR)
Osterwicker Straße 69a
D-48653 Coesfeld
E-Mail: schur-althaus@web.de

Dr. med. Beate Seide
Ärztin
Diplom-Reittherapeutin (SG-TR)
Wollmatingerstraße 18
D-78467 Konstanz

Peter Spycher
Diplom-Ergotherapeut
Diplom-Reittherapeut (SG-TR)
Eichholzweg 4
CH-4524 Günsberg
E-Mail:
spycher_peter@bluewin.ch

Barbara Vorsteher
Diplom-Psychologin
Psychotherapeutin
Diplom-Reittherapeutin (SG-TR)
Beuerbergerstraße 5
D-82547 Eurasburg
E-Mail: bvorsteher@aol.com